TRINITY

Lea Stellmach

Stark im Leben, geborgen im Sein

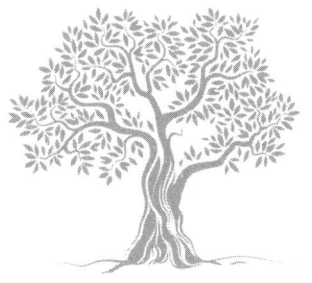

Über den Körper
zu sich selbst finden

TRINITY

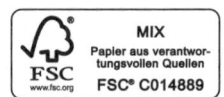

1. Auflage 2018
© 2018 Trinity Verlag in der Scorpio Verlag
GmbH & Co. KG, München
Umschlaggestaltung: Guter Punkt, München
Layout & Satz: BuchHaus Robert Gigler, München
Druck und Bindung: Pustet, Regensburg
ISBN 978-3-95550-262-1
Alle Rechte vorbehalten.
www.trinity-verlag.de

Inhalt

Mein großer Dank gilt den wunderbaren Menschen,
die seit vielen Jahren zusammen
mit mir dem inneren Weg in die Ganzheit folgen.

Ihre Erfahrungen haben mich viel gelehrt und sind
für die hier vorgestellte Praxis von unschätzbarem Wert.

Der Schlüssel liegt in uns

Viele Menschen spüren, dass sie im Laufe ihrer Kindheit und durch ihre Erziehung etwas verloren haben. Vom einst ursprünglichen und natürlichen Zustand kam etwas abhanden. Diesen Ur-Zustand empfinden wir als Ganzheit und sehnen uns danach zurück. Wie aber geht es zurück? Wie werden wir stark im Leben und geborgen im Sein?

Lea Stellmach ist Medizinerin und Körperpsychotherapeutin, Energieheilerin und spirituelle Lehrerin. Vielleicht kann sie deshalb eine hilfreiche Brücke schlagen zwischen unserer spirituellen Erfahrungswelt und unserem Alltag auf der Suche nach Ganzheit. Ihre Übungen vermitteln Impulse, um wieder in Berührung mit unserem ursprünglichen Selbst zu kommen. Dabei finden wir durch tiefes Atmen und Meditation Kräfte, die uns helfen, unser Leben selbst zu bestimmen. Und wir erleben beglückt, dass echte Liebe, wahrer Frieden und tiefe Gerechtigkeit nur von innen kommen können. Innen wie außen!

Die Lehre dieses ganzheitlichen Buches: Den Schlüssel zur Verwandlung und Rückführung in unsere Ganzheit finden wir nur in uns selbst. Der Schlüssel ist unser Körper. Hier liegt auch der Weg zur Ganzheit.

Stark im Leben, geborgen im Sein kann uns einen strahlenden Zugang zur Wesensessenz unserer Persönlichkeit schenken.

»Wer sucht, der findet«, »Wer klopft, dem wird aufgetan«, hat Jesus schon vor 2000 Jahren gesagt. Das bedeutet auch: Wer krampfhaft sucht, kann nicht finden. Wer gar nicht sucht, kann auch nicht finden. Wer aber offen ist und weit wie der Horizont, der wird empfangen: Lebensfreude und Liebe, Klarheit und Wahrheit, Empathie und Achtsamkeit.

Ein Buch für Suchende, dem ich viele Leserinnen und Leser wünsche – und Lust auf Zukunft aus der Perspektive der Ganzheit. Bleiben Sie erneuerbar, werden Sie gelassen und entspannt.

Franz Alt

Einführung

Es ist mir eine Freude, liebe Leserin und lieber Leser, in diesem Buch etwas Besonderes mit Ihnen zu teilen. Es handelt sich um das Wesentliche, das ich auf meinem bisherigen Lebensweg in mir gefunden habe. Ich möchte mit Ihnen teilen, was sich mir in vielen Jahren meiner inneren Reise erschlossen und offenbart hat. In diesem Buch möchte ich Ihnen zeigen und zugänglich machen, welch große Kraft in uns allen wohnt und welche innere Fülle Sie in Ihrer Tiefe erfahren können.

Wenn ich den Alltag der Menschen unserer Kultur betrachte, nimmt es in meinen Augen überhand, dass sie sich gestresst, getrieben und unzufrieden fühlen. Es fällt mir auf, wie viele Menschen ihr tägliches Leben leben, ohne sich selbst wahrzunehmen. Kommen sie irgendwann doch einmal zur Ruhe, fühlen sie sich nervös, angespannt und verausgabt. Auch wenn sie eigentlich abschalten könnten, entspannen sie sich zu wenig und spüren sich selbst kaum. Die alltäglichen Probleme scheinen sich zu häufen und die Umstände schwieriger zu werden. Seelisch erlebe ich viele Menschen unerfüllt und unausgeglichen: Sie funktionieren. Tief in sich aber haben sie Angst. Was scheinbar bleibt, ist der tägliche Kampf. Manchen Menschen kommt sogar der Sinn abhanden. Die

Frage des »Wozu« drängt sich auf: Wozu hektiken wir herum? Warum fehlt uns die Ruhe? Weshalb der ganze Stress? Was soll das Hamsterrad? Das Kämpfen? Wo führt das alles hin?

In diesem Buch möchte ich Ihnen meine Antwort darauf geben. Aus der Antwort entfaltet sich eine Alternative. Was ich Ihnen aus meiner Einsicht vermitteln möchte, ist nämlich, dass Sie etwas verloren haben. Tatsächlich ist es so: Etwas Wesentliches ist Ihnen abhandengekommen. Etwas, worum Sie wahrscheinlich gar nicht mehr wissen. Aber unbewusst empfinden Sie den Verlust. Die meisten Menschen sind daher nach irgendetwas auf der Suche. Und vielleicht ist ihnen sogar das nicht einmal mehr bewusst.

Was wir Menschen in dieser Zeit und dieser Kultur verloren haben, hat mit einem inneren Raum, mit einem Zustand zu tun. Dieser Zustand ist uns angeboren und natürlich. Wenn wir ihn wiederfinden, begreifen wir ihn sofort. Aber wir sind davon abgeschnitten worden. Wir haben diesen Zustand und damit uns selbst verloren. Das, was wir verloren haben, suchen wir seitdem in der Außenwelt. »Es muss doch möglich sein, das zu bekommen, was ich so dringend brauche«, denken wir. Und wenn wir überhaupt noch dazu in der Lage sind, strengen wir uns noch ein wenig mehr an.

In diesem Buch werde ich Ihnen nicht nur verdeutlichen, dass Sie etwas verloren haben und was genau es ist, das Sie verloren haben, ich werde Ihnen auch verständlich machen, dass es genau dieser Verlust ist, der für die ganze Mühsal verantwortlich ist. Dann werden Sie mich vielleicht fragen, was Sie dagegen tun können. Und ob und wie es Ihnen möglich wäre, das Verlorene wiederzufinden und an Ihren inneren Reichtum anzudocken. Genau das, liebe Leserin und lieber Leser, möchte ich Ihnen in diesem Buch zeigen. Zuallererst müssen Sie dafür natürlich am richtigen Ort suchen. Sie erfahren deshalb, wie Sie zu sich selbst zurückkehren und Ihr inneres Zuhause wieder bewohnen können, denn Veränderung braucht eine Adresse. Erst wenn Sie ganz zu Hause angekommen sind, finden Sie in Ihrem Inneren die Türen, um sich mehr auf Ihre Tiefe einzulassen und hier Ihre Schätze zu finden.

Anhand vieler Fallbeispiele werde ich Ihnen sichtbar machen, dass tief in unserer inneren Welt ein Reichtum verborgen liegt. Denn das, was in unserem Inneren auf uns wartet, ist nichts weniger als ein Zustand von Ganz-Sein.

In Wahrheit fehlt uns nämlich nichts, wir sind vollständig. Alles, was wir für dieses Leben brauchen, ist tief in uns schon vorhanden. Unsere Gaben sind tatsächlich nur verschüttet. Aber alle Ressourcen und die innere Fülle sind in uns angelegt und warten auf uns. Auf einer tieferen Ebene von uns selbst sind wir ganz.

Wie aber können wir unser Ganz-Sein wiederentdecken? Wie können wir dorthin finden? Es geht um einen Rückweg, um eine Reise. Es ist eine innere Reise, eine Lebensausrichtung. Diese Lebensausrichtung, die sich mir über die Jahre meiner inneren Reise offenbart hat, möchte ich Ihnen hier vorstellen.

Mithilfe von praktischen Übungen werde ich Ihnen hierfür die Schlüssel an die Hand geben. Die fünf Schlüssel stellen Grundelemente dar, um uns wieder mit uns selbst zu verbinden. So können wir im Leben ein inneres Zentrum haben und im Körper sicher und stark in der Welt sein. Das Verständnis der Schlüssel ist unverzichtbar, um in den Zustand von Ganzheit langsam hineinzuwachsen. Wenn Sie im vierten Teil alle Schlüssel zu einem einheitlichen Erfahrungszustand zusammensetzen, wissen Sie aus Ihrer eigenen direkten Erfahrung, was es genau bedeutet, wieder ganz mit sich selbst verbunden zu sein. Und wie anders sich Ihr Dasein plötzlich anfühlt. Dann kennen Sie den Weg.

Auf dem Rückweg in die Ganzheit entfalten sich wunderbarerweise Ihre inneren Ressourcen: Ab dem zweiten Teil erfahren Sie, wie Präsenz und Lebendigkeit in Ihnen wachsen und Ihnen ein größeres Potenzial Ihrer selbst zugänglich wird. Aber das ist noch nicht alles. Denn Sie nähern sich dem Verständnis von *Ganzheit* an. Die vielen Reichtümer dieser inneren Erfahrungswelt werden sich Ihnen in ihrer eigenen Weise langsam eröffnen. Bis dahin fühlen Sie sich mit sich zunehmend wohler. Sie fühlen sich mehr angenommen und nehmen sich selbst mehr an. Sie sind erfüllter. Sie empfinden mehr Geborgenheit. Und vielleicht wird Ganzheit sich Ihnen unerwartet offenbaren und ihre wunderbaren Geheimnisse enthüllen.

Wie alles begann

Wie meine Entdeckungsreise in die inneren Welten anfing? Das möchte ich Ihnen jetzt kurz erzählen.

Meine innere Reise begann, als ich 26 Jahre alt war und eines Tages Gott verlor. An einem heiteren Morgen wachte ich auf und hatte eine erschütternde Erkenntnis. Nichts Außergewöhnliches war diesem Moment vorausgegangen, in dem ich auf einmal unwiderruflich wusste, dass es Gott so, wie ich bis zu diesem Tag an ihn geglaubt hatte, nicht gab. Es war ein Schock. Meine festgefügte seelische Welt brach ziemlich zusammen. Erschrocken erkannte ich, dass ich ganz allein und auf mich gestellt war. Dass mein seelischer Halt sich als Illusion erwiesen hatte. Plötzlich sah ich keine richtige Perspektive mehr. Der Sinn? Welchen Sinn sollte es geben? Wofür war alles gut, wozu all die Mühen, die Leistung, die Anstrengung? Wenn am Ende doch alles vorbei sein würde?

Es war ein ziemlicher Bruch in meinem Leben. Ich glaube, so geht es vielen Menschen, die etwas verlieren, was ihnen bisher einen Sinn oder eine Grundlage gegeben hat: einen geliebten Partner, einen Arbeitsplatz, mit dem sie sich identifiziert haben, oder das Vertrauen in jemanden, der sie enttäuscht und betrogen hat. Plötzlich ist der Sinn weg. Die Hoffnung hört auf. Leere. Sinnlosigkeit.

Das ist heftig, nicht wahr?

Aber genau so erging es mir, und ich kann nicht behaupten, dass diese Krise schnell überwunden war. Nur: Zu diesem Zeitpunkt begann mein innerer Weg. Viele Jahre ist das nun her, und heute bin ich dankbar, dass es damals dazu gekommen ist. Denn aus dieser schwierigen Krise ist mein innerer Weg in die Ganzheit hervorgegangen, den ich seit dem Jahr 2002 auch unterrichte. Auf diesem Weg habe ich in mein inneres Zuhause gefunden. Langsam wurde ich durchlässiger für die tiefer liegende Wahrheit, die in mir so wie in allen Menschen lebt: dass ich ganz mit mir verbunden und an das große Ganze angeschlossen bin. Es war die Ganzheit selbst, die mir gezeigt hat, wie ich mich immer tiefer befreien und mit mir selbst wieder verbinden konnte, um mein ursprüngliches wahres Wesen wiederzufinden und es in der Welt auszudrücken. Und das Wunder geschah, dass die Ganzheit mir das Göttliche auf neue Weise gezeigt hat.

Auf meinem persönlichen Lebensweg durchlief ich viele Stationen. Es gab weitere innere und auch äußere Umbrüche, und es war ein langer Weg für mich, bis ich heute als Energieheilerin und spirituelle Lehrerin zu Ihnen spreche.

Ich komme aus einer Arzt- und Professorenfamilie, und meine Eltern haben sich sehr dafür eingesetzt, mir eine klassische Ausbildung mitzugeben. Ich besuchte in Berlin, wo ich aufwuchs, ein humanistisches Gymnasium und bekam jede Woche zehn Stunden lang Latein und Altgriechisch eingetrichtert, wobei ich die alten Sprachen sogar ziemlich gern mochte.

Nach meinem Abitur studierte ich Zahnheilkunde und promovierte in einem allgemein-chirurgischen Fach. Ich erforschte einen seltenen und komplizierten Tumor in der Halsschlagader. Nach meinem Ausflug in die Welt der Chirurgie entschied ich mich für eine Facharzt-Ausbildung für Kieferorthopädie, da die Kieferorthopäden sich dem Wachstum und der Entwicklung der Kiefer und des Gesichts widmen und diese Spezialisierung mich am meisten anzog.

Im Rückblick fasziniert es mich immer wieder neu, zu erkennen, wie meine Seele schon damals ihre Führung in meinem Leben manifestiert und mich gelenkt hat. Denn es sollte später für mich tatsächlich um Wachstum und Entwicklung gehen, allerdings nicht auf der Ebene des Knochenwachstums, mit dem sich die Kieferorthopäden beschäftigen. Ich hatte schon eine Oberarzt-Stelle zugesagt bekommen, um mich an einer deutschen Hochschule im Fachbereich Kieferorthopädie zu habilitieren – als Tochter eines Professors für Chirurgie erschien mir das ganz selbstverständlich –, als sich etwas ereignete, wovon ich später im Buch noch ausführlicher berichten werde, und es zum ersten Umbruch in meiner bis dahin glatten Laufbahn kam. Zehn Jahre arbeitete ich daraufhin in meiner eigenen kieferorthopädischen Praxis, und dann änderte sich plötzlich wieder alles: Innerhalb weniger Monate stand ich ohne meine gut gehende Praxis und ohne meine bisherige Lebensperspektive da und wusste noch nicht einmal, wie ich meinen Weg weitergehen sollte.

Im Nachhinein ist mir sonnenklar, dass ich in Wahrheit dem Ruf meiner Seele gefolgt bin und dass es nur so geschehen konnte. Vielleicht befanden Sie sich, liebe Leserin und lieber Leser, schon einmal in einer ähnlichen Umbruchsituation und können bestätigen, dass man, während man mitten in der Veränderung steckt, keineswegs klarsieht. Für mich war es besonders schwierig, da ich wissenschaftlich und rational geprägt war und die Möglichkeit, dem Ruf meiner Seele zu folgen, für mich im praktischen Alltag keinerlei Bedeutung zu haben schien. Heute bin ich tief in der Materie von Wachstum und Entwicklung angekommen, aber jetzt geht es in meinem Leben um das Wachstum der Seele.

So ist es gekommen, dass seit dieser Zeit viele wunderbare Menschen mit mir zusammen auf der Entdeckungsreise in ihre inneren Welten sind. Ihre Erfahrungen sind es, die mir gezeigt haben, dass es für uns alle möglich ist, den Rückweg in die Ganzheit als innere Befreiung zu leben und der Sehnsucht unseres Herzens nach einer tieferen Wahrheit zu folgen, bis wir uns mit der Größe, der Weite und unendlichen Liebe der Ganzheit wieder verbunden fühlen können.

Unser inneres Leben wiederentdecken

Wenn wir uns bei unserer Suche nach dem Sinn auf das Abenteuer des inneren Weges zur Ganzheit wirklich einlassen, kann etwas Magisches geschehen: Das, was wir in uns berühren und entdecken können, ist nichts weniger als die besondere Erfahrung, ganz und wirklich lebendig zu sein. Der Mythenforscher Joseph Campbell wusste darum und brachte es in folgendem Satz auf den Punkt:

Die Leute sagen, dass wir alle nach einem Sinn des Lebens suchen. Ich glaube nicht, dass es das ist, was wir wirklich suchen. Ich glaube, was wir suchen, ist eine Erfahrung des Lebendigseins, sodass unsere Lebenserfahrungen auf der rein physischen Ebene in unserem Innersten nachschwingen und wir die Lust, lebendig zu sein, tatsächlich empfinden.[1]

Dieser Satz von Campbell hat mich als Lebensmotto begleitet. Aber als es dazu kam, dass ich die Erfahrung des lebendigen Seins tatsächlich körperlich spüren konnte, da verstand ich, dass ich davor gar nichts begriffen hatte. Denn verstehen bedeutet, etwas direkt zu *er-leben*. Und das geschieht durch den Körper. Wenn ich hier also sage, ich habe etwas gefunden, dann hat es mit einem Ankommen zu tun. Mit dem körperlichen Ankommen im lebendigen Dasein. Ganz einfach. Ganz tief.

In diesem Buch werde ich Sie auf eine innere Reise mitnehmen, die Ihr Verständnis für den Raum der Ganzheit oder des Seins entwickelt und die, wenn wir Glück haben, sogar eine Erinnerung in Ihnen wachruft. Vor allem aber werde ich Ihnen vermitteln, was Sie in sich finden können, wenn Sie sich auf das Abenteuer des inneren Weges zur Ganzheit einlassen. Denn auch wenn ich Ihnen einen Leitfaden, einen Reiseführer an die Hand gebe, handelt es sich um ein Abenteuer.

Und Ihr Leben ist der Hauptakteur.

Von manchen meiner Teilnehmer kenne ich es, dass sie grundsätzlich Zweifel oder Misstrauen hegen oder vielleicht sogar denken, anderen sei es zwar gegeben, sich zu entwickeln, ihnen selbst aber nicht. Falls sich auch in Ihnen ähnliche Gefühle regen sollten, möchte ich Ihnen Mut machen. Da Sie einen Körper haben, werden Sie es unweigerlich irgendwann selbst spüren und erfahren. Im vierten Teil werden wir auch die Widerstände entlarven, die unsere Entfaltung verhindern. Denn jeder Mensch kommt aus der Ganzheit und kennt die Ganzheit. Auch Sie!

Ich wünsche mir, liebe Leserin und lieber Leser, dass Sie das Buch nicht nur mit dem Intellekt aufnehmen, sondern ich würde mich sehr freuen, wenn Sie es auch *fühlen* und *erfahren* könnten. Ich werde Sie daher immer wieder dazu einladen, eine kleine

Übung auszuprobieren. Es geht mir nämlich darum, dass auch Ihr Körper erleben darf, was Sie hier lesen.

An dieser Stelle möchte ich Ihnen auch empfehlen, das Buch langsam zu lesen. Ganz sicher werden Sie sich vertiefen und verwandeln, wenn Sie sich erlauben wahrzunehmen, was Sie spüren, während Sie dieses Buch in den Händen halten. Es könnte auch spannend für Sie werden, darauf zu achten, was in Ihrem Leben geschieht, während Sie es lesen. Sie werden erfahren, wie tief unsere innere und äußere Welt miteinander verbunden sind. Um das Buch nicht mit dem Kopf, sondern mit der Seele zu lesen, dürfen Sie sich also wirklich Zeit lassen!

Bevor wir zu den Schlüsseln kommen, möchte ich Ihnen nun erst einmal verständlich machen, worauf sich der Verlust bezieht, von dem ich spreche, und was genau ich damit meine. Und ich möchte Sie erkennen lassen, warum wir den *Kampf* erfunden haben, um den *Verlust* zu ersetzen, und dadurch daran gehindert sind, zu uns selbst zurückzufinden.

Ich wünsche Ihnen eine spannende Entdeckungsreise zur Ganzheit!

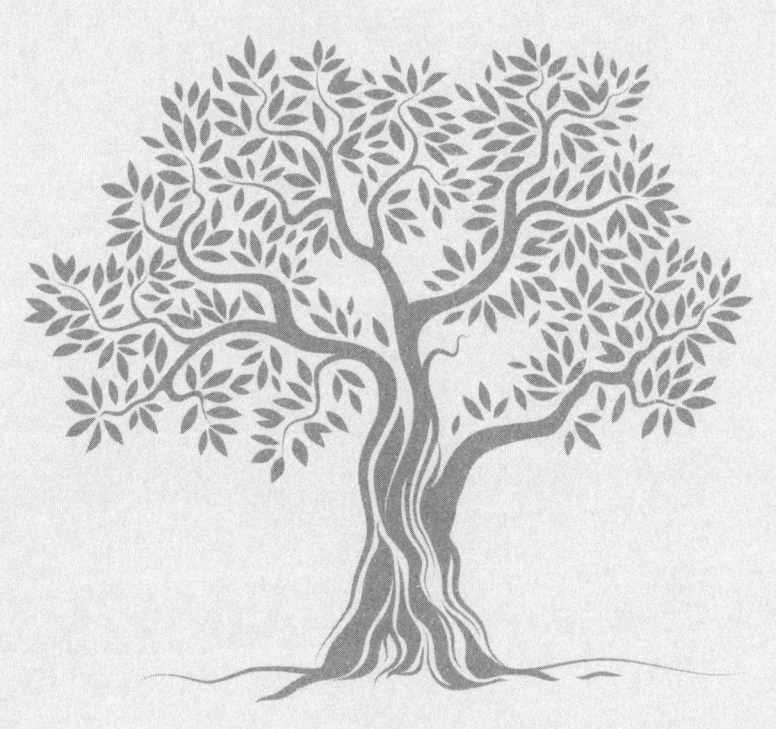

Teil eins

Schlüssel zur Ganzheit

Verlust und Lebenskampf

Wir haben etwas verloren. Was es aber ist, das wir verloren haben, können wir nicht benennen. Und da wir sehr beschäftigt sind und uns selbst nur wenig spüren, merken wir es auch erst einmal nicht. Wenn wir mit uns jedoch irgendwann allein sind, fühlen wir uns vielleicht nicht richtig wohl. Möglicherweise sind wir unruhig. Das Gedankenkarussell dreht sich. Vielleicht machen wir ja auch schnell den Fernseher an. Oder wir schauen immer wieder aufs Smartphone, chatten oder surfen im Internet.

Wenn wir aber doch einmal in uns hineinspüren, können wir Spannung in unserem Körper wahrnehmen. Vielleicht erleben wir sogar ein hohles oder bohrendes Gefühl in der Körpermitte, und wir greifen zur Zigarette oder genehmigen uns einen Keks. Viele kennen auch die kleinen Stimmen, die uns einflüstern, dass wir jetzt etwas tun sollten, da wir sonst faul sind, dass wir kein Recht auf Ruhe haben, dass wir nicht gut genug sind und etwas mit uns nicht stimmt. Wenn wir genauer hinschauen und das entsprechende Gefühl untersuchen, entdecken wir, dass irgendetwas fehlt. Das Gefühl gleicht einem inneren Mangel. Natürlich verdrängen wir es sofort, denn es ist unangenehm. Etwas fehlt in uns, und wir verstehen es nicht. Die Ursache ist uns unbekannt.

Wir denken natürlich gleich, es liegt an uns. Irgendwie scheinen wir nicht in Ordnung zu sein. Wir finden viele gute Gründe, was an uns es wohl sein muss, das diesen Mangel rechtfertigt. Irgendetwas stimmt nicht mit uns. Also sollte es besser niemand wissen. Auch wir selbst nicht. Wir sollten lieber etwas tun. Folglich verdrängen wir das Gefühl des Mangels, so gut es geht. Wir beschäftigen uns und verstärken unser Denken. Aber auch wenn wir es in unsere Tiefe verdrängen, bleibt das Gefühl wirksam. Unbewusst wissen wir, dass uns etwas fehlt. Um es nicht zu spüren, müssen wir noch mehr tun. Immer weiter aktiv sein. *Es schaffen.* Und so haben wir den Lebenskampf erfunden.

Die Flucht in den Kampf

Vor ein paar Wochen rief ich meinen Steuerberater an. Seine Sekretärin wies mich vorsorglich auf die gerade neu installierte Telefonanlage hin, bevor sie mich weiter verband. Überraschenderweise erklang am anderen Ende der Leitung aber eine ganz andere Stimme, als ich erwartet hatte. Nach kurzem Hin und Her klärte sich die Situation: Der andere Teilnehmer war auch ein Klient, der gerade angerufen hatte, um unseren Steuerberater zu sprechen. Irrtümlich waren wir beide verbunden worden. Wir lachten und stellten uns vor. Dann trat eine kurze Pause ein. Ich überlegte gerade, wie ich mich verhalten sollte und wer von uns beiden Herrn Müller zuerst sprechen würde. Ehrlich gesagt ging ich davon aus, dass mein Telefonpartner sich als Kavalier erweisen würde. Überrascht und fast erschrocken vernahm ich aber seine plötzlich fordernde, scharfe Stimme: »Nun machen Sie schon, und legen Sie endlich auf! Oder wollen Sie etwa mit mir darum kämpfen, wer Herrn Müller zuerst spricht?« Einen Moment lang war ich sprachlos. Ich atmete tief durch: Kampfansage, grobe Unhöflichkeit oder

Taktik, wie reagiere ich am besten? Dranbleiben und mit dem Typen diskutieren? Nachgeben? Spontan legte ich den Hörer auf. Ich wählte neu, und 15 Sekunden später hatte ich Herrn Müller am Apparat. Es wurde ein langes Gespräch, und mein Kontrahent musste sich vermutlich ziemlich gedulden. Später konnte ich schmunzeln: Er ist in den Angriff gegangen und hat den Kampf eindeutig gewonnen, denn ich hatte ja den Hörer aufgelegt – aber in Wahrheit hat er verloren.

Kämpfen. Es ist eine solche Normalität in unserem Leben, dass wir darüber nicht einmal nachdenken. Wir sind davon überzeugt, dass wir im Leben kämpfen müssen und dass wir, wenn wir es nicht tun, zu den Verlierern gehören werden. Wir sind sicher, dass wir, um im Leben zu bestehen und uns zu behaupten, den Kampf brauchen. Und dass wir ohne Kampf zu nichts kommen. Kämpfen bewahrt uns davor, machtlos oder ohnmächtig zu sein. Wenn wir gute Kämpfer sind, haben wir Erfolg und gewinnen. Wenn man uns unrecht tut, kämpfen wir. Wenn wir angegriffen werden, wehren wir uns und kämpfen. Wenn wir uns durchsetzen wollen, kämpfen wir.

Manchen fällt der Kampf leicht, und sie genießen das Kräftespiel, das Sich-Messen. Sie beziehen ihren Selbstwert aus dem Gewinnen. Und je größer die Herausforderung war, desto mehr fühlen sie sich bestätigt. Andere sind dem weniger gewachsen und weichen aus. Und in der Tat erreichen sie auch weniger, stehen in der zweiten Reihe oder ziehen den Kürzeren.

Aber immer geht es ums Kämpfen: Wir kämpfen um Anerkennung, um Gerechtigkeit, um höhere Löhne, um sozialen Frieden, wir kämpfen um Durchsetzung, um Moral, um die richtigen Werte oder darum, Marktführer zu sein, Klassenbester oder die Fußball-WM zu gewinnen. Wir kämpfen gegen Krankheit und gegen den Tod, wir kämpfen um Ruhe, um die Wahrheit und um unser

Recht. Wir kämpfen darum, die Hoffnung nicht zu verlieren. Wir kämpfen um Liebe, den wahren Glauben und um unseren Job. Wir kämpfen gegen Atomkraftwerke, gegen den Krieg, gegen Terrorismus und gegen Massentierhaltung. Wir kämpfen gegen dominante Eltern und Vorgesetzte, wir kämpfen gegen unsere Kinder, damit sie ihr Zimmer aufräumen, und gegen unseren Ehepartner, damit er die oft zitierte Zahnpastatube zuschraubt. Wir kämpfen gegen unsere Müdigkeit an, wir kämpfen für gerechtere Chancen und für einen Sitzplatz im Kino.

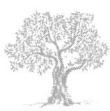 Wir sind fest davon überzeugt, dass das Leben ohne Kampf nicht funktioniert.

An dieser Stelle möchte ich ein wenig vorgreifen und Sie hoffentlich neugierig machen:

Allen diesen Ausdrucksformen von Kampf – und sicher fallen Ihnen aus Ihrer Lebenserfahrung noch viele weitere ein – liegt eine einzige Ursache zugrunde. Ein einziger Grund, warum Sie und ich und unsere ganze Kultur gelernt haben, dass wir kämpfen müssen. Es handelt sich darum, dass wir etwas verloren haben. Und weil wir etwas verloren haben, das eigentlich von großer Wichtigkeit wäre, brauchen wir dafür Ersatz. Das passiert ganz automatisch. Unser Ersatz ist der Lebenskampf.

Ich gebe zu, es ist herausfordernd, dass ich mir hier erlaube zu behaupten, dass Sie, liebe Leserin und lieber Leser, etwas verloren haben. Und dass ich weiter behaupte, dass das, was Sie verloren haben, von großer Wichtigkeit ist. Etwas, um das Sie tief in sich auch wissen. Woran Sie sich aber meistens nicht erinnern können. Und dass Sie deshalb – wie die meisten Menschen in unserer Kultur – auf Ihre Art und Weise im Lebenskampf stehen.

Sehr herausfordernd könnte es für einige von Ihnen sein, dass ich das Kämpfen selbst infrage stelle. Für Sie möchte ich vorausschicken, dass ich damit keinesfalls sage, dass wir uns nicht mit ganzer Kraft für das einsetzen sollten, was uns für uns selbst, für andere und die Welt wichtig ist. Nein, der Kampf, den ich hier meine, ist unser Lebens- und Überlebenskampf, geboren aus dem Verlust.

Oft genug erlebe ich, dass Menschen mir erklären, sie seien ein defensiver Typ und kein Kämpfertyp, und sie würden das nicht mitmachen, sie kämpften nicht. Das finde ich immer sehr interessant. »Könnte es aber vielleicht sein, dass Sie eine andere Taktik fahren?«, frage ich sie dann. »Haben Sie vielleicht die Taktik, sich selbst zurückzunehmen, sich kleinzumachen oder sich zu verweigern?« Kennen Sie Leute, die blocken, »null Bock« haben oder einfach dichtmachen?

Die Geschichte von Caroline auf den nächsten Seiten wird Sie erkennen lassen, dass Sie tatsächlich irren, wenn Sie glauben, dass eine defensive Reaktionsweise kein Kämpfen ist. Caroline zeigt uns, dass sie nur eine Variante desselben Lebenskampfes auslebt, der unsere alltägliche Erfahrung beherrscht.

Solange wir glauben, kämpfen zu müssen, steht uns etwas ganz Bestimmtes im Weg. Zuerst möchte ich Ihnen daher von Gewinnern und Verlierern erzählen.

Von Gewinnern und Verlierern

Lukas, 42, gehörte zum klassischen Typ des Selfmademans, der »es geschafft« hatte. In seinem hoch kompetitiven Segment in der Wirtschaft hatte er gleich mehrere Führungspositionen inne. Lehraufträge an Wirtschaftsuniversitäten und Vorsitze in internationalen Gremien folgten. Er schrieb Bücher und gewann viele Titel und Auszeichnungen. Ursprünglich kam er aus einer einfachen, im Umgang miteinander nicht sehr liebevollen Arbeiterfamilie und war auf seinen Erfolg außerordentlich stolz. Er war ein Workaholic, schlief wenig, war selten zufrieden, konnte seinen Erfolg nicht richtig genießen und sich auch nicht entspannen. Er spürte sich nicht. Irgendetwas trieb ihn immer weiter. Er hatte Probleme mit Frauen, weil er sich zu wenig Zeit für sie nahm. Sein Hausarzt hatte bei ihm Herzrhythmusstörungen diagnostiziert und ihn gewarnt, dass sich mit der Zeit organische Schäden an seinem Herzen entwickeln könnten.

Er war der Empfehlung einer Freundin gefolgt und hatte sich für mein Institut entschieden, weil es ihm logisch erschien, mit dem Körper zu arbeiten, da er es ja am Herzen hatte. Er beabsichtigte, sich persönlich weiterzuentwickeln, mit dem erklärten Wunsch, seinen Erfolg und sich selbst noch weiter zu optimieren.

Schnell stellte sich in seiner Arbeit bei mir heraus, dass der Motor seines Erfolgs, seines zerfressenden Ehrgeizes und seiner verbissenen Vorwärtsstrategie ein ganz einfacher war: Er wollte besser sein. Besser als alle, mit denen er jemals zu tun gehabt hatte und zu tun haben würde. Er würde jeden besiegen. Er würde bis zum Ende seiner Karriere gegen jeden kämpfen. Und gewinnen. Er würde immer oben in der Rangordnung stehen. Immer.

Caroline, 34, war eine unglaublich liebe Frau. Sie bemühte sich von morgens bis abends, es allen recht zu machen: ihrem Chef, der ständig Sonderwünsche hatte und selten Danke sagte, ihrem Mann, der absolute Ruhe und Ordnung verlangte, wenn er abends nach Hause kam, und ihrer kleinen Tochter, die gerade in die Schule gekommen war, große Schwierigkeiten hatte, allein zu sein, und schnell schrie. Wenn eine Freundin anrief, um sich auszuheulen, war sie ebenso selbstverständlich für sie da wie für ihre Mutter, wenn diese wollte, dass sie ihr Einkäufe mitbringen sollte. Viele Menschen baten Caroline um Hilfe oder um einen Gefallen. Es war Caroline unmöglich, Nein zu sagen. Schließlich wurde sie von den anderen gebraucht.

In der letzten Zeit fühlte sie sich irgendwie kraftlos, das Aufstehen morgens fiel ihr neuerdings schwer, aber sie biss die Zähne zusammen und machte weiter. Sie würde es schon schaffen. Caroline lernte ich kennen, weil ihre Cousine ihr einen Kurs bei mir geschenkt hatte: Der Kurs hieß *Tiefenentspannung und Selbstkontakt*.

Wenn Sie jetzt über Lukas und Caroline nachdenken: Würden Sie sagen, die beiden haben etwas gemeinsam?

Ich vermute, Sie sagen eher »Nein«. Sie könnten in etwa folgendermaßen argumentieren: Der eine ist ein Mann, die andere eine Frau, der eine ein Karrieretyp, erfolgreich in der Öffentlichkeit stehend, die andere eine untergeordnete Angestellte und doppelt belastete Familienmutter. Lukas hat sich in seiner Rolle als Sieger und Gewinner eingerichtet, Caroline in weiblicher Selbstaufopferung. Er hat Probleme mit Frauen, sie lebt erfolgreich in einer eigenen Familie. Er kommt mit Herzproblemen zu mir, sie mit beginnendem Erschöpfungssyndrom. Er kämpft. Sie nicht. Sie gibt nach.

Was sollten die beiden also gemeinsam haben?

Nun, ich möchte es Ihnen verraten. Denn beide haben etwas gemeinsam. Lukas begreift sich als Sieger. Caroline hingegen fühlt, dass sie kein Recht auf ihre eigenen Bedürfnisse hat. Sie hat keinen Selbstwert. Sie weiß, gegen jemanden wie Lukas würde sie niemals ankommen. Sie kann ihre Kraft nur für andere, aber nicht für sich selbst einsetzen. Für sich selbst ist sie schwach. Innerlich fühlt sie sich leer. Tief in ihrer Seele empfindet sie sich daher als Verliererin. Dennoch haben beide, der Sieger und die Verliererin, einen kleinsten gemeinsamen Nenner. Und das ist der Lebenskampf. Ich möchte Sie also gerne davon überzeugen, dass nicht nur er, sondern beide kämpfen. Dass beide gleichermaßen den Kampf kämpfen, der das ersetzt, was wir verloren haben. Und dass das für unser Thema deshalb so interessant ist, weil ein Stück Caroline und Lukas in jedem von uns steckt.

Die tief gehenden Konsequenzen des Lebenskampfes beschreibe ich Ihnen im Kapitel »Wer kämpft, hat (sich) schon verloren: Vom Lebenskampf zum Leben«. Vorher möchte ich Ihnen aber die fünf Schlüssel vermitteln, damit Sie sonnenklar erkennen können, warum Kämpfen Sie in Wahrheit schwächt. Und warum Sie sich selbst nicht spüren können, solange Sie kämpfen.

Was ist es, das uns verloren gegangen ist und das wir durch den Lebenskampf ersetzen, wie auch immer wir ihn führen? Es handelt sich um einen Zustand. Einen besonderen Zustand, in dem wir uns sehr wohl, ganz und zu Hause fühlen. Wenn wir erkennen, wie stark das Kämpfen unser Leben beherrscht, und begreifen, dass wir es auch bleiben lassen können, dann werden wir trotzdem nichts verlieren. Wir werden aber einen zutiefst wertvollen, guten inneren Zustand gewinnen. Ich möchte Sie in diesem Buch dahin führen, dass Sie diesen ganzheitlichen inneren Zustand fühlen können. Dass Sie körperlich von ihm berührt werden, dass Sie ihn unmittelbar erleben und dadurch verstehen.

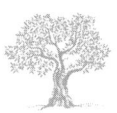 Wir können etwas nur dann wirklich verstehen, wenn wir von einer Erfahrung körperlich berührt werden.

Das gilt auch für die *Schlüssel*, zu denen wir als Nächstes kommen. Sie scheinen auf den ersten Blick vielleicht gar nichts Besonderes zu sein, sondern einfach nur Begriffe, mit denen wir oft genug umgehen. Das Geheimnis aber ist, sie körperlich zu erfahren. Denn wahres Wissen, das möchte ich hier noch einmal betonen, bedeutet, etwas direkt und körperlich zu spüren. Erst jetzt wird es zu Ihrer Erfahrung. Erst jetzt wissen Sie es wirklich. Wahres Wissen entspringt immer der körperlichen Erfahrung.

Wenn wir im vierten Teil alle fünf Schlüssel als körperliche Grundelemente auf dem Rückweg in die Ganzheit zusammensetzen und direkt erfahren, passiert etwas Magisches: Unser Zustand, unser gewohntes Lebensgefühl, verändert sich.

Vielleicht erst einmal nur für kurze Zeit. Aber lange genug, um zu begreifen, dass es noch eine ganz andere Möglichkeit gibt, wie wir uns selbst erleben können, als die gewohnte, altbekannte Erfahrung unserer selbst. Und dass diese andere Möglichkeit, da zu sein und uns selbst wirklich zu spüren, »voller« ist. Vollständiger. Befriedigender. So, als ob in dem Moment alles in Ordnung ist. Genug. Rund. Und sogar viel mehr als das: gut und erfüllend.

Im nächsten Kapitel zeige ich Ihnen den ersten Schlüssel. Ich fände es schön, wenn Sie sich etwas Zeit und Ruhe nehmen könnten, damit Sie den Inhalt fühlend verstehen, und wenn Sie sich erlauben, sich einzulassen. Ich hoffe, dass Sie Augenblicke der Erweiterung Ihrer Wahrnehmung erleben. Und dass Sie in Ihrer inneren Landschaft vielleicht sogar ein Fleckchen Neuland entdecken.

Der erste Schlüssel ist der herausforderndste. Aber sehr spannend.

Nun wünsche ich Ihnen für Ihr Weiterlesen viel Freude und Entdeckergeist!

Das Bewusstsein entwickeln

Wie könnte es möglich sein, der Anstrengung des Lebenskampfes zu entkommen? Wie können wir erkennen, was eigentlich los ist mit uns und unserem Leben? Wie können wir unsere Überzeugung »Ich muss kämpfen« verändern? Denn es ist ja unser »Ich«, das denkt, es müsste kämpfen.

Unsere erste Frage lautet daher: Wen meine ich, wenn ich »Ich« sage? Wir verwenden dieses kleine Wort täglich viele Male. Gleichzeitig haben wir eine größere Instanz, die »Ich« wahrnehmen kann. Diese Instanz nennen wir das Bewusstsein.

Sie sitzen hier und lesen dieses Buch.
Wissen Sie das, weil Sie es direkt fühlen?
Oder wissen Sie es, weil Sie es denken?

Sie lesen dieses Buch.
Wer in Ihnen weiß, dass Sie hier sitzen und dieses Buch lesen? Könnten Sie auch wissen, dass Sie hier sitzen und dieses Buch lesen, wenn jemand Ihre Denkfunktion ausgeschaltet hätte?

ÜBUNG 1: Die innere Instanz fühlen

Hier lade ich Sie ein, kurz innezuhalten.
Nehmen Sie sich einen Augenblick Zeit, und fühlen Sie der
Instanz in sich nach, die weiß, wer »Ich« ist. Vielleicht
sehen oder hören Sie auch die Instanz, die weiß, wer
»Ich« ist.

Vielleicht fühlen, sehen oder hören Sie »Ich« überhaupt
nicht.
Auf keine Weise.
Dann fühlen Sie bitte die Instanz in Ihnen, die »Ich« nicht
spürt.
Es macht keinen Unterschied.

(Wie verrückt ist das denn, könnten Sie jetzt sagen. Aber
lassen Sie sich bitte erst auf die Erfahrung ein. Das Rätsel,
warum es keinen Unterschied macht, erkläre ich Ihnen am
Ende des Kapitels.)

Es gibt also eine Instanz in Ihnen, die weiß oder beobachtet, wer
»Ich« ist. Die Instanz in Ihnen, die weiß, wer »Ich« ist, ist Ihr Bewusstsein. Und: Die Instanz in Ihnen, die weiß, dass sie »Ich« nicht
spürt, ist ebenfalls Ihr Bewusstsein.

Es ist etwas ohne Worte. Ein direktes Wissen. Ein momentaner
Zustand. Ein *Sein*. Ganz kurz vielleicht. Ein Aufschimmern für einen Augenblick. Trauen Sie Ihrem Erleben. Sie können es in diesem Moment erfahren oder erahnen, aber schlecht beschreiben.

Wir verwenden den Begriff Bewusstsein in unserer Sprache häufig. Dennoch existiert oft Unklarheit über das, was mit Bewusstsein gemeint ist. Im Folgenden können wir uns diesem Phänomen annähern.

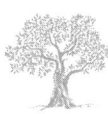 Unser Bewusstsein nimmt wahr, was gerade geschieht, und ist vollständig im Moment anwesend.

Die Begrenzungen des »Ich« sprengen

Das Bewusstsein gehört der Ganzheit an. Dem inneren Raum, der sich uns verschlossen hat, den wir verloren haben. Es ist viel größer als unser kleines persönliches »Ich«. Unsere Erfahrungen, die wir im ganzheitlichen Bewusstsein machen, fühlen sich völlig anders an als die Erfahrungen, die unser »Ich« macht.

Lassen Sie mich Ihnen ein Beispiel geben: Stellen Sie sich vor, Sie essen ein Ei. Wenn Sie das Ei bewusst essen, nehmen Sie mit allen Sinnen wahr, dass das Essen des Eies gerade geschieht. Sie erfahren sich und das Ei und das Essen als *eine* Erfahrung, die in diesem Augenblick geschieht.

Sie denken nicht, dass Sie ein Ei essen. Sie denken auch nicht *daran*, dass Sie ein Ei essen. Sie denken nicht *darüber nach*, dass Sie ein Ei essen.

Sie *sind* vollkommen anwesend in der Erfahrung, ein Ei zu essen. Ohne Kopf. Ohne Denken. Es gibt nur das: Sie erfahren sich im Ei-Essen. Direkt und unmittelbar.

Versuchen Sie einmal, es einen Moment zu erspüren: Sie erfahren sich als ein *Ei-Essender*.

Es ist sozusagen die totale Erfahrung. Können Sie es »kosten«, wie umfassend und tief und sinnlich eine solche Erfahrungsmöglichkeit des Lebens ist?

Vielleicht gehen Sie jetzt schnell in die Küche und kochen sich ein Ei. Funktioniert auch mit Schokolade. Oder sauren Gurken! Aber bitte nehmen Sie mich hierbei nicht ganz ernst, denn ich scherze: Es funktioniert natürlich für *jedes* Essen und für absolut *jede* Erfahrung. In jedem Moment unseres Lebens wäre eine solche ganzheitliche und volle Erfahrung unseres Daseins möglich.

Wenn wir Menschen solche bewussten Momente haben, fühlt sich alles sehr intensiv an. Ich glaube, Sie wissen, was ich hier meine. Sie kennen bestimmt solche plötzlichen, intensiven Momente in Ihrem Leben. Sie wissen auch, wie Sie darauf reagieren, wenn Sie einen solchen Moment erlebt haben: Vielleicht in der Natur, in der Musik oder mit einem geliebten Menschen. Ziemlich sicher sind Sie glücklich und voller Energie. Warum ist das wohl so?

Ja, genau: Sie fühlen sich besonders lebendig. Es ist ein Phänomen, das wir hier feststellen und das für uns Menschen gilt:

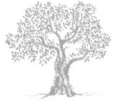 **Wenn wir vollkommen bewusst sind, dann sind wir glücklich und voller Energie.**

Sie werden noch sehen, warum das wichtig ist. Nun aber zur Auflösung des Rätsels: Warum macht es für Ihr Bewusstsein keinen Unterschied, ob Sie Ihr »Ich« spüren oder nicht?

Ihr Bewusstsein ist nicht an Ihr Ich gebunden. Es ist ein Zustand, der größer ist als Ihr Ich. Es ist energetisch gesprochen ein Feld, das in allem ist und alles durchdringt. Wenn wir von »Ihrem« Bewusstsein sprechen, dann beziehen wir uns auf Ihren individuellen Anteil an diesem großen Bewusstseinsfeld.

Konnten Sie es eben für einen Augenblick spüren? Wenn nicht, dann versuchen Sie es doch noch einmal: Schließen Sie die Augen, und nehmen Sie einen tiefen Atemzug. Welche Instanz in Ihnen weiß auf irgendeine Weise, wer »Ich« ist?

Oder welche Instanz in Ihnen weiß, dass sie »Ich« nicht spürt?

Lauschen Sie nur in sich selbst hinein!

Es ist etwas ohne Worte. Ein direktes Wissen. Ein momentaner Zustand. Ein Sein. Es ist größer als Sie.

Trauen Sie Ihrem Erleben. Sie können es in diesem Moment erfahren oder erahnen, aber schlecht beschreiben.

Bewahren Sie es in Ihrem Inneren. Das Geheimnis des Bewusstseins.

Das große Feld des Bewusstseins ist fähig, alles zu erhellen und zu verwandeln. Unsere unbewussten Erfahrungen jedoch entziehen sich dieser transformierenden Kraft. Erreicht das Bewusstsein aber unsere unbewussten Ebenen, geschieht Magie.

Wir gewinnen Macht über unsere Lebenserfahrung. Welche Rolle spielt daher das Unterbewusstsein in unserer Lebenserfahrung?

Im zweiten Schlüssel lernen Sie die Ebene Ihres Unterbewusstseins kennen.

Der zweite Schlüssel

Der Körper als Datenspeicher unserer Geschichte

Als ich vor vielen Jahren meine kieferorthopädische Fachpraxis von einem in seine Heimat im Ausland zurückgekehrten Kollegen übernahm, bekam ich gleich am Anfang einen Heidenschreck: Wahrscheinlich die Hälfte der Patienten, deren Behandlungen ich weiterführen sollte, wies knackende oder reibende Kiefergelenke auf. Alarmiert erkannte ich, dass es nicht genügen würde, die Korrektur der Zahn- und Kieferstellung meiner Patienten weiterzuführen. Ich musste die Einordnung des Kausystems in den Körper ganzheitlich betrachten. Damals allerdings hatten wir an der Uni herzlich wenig über die Zusammenhänge zwischen Zahnstellung, Kiefergelenken und Körperstatik gelernt. Und so kam es, dass ich gemeinsam mit einigen Kollegen eine Forschungsgruppe gründete. Unsere intensive Lernzeit war hoch spannend. Wir reisten von Italien bis in die USA, um immer tiefere Einsichten in die Organisationsketten zusammenhängender Körperstrukturen zu gewinnen. Als Pionierin nahm ich damals einen Osteopathen in meine Praxis auf, um gemeinsam mit ihm alle Aspekte der Körperstatik unserer Patienten in meine Behandlung einzubeziehen. Unsere Arbeit war ein durchschlagender Erfolg. Denn alles hängt mit allem zusammen.

Ich stellte auch fest, dass ich ein sehr genaues Gespür dafür hatte, was meinen Patienten seelisch fehlte. Kleine Jungs mit offenen Bissen wirkten kraftlos und schwächlich, Mädchen mit Rücklagen fehlte das Selbstbewusstsein. Viele Erwachsene pressten vor lauter Stress die Zähne zusammen. Kinder mit Skoliose wurden im häuslichen Umfeld nicht geachtet. Wenn seelische Symptome im Spiel waren, erlebte ich selbst nach erfolgreichem Therapieergebnis immer wieder Rückfälle. Manchmal verschoben sich Symptome einfach auf andere Körperregionen, was nicht immer leicht zu erkennen war. Ein Mann zum Beispiel entwickelte ein Magengeschwür, nachdem die Kiefersituation von uns so behandelt worden war, dass er nicht mehr pressen konnte. Mir wurde mehr und mehr klar, welchen großen Einfluss die Seele auf den Körper nimmt. Ich war vollkommen fasziniert. Und ich fragte mich jetzt öfter: Warum mache ich als Kieferorthopädin immer noch mechanische Arbeit, während mich doch das Wachstum der Seele mittlerweile viel mehr interessiert? Ich erkannte, dass ich mich entscheiden musste.

Die Seele ist im Körper gespeichert

Die Seele ist im Körper gespeichert – als ich das vollständig begriff, gab es kein Halten mehr. Ich verkaufte meine sehr gut gehende Fachpraxis, um mich ausschließlich dem Wachstum und der Entwicklung der menschlichen Seele zu widmen, auch wenn ich noch überhaupt nicht wusste, wie ich es angehen sollte. Obwohl ich in meinem Tun wirklich sehr erfolgreich gewesen war, wollte ich die Leiden, die meine Patienten mir gezeigt hatten, in ihrer Ursache ergründen. Es musste einen Weg geben, diese ganz aufzulösen und am Ursprung zu heilen. Ich musste diesen Weg finden.

Letzten Herbst besuchte ich mit meinem Mann Gallipoli, eine kleine, alte und quirlige Stadt in Süditalien. Dort gibt es immer noch einen großen alten Fischereihafen und viele Fischer, die täglich aufs Meer fahren, um ihre Netze auszuwerfen. Wir kamen in Gallipoli an, als die Fischerboote gerade eingelaufen waren und ihren Fang am langen Kai ausstellten. Hunderte von Fischernetzen lagen herum oder waren zum Trocknen aufgehängt. Ein Netz im Besonderen zog mich in seinen Bann: Es war ein altes Netz, das an der oberen rechten und linken Ecke säuberlich und gerade an einer Holzwand aufgehängt war.

Das riesige Gebilde bestand aus einem einzigen langen Faden. Dieser Faden bildete Maschen. Im oberen Teil ergaben die einzelnen Maschen ein wunderschönes gleichmäßiges Rautenmuster. Im mittleren Abschnitt des Netzes verlor sich diese harmonische Struktur allerdings fast völlig. Als ich an einer Stelle des Fadens zog, bewegte sich das Gefüge am anderen Ende. So groß dieses Netz auch war, es war unmöglich, an einer Stelle etwas zu bewegen, was nicht eine Anpassung in weiter entfernten Arealen verursachte.

Risse in den Maschen waren geflickt und erzeugten Knoten. Der Zug zwischen den Knoten verzerrte das Maschenbild und formte Linien durch das Netz. Mein Mann und ich schnappten uns jeder eine der unteren Ecken und versuchten das Netz an vier Ecken gespannt zu halten. Das ging aber nicht. Die Spannung war viel zu groß. Im unteren Teil des Netzes war keine Nachgiebigkeit mehr vorhanden, um die ursprüngliche Form auch nur einigermaßen herzustellen.

Dieses Fischernetz entspricht der Struktur unseres Körpers. Mein Fischernetz-Vergleich verdeutlicht zwei für mich wesentliche Prinzipien, die miteinander eng verwoben sind:

Das erste Prinzip beinhaltet, dass Veränderung auf die gesamte Struktur wirkt. So wie im Fischernetz nichts beeinflusst oder bewegt werden konnte, das nicht eine Bewegung, Veränderung und Anpassung in entfernten Bereichen des Netzes bewirkt hätte, so hängt innerhalb der Struktur von Seele und Körper alles mit allem zusammen. Seele und Körper bilden eine Einheit, unser psycho-energetisches System. Man kann auch von der Körper-Seele* sprechen.

Bindegewebe, Faszien, Knochen, Knorpel und Organe – alle Gewebe funktionieren und bewegen sich harmonisch miteinander. Jedes Gewebe bewegt sich frei und gleichzeitig verbunden mit allen anderen Geweben. Sensationelles Teamwork, nicht wahr? Vollkommen eingebunden und mit klarem Auftrag – und gleichzeitig frei. Nun ist diese wunderbare Struktur aber verletzt worden. Im menschlichen Körper können rein körperliche Verletzungen vorkommen: eine Schnittwunde, ein Schlag, eine starke Krafteinwirkung wie vielleicht ein Schleudertrauma, ein Beinbruch, ein Schlaganfall. Magengeschwüre. Der Körper macht Reparaturprozesse durch. Er bildet Vernarbungen, kompensiert durch Fehlhaltung oder eine eingeschränkte Funktion, zum Beispiel humpelt man nach einem Beinbruch. Und jedes Mal entstehen den Knoten im mittleren Teil des Netzes vergleichbare Verdichtungen der Gewebestruktur. Es kann zu Verklebungen, Verwachsungen und Verzerrungen kommen. Diese erzeugen in den reibungslosen Funktionsabläufen des Körpers Störungen. Reibung, Druck und Zug entstehen im Gewebe dort, wo vorher Freiheit war. Schmerzen und das Einnehmen einer schützenden Schonhaltung können die Folge sein.

---

* Ich verwende den Begriff Seele hier im psychologischen Sinne, da er sich so eingebürgert hat. In diesem Sinne ist die Seele der Ausdruck aller Erfahrungen, die wir jemals gemacht haben. In der energetisch-spirituellen Bedeutung ist die Seele für mich jedoch der weiß leuchtende Lichtstrahl, der uns zum höchsten Licht zurückführt und der, solange wir überhaupt noch in Kontakt mit ihr sind, unsere Sehnsucht nach dem Göttlichen in sich trägt.

Und weiter, Sie ahnen es schon: Der Körper entwickelt diese Spannungslinien durch seine ganze Struktur hindurch. Ich nenne diese Spannungslinien Stressvektoren. Nun können Sie sich auch vorstellen, warum der Körper sich an seine Verletzungen erinnert. Und warum alles, was der Körper erlebt hat, als Erinnerung in ihm gespeichert bleibt.

An dieser Stelle berichte ich Ihnen etwas, was Sie vielleicht schlucken lässt. Das, was jetzt kommt, ist aber wieder ein Schlüssel. Etwas, was sich viele Menschen noch nicht klargemacht haben. Der menschliche Körper speichert nicht nur seine physische Geschichte. Er speichert nach demselben Muster auch seine seelische Geschichte. Alle Erfahrungen und Erlebnisse unserer Vergangenheit mit den dazugehörigen Gefühlen, Annahmen und Überzeugungen sind in unserer Körperstruktur abgelegt. Ihr Körper, liebe Leserin und lieber Leser, kennt absolut jede Ihrer Erfahrungen, auch die, die Sie schon lange vergessen haben. Das betrifft sogar solche Erfahrungen, von denen Sie meinen, dass Sie damals zu klein waren, um sie noch zu erinnern. Oder Erfahrungen, die Sie unterdrückt haben, weil Sie sie nicht fühlen wollten.

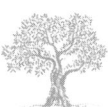

Der Körper speichert nicht nur unsere physische Lebensgeschichte, sondern auch unsere seelische.

Nun möchte ich Ihnen Hans vorstellen. Seine Geschichte ist etwas traurig, aber wir können von Hans viel lernen.

Hans verlor seinen Vater, als er ein Jahr alt war. Seine Mutter fand kurz nach dem Tod ihres Mannes einen neuen Partner. Der Stiefvater konnte mit dem kleinen Hans nicht warm werden, denn er begriff ihn als Konkurrenten um die Liebe der Mutter. Die Mutter bemühte sich sehr, ihren neuen Partner zufriedenzustellen. Sie hatte für den kleinen Hans nur wenig Aufmerksamkeit und Zuwendung übrig. Der Stiefvater gab ihm regelmäßig Ohrfeigen und strafte ihn mit Hausarrest. Die Mutter ließ alles zu. Als Hans mit Mitte 30 zu mir kam, fühlte er sich als »Loser«: unwichtig, abgelehnt und nicht liebenswert.

Die Erfahrung, immer wieder vom Stiefvater angegriffen zu werden, hatte Hans hauptsächlich in der Muskulatur seines Oberkörpers gespeichert. Vor allem im Schulter-Nacken-Bereich hatte er viel Abwehrspannung aufgebaut. Hans hatte immer den Kopf eingezogen, wenn er geohrfeigt wurde. Er ging bald dauerhaft mit eingezogenem Kopf, da er in der ständigen Erwartung der nächsten Ohrfeige lebte. Als er sich mir vorstellte, hatte er ein Jahr zuvor einen Bandscheibenvorfall am siebten Halswirbel erlitten. Immer noch hatte er stark verspannte Schultern und chronische Rückenschmerzen. Auch sein Unterbauch war sehr angespannt. Er litt unter Verdauungsbeschwerden.

Seine Trauer darüber, von der Mutter im Stich gelassen worden zu sein, hatte sich direkt im Herzmuskel niedergeschlagen. Sein Herzmuskel war kontrahiert und seine Brust hohl. Er ging vornübergebeugt.

Aus seinen Erlebnissen hatte sich in Hans seine Grundüberzeugung über sich selbst herangebildet: »Ich bin nicht wichtig und nicht liebenswert. Ich bin ein Loser.« Diese Überzeugung hatte er so verinnerlicht, dass sie ihm kaum mehr bewusst war. Es war schließlich schon immer so gewesen. Alle anderen würden es packen – er nicht.

Sie können sich vorstellen, wie sein Leben aussah. Er traute sich nichts zu, hatte Ängste und ging grundsätzlich davon aus, abgelehnt und angegriffen zu werden. Vor allem mit seinen Chefs bestätigte sich das auch immer wieder. Er atmete viel zu flach und erkrankte oft an Bronchitis. Mit 35 hatte er noch keine feste Partnerschaft, obwohl er sich eine Familie wünschte.

Das ist keine erfreuliche Geschichte. Sie zeigt aber, wie Hans' Körper auf seine Lebenserfahrungen reagiert hat. Wenn ein Körper solche negativen Erfahrungen in sich speichert – das können Sie anhand seiner Geschichte nachvollziehen –, steigen aus den gespeicherten Erfahrungen Gefühle auf. Manchmal steigen sie grundlos auf. Meistens aber passiert es auf einen äußeren Auslöser hin. So einen Auslöser nennt man im Fachjargon »Trigger«.

In Hans' Fall war der Trigger sein Chef, der etwas hektisch war und fahrige Bewegungen machte. Der Mann war eigentlich ganz verträglich, aber Hans zuckte jedes Mal zusammen und zog den Kopf ein, wenn sein Chef unabsichtlich solche Gesten machte. Es verschlug ihm sofort die Sprache. Er konnte nicht mehr vertreten, was er ursprünglich hatte sagen wollen. Sein Chef reagierte zunehmend genervt auf ihn, was die Sache natürlich nicht einfacher machte.

Es sind also alte Gefühle, die der Körper in Situationen, die seine Erinnerungsinhalte ansprechen, abruft und an die Oberfläche bringt. Hans fühlte sich jedes Mal geohrfeigt, wenn sein Chef eine fahrige Bewegung machte. Das ganze kindliche Gefühls- und Handlungsprogramm lief im gleichen Moment in ihm genauso ab wie während seiner Kindheit. Seine Selbsteinschätzung, abgelehnt und ein Loser zu sein, wurde jedes Mal aktiviert und bestätigt, wenn sein Chef sich in dieser Weise verhielt.

Hieraus gewinnen wir eine wichtige Erkenntnis. Wir alle haben Erfahrungen und Erlebnisse aus unserer Geschichte in unseren Körpern gespeichert. Mit ihnen speichern sich in uns die entsprechenden Überzeugungen und Gefühle, die wir aus diesen Erlebnissen gewonnen haben. Aus allen Informationen entwickelt sich unser Grundgefühl dafür, wer wir sind. Wir nennen dieses Grundgefühl unsere Identität.

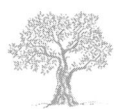 Der Körper speichert unsere Lebens-
überzeugungen, Glaubenssätze und unser
Lebensgrundgefühl: unsere Identität.

Die meisten Überzeugungen sind uns unbewusst. Sie prägen uns
aber, indem sie unser Leben beeinflussen und unser Selbstbild bestimmen, ohne dass wir es wissen.

ÜBUNG 2:
Unbewusste Überzeugungen aufdecken

Hier lade ich Sie wieder ein, kurz innezuhalten.
Nehmen Sie sich einen Augenblick Zeit, und atmen Sie tief
durch. Lassen Sie die Ereignisse Ihrer letzten Tage Revue
passieren, und fragen Sie sich, mit welchen Gedanken Sie
darauf reagiert haben.
Gibt es Gedanken, die Sie in bestimmten Situationen
immer wieder denken?

Unsere Glaubenssätze haben die Eigenart zu generali-
sieren. Leicht erkennbare generalisierte Glaubenssätze
sind unsere »Immer«- oder »Nie«-Sätze: »Immer erwischt
es mich.« »Nie kriege ich, was mir zusteht.« »Keiner mag
mich.« »Ich bin immer die Letzte.« »Wenn ich es nicht
in die Hand nehme, macht es niemand.« »Alle haben
sich nach mir zu richten.« »Ich darf mich nie gehen
lassen.« »Ich sollte immer perfekt sein.« »Ich bin ein
Verlierer.«

Finden Sie einen oder zwei Ihrer Glaubenssätze heraus, und reflektieren Sie, woher diese Sätze kommen: Hat der Satz in Ihrer Familie seinen Ursprung? Hat denselben Satz schon Ihre Mutter gesagt oder gedacht? Ist diese Überzeugung in Ihrer Schulzeit entstanden?

Wie fühlen Sie sich, wenn Sie die Überzeugung jetzt gerade denken oder fühlen? Viele unserer Glaubenssätze wurden niemals ausgesprochen. Sie tauchen nicht als Gedanken in uns auf, sondern lediglich als gefühlte Überzeugungen. Wenn Sie sich eine Ihrer Überzeugungen voll und ganz spüren lassen: Gibt es einen Ort in Ihrem Körper, an dem Sie jetzt eine kleine Regung empfinden?

Dann hätten Sie nämlich einen der Orte in Ihrem Körper gefunden, an dem der Satz gespeichert ist.

Das Unterbewusstsein

Die Instanz, in der solche Überzeugungen ihren Ursprung haben, ist das Unterbewusstsein. Unser Unterbewusstsein ist ein riesiger Datenspeicher. Alle Erfahrungen, die uns nicht bewusst werden, sammeln sich an diesem Ort.

Es ist für unser Verständnis des zweiten Schlüssels wichtig, dass sich im Unterbewusstsein auch die ganz frühen Erfahrungen unseres Lebens sammeln. Denn zu der Zeit, als wir noch nicht sprechen konnten, haben wir ja auch schon unzählige Erlebnisse gehabt. In jeder Minute unseres Lebens ist etwas geschehen. Sogar schon im Mutterleib haben wir die Gefühle unserer Mutter wie unsere eigenen miterlebt. Unser Gehirn war noch nicht so weit entwickelt, dass wir uns bewusst erinnern könnten. Wir konnten auch noch nicht logisch denken und uns unsere Erlebnisse erklären. Erfahrungen aus der vorsprachlichen Zeit speichern wir daher im Datenspeicher unseres Unterbewusstseins.

Mittlerweile hat die Wissenschaft herausgefunden, dass wir mit vier bis sechs Jahren, zu einem Zeitpunkt, wo wir kaum die Sprache beherrschen, schon weitgehend für unser kommendes Leben geprägt sind. Glücklicherweise hat sie auch herausgefunden, dass unser Gehirn lebenslang veränderbar und lernfähig bleibt, und so kann es unsere frühen Prägungen auch wieder verlernen.[2] Das ist für unseren Rückweg zur Ganzheit von entscheidender Bedeutung.

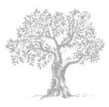 Unsere unbewussten Erfahrungen
sammeln sich im Unterbewusstsein.

Im Laufe unseres Lebens verdrängen wir auch alles ins Unbewusste, was wir bewusst nicht fühlen möchten. Welche Inhalte, vermuten Sie, könnten das sein?

Um diese Frage zu beantworten, können wir pauschal Folgendes formulieren: Wir haben alle Erfahrungsinhalte in unser Unterbewusstsein verdrängt, die uns irgendwann zu sehr belastet haben. Also alles, was uns zu viel, zu verletzend oder zu gefährlich erschien, das, was zu fühlen uns überfordert hat. Das betraf unsere Erfahrungen mit der Umwelt ebenso wie unsere Erfahrungen von uns selbst. Wir haben verdrängt, was uns bedrohlich schien oder womit wir uns nicht identifizieren konnten. Wir haben verdrängt, wer und was wir nicht sein durften.

Friederike, ein 17-jähriger Teenager, erlebte Folgendes: Ihre Mutter hatte die Überzeugung, dass es anderen gegenüber rücksichtslos sei, sich durchzusetzen. So erwartete sie, schon als Friederike noch ein kleines Kind war, von ihrer Tochter, dass sie sich grundsätzlich zurücknahm. Jedes Mal, wenn Friederike etwas für sich wünschte, sagte ihre Mutter kategorisch:»Du bist egoistisch!« Können Sie sich vorstellen, was dem Kind einer solchen Mutter im Leben geschieht?

Friederike lernte, ihre Bedürfnisse zurückzunehmen. Viele Jahre litt sie unter der ständigen Zurücksetzung, der sie ausgeliefert war. Das Gefühl von Ungerechtigkeit bohrte tief in ihr. Friederike verdrängte den Schmerz darüber, dass ihre Mutter so hart zu ihr war, ins Unterbewusstsein. Für ihre Körper-Seele war es immer noch besser, sich selbst zu betäuben, als damit zu leben, dass ihre Mutter, von der sie abhängig war, sie so zurückweisend behandelte und unterdrückte. Das Gefühl, diese Behandlung verdient zu haben, wuchs in ihr. Sie musste schuld sein, obwohl sie nicht verstand, warum. Langsam konnten die bedrohlichen Gefühle aus dem Bewusstsein verdrängt werden. Irgendwann waren die schlimmen Gefühle nicht mehr zu spüren. Ihre durch die harte Mutter bestimmte Welt war erträglicher geworden. Der Preis, den sie aber dafür bezahlte, bestand darin, sich selbst viel weniger zu spüren.

Aus der inneren Not heraus hatte Friederike folgende Selbstbilder und Überzeugungen entwickeln müssen:»Wenn ich mich immer zurücknehmen muss, wenn ich überhaupt nie wichtig bin, ist es, weil ich nichts wert bin.« Wenn Kinder lernen, dass sie schlecht sind, nicht genug oder wertlos, werden solche Glaubensmuster immer verdrängt. Denn es ist viel zu bedrohlich für ein existenziell abhängiges Kind, nicht vollständig bejaht zu werden. Das Erleben des Bedrohlichen muss vermindert werden. Wird ein Kind nicht vollständig bejaht, entstehen seelische Blockaden, deren Inhalte ins Unterbewusstsein verdrängt werden, denn nur so können Kinder schwierige Lebensumstände überstehen.

Friederike verdrängte also ihre Überzeugung, wertlos zu sein. Das Gefühl war zu schmerzhaft und zu bedrohlich für sie, um jeden Tag damit zu leben. Die Überzeugung in ihr war unbewusst geworden und nur noch als Einschränkung ihrer Lebendigkeit, als Schwere und unbestimmte Traurigkeit spürbar. Weil sich die schlimme Erfahrung ihrer Zurücksetzung aber tagtäglich wiederholte, formte sich in ihr daraus die nächste Überzeugung, nämlich, dass sie die Zurücksetzung verdient haben müsse, weil sie ein schlechtes Kind sei. Auch dieses Gefühl verschwand mit der Zeit im Unterbewusstsein. Von hier aus prägte es ihr Lebensgefühl.

Als Friederike zu einem Teenager herangewachsen war, änderte sich die Situation. Friederike sah, dass ihre Freunde freier waren als sie, und irgendwann rebellierte etwas in ihr. »Ich will mich nicht mehr zurückhalten, ich bin dann halt egoistisch!«, brach es aus ihr heraus, als sie mit ihrer Freundin unterwegs war. Und sie wehrte sich: »Ich mach jetzt, was ich will, ich haue ab jetzt auf den Tisch, wie alle anderen auch!«

Was aber sagte Friederikes Unterbewusstsein dazu? Konnte das funktionieren?

Eben! Das Unterbewusstsein sagte genau dasselbe, was in ihm schon eingespeichert war! Egal, wie sehr Friederike aufbegehrte, die Stimme ihres Unterbewusstseins fuhr fort, ihr zuzuflüstern: »Du hast es nicht verdient. Du bist wertlos. Du bist schlecht. Du solltest dich zurücknehmen ... Wenn du dich nicht zurücknimmst, bist du ein noch schlechterer Mensch.« Der Teenie Friederike rebellierte. Aber sie konnte nichts in sich verändern. Sie war ihren alten Erfahrungen, ihrem Lebensgefühl, ihrer Identität ausgeliefert. Sie war gefangen. Sie blieb unglücklich.

Warum konnte Friederikes Rebellion, ihr Kampf, ihr nicht helfen? Die Information, die sie bekämpfte, »Du musst dich immer zurücknehmen, du bist wertlos und schlecht«, saß in ihrem eigenen Unterbewusstsein. Ja, liebe Leserin und lieber Leser, wenn wir diese Ebene in uns nicht ansteuern, freilegen und verändern, haben wir keine Chance. Das Unterbewusstsein nämlich ist stärker.

Unser körperlich-energetischer Datenspeicher

Als Körperpsychotherapeutin und Energieheilerin habe ich es tausendfach gesehen: Der Körper reagiert auf jede Lebenserfahrung. Jeder Gedanke, jedes Gefühl, jeder Einfluss und jedes Erlebnis werden in unserem Körper verarbeitet und abgespeichert.

Sehr eindrücklich beschreibt der Neurobiologe Gerald Hüther unsere Entwicklung: Im anpassungsfähigen Gehirn und im fein verzweigten Nervensystem unseres Körpers bilden sich Verschaltungen heraus, die Reaktionsmuster für uns bereitstellen, welche sich nach unseren Erfahrungen formen.[3] Es sind also die Verschaltungen unseres Gehirns, dessen Nervenzellen sich im Kopf und in vielen Bereichen des ganzen Körpers befinden, die unsere Erlebnisse speichern.

Candace Pert, Professorin für Physiologie an der Universität in Washington und weltbekannte Forscherin, hat schon Ende des letzten Jahrtausends die Neuropeptide entdeckt und sie als Botenstoffe unserer Gefühle im Körper beschrieben. Sie hat den wissenschaftlichen Nachweis erbracht, dass der Fluss dieser kleinen Eiweißmoleküle an vielen Orten im ganzen Körper gleichzeitig angeregt wird. Sie spricht von einer »gewaltigen inneren Datenautobahn auf molekularer Ebene«.[4]

Hier zeigt sich uns also die Speicherung unserer Erfahrungen auf der Gefühlsebene. Im psychosomatischen Netzwerk des Körpers wird jede einzelne Zelle über das Geschehen im gesamten Organismus informiert. Die Gefühle stellen das Bindeglied zwischen Geist und Körper dar. Geist und Körper sind eine Einheit.[5]

Und nun betreten wir die faszinierende Welt der Energie. Das Phänomen der Speicherung spielt sich nämlich nicht allein im physischen Körper ab, sondern auch im Energiesystem, das diesem zugrunde liegt.

Das Energiesystem ist eng mit dem menschlichen Körper verwoben. Es unterliegt dem physischen Körper und durchwebt und umfängt ihn. Seinerseits wird es vom allesumfassenden Bewusstseinsfeld durchdrungen. Die Energien des Energiesystems und das Bewusstseinsfeld haben Kontakt zu jeder Körperstruktur. Das universelle Bewusstseinsfeld vermittelt den Körperzellen ihr Zellbewusstsein.

Alle Erfahrungen, die wir im Leben machen, werden im Energiekörper abgebildet und im Zellbewusstsein als Zellerinnerung abgespeichert. So ist es das dem Körper zugrunde liegende Energiesystem, das sich als unermesslicher Datenspeicher auf der Informationsebene erweist. Hier erkennen Sie nun den tiefsten Grund, warum Körper und Psyche eine untrennbare Einheit sind.

Der zweite Schlüssel bezieht sich also auf die Eigenschaft unseres Körpers, ein Datenspeicher zu sein.

Körper und Psyche sind eine Einheit. In den unbewussten Ebenen des Datenspeichers, unserem Unterbewusstsein, ist unsere gesamte Lebensgeschichte bis hin zu unserer Identität gespeichert und gehalten. Das Unterbewusstsein ist auf der körperlichen ebenso wie auf der energetischen Ebene in uns angelegt. Das ist der

Grund, weshalb uns vergangene Erfahrungen so stark prägen und bestimmen. Und weshalb wir dadurch nicht mehr unvoreingenommen und frei für die lebendige Gegenwart sein können.

Nur über den Körper gewinnen wir den direkten Zugang zum Datenspeicher, der es uns ermöglicht, einschränkende Prägungen und Identifikationen wieder zu »verlernen« und aufzulösen.

Welche entscheidende und wichtige Funktion nun der Atem für eine solche befreiende Veränderung hat, das verrate ich Ihnen im nächsten Kapitel.

Der dritte Schlüssel

Innerlich frei werden durch den bewussten Atem

Als ich während meiner Facharztausbildung wissenschaftlich arbeitete und mich mit einem bestimmten Sachgebiet der Kieferorthopädie intensiv auseinandersetzte, passierte etwas, was meinem Lebenslauf eine neue Wendung geben sollte.

Auf einer der großen wissenschaftlichen Jahrestagungen, die ich zu der Zeit engagiert besuchte, sprach ein Professor genau über dieses Sachgebiet. Es war damals üblich, dass Professoren für ihre Vorträge die Ergebnisse der wissenschaftlichen Arbeiten ihrer Doktoranden verwendeten und sie sich selbst zuschrieben. Im Nachhinein erscheint es mir, dass es bei den Vorträgen in der kieferorthopädischen Gesellschaft von damals vor allem um Profilierung ging. Nur wenige der Hochschullehrer, die zu jener Zeit die Podien beherrschten, hatten die Größe, ihre Assistenten und deren Leistungen zu erwähnen. Vielleicht konnte es deshalb passieren, dass einer der Vortragenden etwas Falsches darlegte.

Dieser Professor, heute ist er ziemlich sicher schon gestorben, erklärte in einem langen Diskurs auf dem Rednerpodium also etwas sachlich eindeutig Unrichtiges. Etwas, was ich sogar gravierend falsch fand. Ich war jung, engagiert und leidenschaftlich und konnte fast nicht an mich halten, während er sprach. Kaum war der Vortrag vorbei und die Diskussion eingeleitet, meldete ich mich zu Wort und sprach den Redner direkt an. Ich platzte heraus mit meiner Kritik und nannte die mir bekannten Zusammenhänge. Der Redner wand sich. Er war nicht offen und nicht flexibel. Er war nicht in der Lage, seinen Fehler anzuerkennen und zu korrigieren, vielleicht sogar die zugrunde liegende Arbeit eines Assistenten anzusprechen.

Es wurde für ihn dadurch hochnotpeinlich. Der Vorsitzende, der den gesamten Ablauf der Reden und Diskussionen leitete, griff ein und bat um die nächste Frage, ohne dass das Thema noch geklärt worden wäre.

Das war an sich schon enttäuschend genug.

Das Schlimme passierte aber danach. Zu Beginn der Pause stürmte der Vorsitzende, ein Professor, bei dem ich vormals studiert hatte, auf mich zu und beschimpfte mich lauthals – wirklich lauthals – vor allen umstehenden Leuten, was ich mir dabei gedacht hätte, seinen Kollegen derart zu blamieren und damit seine ganze Zunft. Außerdem hätte ich die Statuten verletzt, weil ich den Redner direkt angesprochen hatte, statt meine Anmerkung an ihn selbst als zwischengeschalteten Vorsitzenden zu richten. Da könnte ja jeder kommen …

»Sie sind ein schwarzes Schaf!«, zischte er mich an.

Ich war so geschockt, dass ich sprachlos zurückblieb. Es half auch nichts, dass viele Kongressteilnehmer zu mir kamen, um mir ihre Zustimmung auszudrücken. »Dem arroganten Kerl hast du's aber gegeben«, äußerten sogar manche Leute freudestrahlend. Nur wenige der Professoren, die ich kannte, hielten mehr Abstand als zuvor. Die Professorin, bei der ich kurze Zeit später die Oberarztstelle für meine Habilitation antreten sollte, war freundlich zu mir wie immer.

Aber ich war durch dieses Ereignis schwer verunsichert.

Ging es in meiner kieferorthopädischen Gesellschaft denn nun um Wissenschaft, oder ging es um Formalien und Profilierung? Konnte man hier etwas für die medizinische Verbesserung des Menschseins bewirken, oder musste man das Gesicht dieser Zunft wahren? Spielte Wahrheit überhaupt eine Rolle? Würde ich die Nächte vieler kommender Jahre am Schreibtisch verbringen, um meine Habilitation zu schreiben, um dann einer Zunft anzugehören, die sich hauptsächlich profilieren wollte? Diese Fragen stellten sich mir drängend. Es geschah ja auch zu der Zeit, in der mein innerer Umbruch begonnen hatte und in der ich auch sonst fast alles infrage stellte.

Als ich die Geschichte meinem Vater erzählte, lachte der nur. »So was ist mir auch mal passiert, als ich als Assistent ein bisschen zu vorlaut war«, sagte er. »Das war deine Taufe. So ist es, wenn man noch ein wissenschaftliches Baby ist, noch grün um die Nase.« Ich entschied mich aber um. Kurze Zeit darauf kündigte ich meine Oberarztstelle.

Zwei Wochen später rief mich ein Kollege an. »Du findest doch meine Praxis in Bad Homburg so schön«, sagte er. »du kannst sie haben, ich verkaufe. Bist du interessiert?«

So ist es dazu gekommen, dass ich erst einmal als selbstständige Kieferorthopädin die Zusammenhänge erkennen und die praktischen Erfahrungen sammeln konnte, die für meinen Weg in die Ganzheit die Grundlagen schaffen würden. Und während ich in meiner ärztlichen Tätigkeit darin gefordert war, für viele Menschen da zu sein und ein hohes Arbeitsaufkommen zu bewältigen, erschloss sich mir ein Geheimnis, durch das ich alle meine vielen Aufgaben schaffen konnte: das Geheimnis des bewussten Atems.

Das Geheimnis des bewussten Atems

Wie komme ich hier darauf, liebe Leser, zu behaupten, dass der bewusste Atem ein Geheimnis ist? Atmen, so könnten Sie argumentieren, tut schließlich jeder Mensch. Was also soll daran ein Geheimnis sein – und auch noch ein Schlüssel?

Ich hingegen möchte Sie fragen: Wann haben Sie das letzte Mal unmittelbar erfahren, dass Sie atmen?

Wie tief atmen Sie? Denken Sie daran, dass Sie 24 Stunden lang atmen! Sind Sie sich Ihres Atems bewusst? Spüren Sie, was der Atem in Ihrem Körper bewirkt? Und wissen Sie, was der Atem in Ihrem Körper und in Ihrer Erfahrung bewirken und verändern kann?

Übung 3: Den Atem wahrnehmen

Nehmen Sie Ihren Atem wahr.

Wenn Sie es ausprobieren möchten, halten Sie nun einen kleinen Moment inne, schließen Sie die Augen, und beobachten Sie Ihren Atem. Verfolgen Sie einfach, wo der Atem in Ihrem Körper fließt und wo er stockt. Ist Ihr Atem eher tief oder flach? Voll oder schwach?

Führen Sie diese kleine Selbsterforschung zwei bis fünf Minuten lang durch.

Was nehmen Sie wahr, wenn Sie Ihren Atem im Körper verfolgen?

Vielleicht sagen Sie jetzt »Bewegung«? Das würde mich sehr freuen. Auf das Stichwort Bewegung will ich nämlich hinaus. Es könnte auch sein, dass Sie »Fließen« sagen oder das Empfinden haben, es würden sich feinste Wolken in Ihnen hin und her bewegen. In jedem Fall treffen wir uns bei Ihrer Erfahrung, dass der Atem irgendeine Form von innerer Bewegung in Ihnen auslöst. Egal, wie fein, wie unmerklich Ihnen diese innere Bewegung erscheint.

Manche Menschen sind so wenig damit vertraut, dass die Bewegung des Atems in ihnen stattfindet, dass sie erst ein wenig üben müssen, um die entsprechende Wahrnehmung zu entwickeln. Es kann zuerst sogar nur ein Hauch sein, der Bewegung eines Nebelfeldes ähnlich. Das ist nur am Anfang so, weil wir es nicht gewohnt sind, auf innere Bewegung zu achten. Obwohl doch gerade hier unsere Erfahrung von Leben und Lebendigkeit ihren Anfang nimmt! Wenn Ihr Atem sich in Ihrem Körper bewegt, dann *sind* Sie in Bewegung. Diese innere Bewegung ist Ihre Lebendigkeit.

Der nächste Satz beinhaltet den Schlüssel: Sie können unter keinen Umständen steif, eng, angespannt, verspannt oder blockiert bleiben, wenn Sie bewusst atmen. Wenn der Atem in Ihrem Körper fließt, dann werden Sie da frei, wo Ihr Atem fließt.

Und ich sage es Ihnen noch einmal, weil es so wichtig ist: *Dort, wo der bewusste Atem Ihr Gewebe durchströmt, werden Sie durchlässig und frei.*

Aber was heißt es denn überhaupt, frei zu werden, könnten Sie mich fragen. Nun, vielleicht haben Sie eben bei der Übung festgestellt, dass Ihr Atem eher flach war oder dass es Bereiche in Ihrem Körper gibt, in die Ihr Atem nicht hingelangte. Ist das so?

In der nachfolgenden Geschichte von Sylvia möchte ich Ihnen zeigen, dass es einen unmittelbaren Zusammenhang gibt zwischen Körperbereichen, die nicht beatmet und daher eingeengt sind, und alten, unverarbeiteten Erfahrungen und Gefühlen aus der eigenen Lebensgeschichte. Frei zu werden bedeutet für uns alle zunächst einmal, dass sich körperliche Einengungen und Blockaden in uns lösen, die wir als Selbstschutz aufgebaut haben. Wir erleben, dass sich Verhärtungen, die sich über die Jahre gebildet haben, wieder lockern und dass der Körper durchlässiger wird.

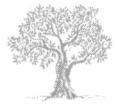

Der bewusste Atem macht den Körper durchlässiger.

Mit der körperlichen Öffnung ist die emotionale Entladung alter Gefühle untrennbar verbunden. So befreien wir uns von den Altlasten unserer Geschichte.

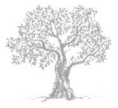

Der bewusste Atem befreit uns von alten Gefühlen.

Aber nicht nur das: Dass wir uns befreien, bedeutet auch, innere Räume zu eröffnen, denn mit jeder körperlichen Öffnung entsteht innerer Freiraum. So nähern wir uns jedes Mal, wenn wir uns innerlich öffnen, dem Zustand der Ganzheit langsam an.

Bis ich Ihnen das ganz verdeutlicht habe, haben wir noch eine kleine Wegstrecke im Buch vor uns. Sie werden sie hoffentlich genießen, denn sie hat ja mit dem zu tun, was ich in der Einführung angesprochen habe: mit dem Wesentlichen, das uns auf unserem Weg in die Ganzheit vollständiger und lebendig macht.

Bereits zu meiner Zeit als Kieferorthopädin habe ich angefangen, mit dem bewussten Atem meine Erfahrungen zu machen. Ich war noch ganz am Anfang meiner inneren Forschungsreise, aber ich stellte schon fest, dass es mir deutlich mehr Kraft gab, während meiner langen Arbeitstage immer wieder bewusst zu atmen, dass ich mich dadurch präsenter, ruhiger und stärker fühlte. Ich stellte fest, dass mein Körper ganz langsam durchlässiger wurde, und ich begann, mich etwas freier und beweglicher zu fühlen.

Durch den bewussten Atem durchlässig werden

Wenn die Gewebe unseres Körpers und damit Einengungen, Verdichtungen und Blockaden zunehmend von Atem durchströmt werden, dann finden wir nach und nach zu größerer körperlicher Beweglichkeit zurück. Wir fühlen uns offener, durchlässiger und freier. Haben wir im Laufe unseres Lebens allerdings sehr viele Blockaden und Verdichtungen aufgebaut, dann müssen wir dranbleiben und Geduld haben, bis sich die befreiende Wirkung des bewussten Atems in uns ausdrückt.

Schwant Ihnen schon etwas? Haben Sie Lust, Ihre Atemwahrnehmung zu vertiefen?

Übung 4: Den Atem vertiefen

Diesmal bitte ich Sie, Ihren Atem zu beobachten, während Sie tief ein- und ausatmen. Verfolgen Sie einfach, wo der tiefe Atem in Ihrem Körper fließt und wo er stockt. Atmen Sie wirklich tief, oder halten Sie sich zurück? Wie tief ist tief für Sie?
Führen Sie die Beobachtung Ihres Atems zwei bis fünf Minuten lang durch.

Vielleicht stellen Sie fest, dass Sie es nicht gewohnt sind, wirklich *tief* zu atmen. Vielleicht erleben Sie daher, dass Ihr Atemstrom bald aufhört, weil er nicht genug Volumen hat und schnell verebbt. Vielleicht kommt er auch nicht durch eine Enge im Körper hindurch. Vielleicht stößt Ihr Atem irgendwo an, wo es nicht weitergeht. Ich spreche in diesem Fall auch von einem »Atemblock«. Wo immer Ihr Atem im Körper nicht frei fließt, wo immer Sie nicht durchlässig sind, da sind Sie nicht frei. Körperlich ebenso wie emotional.

Sylvia, eine junge Frau von 29 Jahren, atmete wie ein Vögelchen, als sie zu mir kam. Sie war blass, kraftlos, scheu und traurig, ohne recht zu wissen, warum, und wurde von zwei Arbeitskollegen im Büro gemobbt. Sie war dadurch extrem gestresst und fühlte sich gelähmt, ohne eine Idee zu haben, was sie tun könnte. Als ich sie kennenlernte, bat ich sie, tiefer zu atmen. Ganz verzweifelt sagte sie, es gehe nicht. Sie strengte sich sehr an, aber es war ihr völlig unmöglich, etwas mehr Atemluft aufzunehmen und im Körper zu transportieren. Sie bewegte ihre Muskeln, aber kaum ihren Atem.

Wie ich sie in ihrer Ausstrahlung wahrnahm, schien sie sich klein zu fühlen, so als ob sie keinen Raum einnehmen durfte. Ihr Energiefeld war stark kontrahiert.

In ihrem Prozess stellte sich bald heraus, dass ihre Mutter sie sehr stark abgelehnt hatte. Das hatte schon damit begonnen, dass die Mutter Sylvia abtreiben wollte, kaum dass sie von der Schwangerschaft erfahren hatte. Auf Druck der Eltern heirateten Sylvias Mutter und ihr Vater. Als Sylvia dann auf der Welt war, sagte ihre Mutter häufig zu ihr: »Deinetwegen habe ich deinen Vater geheiratet, und jetzt bin ich unglücklich mit ihm. Du bist schuld. Du solltest nicht hier sein.« Als Kind konnte Sylvia sich selten wohlfühlen. Sie war zurückgezogen, scheu und traute sich kaum jemals, um etwas zu bitten. Sie bemühte sich, so unauffällig zu sein, wie es ihr irgend möglich war. So schlich sie sich durchs Leben und machte sich unsichtbar, wo sie konnte. Sie war tief davon überzeugt, dass sie schuld war am Unglück ihrer Mutter und dass es besser wäre, sie wäre nie geboren worden.

Wie, vermuten Sie, gelang es Sylvia, möglichst unsichtbar zu sein?

Richtig: Sie atmete minimal. Und sie schaute möglichst niemandem in die Augen. So, als ob sie eigentlich nicht vorhanden wäre.

Jetzt verstehen Sie, warum es Sylvia am Anfang ihres Prozesses nicht möglich war, tiefer zu atmen. Wenn sie durch den Atem plötzlich mehr Lebensenergie aufgenommen hätte, dann wäre sie kraftvoller und dadurch sichtbar geworden, nicht wahr? Aus ihrer Lebenserfahrung heraus wollte sie das aber unbewusst unbedingt vermeiden.

Sie können sich vielleicht vorstellen, was das bewusste Atmen in Sylvia nun in Bewegung brachte. Sie machte intensive Körper- und Atemarbeit. Ihr Körper begann sich zu öffnen, und die Lebensenergie floss bald kraftvoller in ihr. Sehr schnell kamen Gefühle in ihr hoch, die sie als Kind unterdrückt und verdrängt hatte. Mit meiner Unterstützung konnte Sylvia die Emotionen zulassen, die in ihr aufstiegen.

Diese Eingangsphase dauerte einige Monate. Und dann kam der Tag, an dem Sylvia verstand, dass ihre Überzeugung, es sei besser, sie wäre nie geboren worden, falsch war. Falsch, weil sie erkannte, warum ihre Mutter täglich so gesprochen, gefühlt und gedacht hatte. Ihr war ja schon immer klar gewesen, dass ihre Mutter den Vater ohne Liebe geheiratet hatte. Aber sie erkannte, dass dieser Umstand viel mehr mit den Eltern ihrer Mutter zu tun hatte als mit ihr selbst. Mit ihrer wachsenden Wahrnehmung für sich selbst sah Sylvia plötzlich, dass die unglückliche Situation ihrer Mutter deren Schicksal gewesen war und nicht ihr eigenes.

Viel Trauer kam heraus. Und jedes Mal, wenn Sylvia weinte, befreite sich etwas in ihrem Körper. Jedes Mal konnte sie tiefer atmen. Der tiefere Atem wiederum befreite ihre Gefühle und ihren Körper. Dann irgendwann kam die Wut. Zornig stampfte sie mit dem Fuß auf:»Ich bin so wütend! So ein Unrecht!« Es blitzte in ihren Augen.»Nie wieder tue ich so, als ob ich nicht da bin!« Können Sie sich vorstellen, wie sie dastand und tobte? Und wie sichtbar sie plötzlich war? Wie tief ihr Atem floss?

Es ist jedes Mal ein Erlebnis für mich, zu begleiten, wenn ein Mensch sich so tief befreit. Ich glaube, auch Sie als Leser fühlen die Kraft, die sich hier in Sylvia befreite: ihre 29 Jahre lang durch Schuldgefühle unterdrückte Lebensenergie. Sie entdeckte dass sie ein Lebensrecht hat, ihr Recht auf ihr eigenes Leben.»Einfach weil ich da bin!«, rief sie. Sylvia musste noch eine Menge neu lernen und an der Verbesserung ihres Auftretens arbeiten. Das Wichtigste aber war, dass sie lernte, ihr Lebensrecht für sich in Anspruch zu nehmen. Dadurch wurde sie viel selbstbewusster.

Eines Tages kam sie völlig aufgeregt in mein Abendseminar. »Ich habe meinen Kollegen die Meinung gesagt!«, erklärte sie.»Ich habe ihnen gesagt, dass ich nicht akzeptiere, wie sie mit mir umgehen. Ich habe gesagt, dass ich zurückgegrüßt werden möchte, wenn ich sie grüße. Und dass ich sie bitte, zu mir zu kommen, wenn sie finden, ich hätte etwas nicht richtig gemacht, statt gleich zum Chef zu rennen!« Zu diesem Zeitpunkt war die Situation für sie so unerträglich geworden, dass sie zum Quartalsende zu kündigen beabsichtigte.

Ihr Ausbruch aber hatte etwas an der Situation im Büro verändert. Sylvia fühlte sich seltsam befreit. Es fiel ihr danach zunehmend leichter, sich zu positionieren und sich weiteren Konflikten zu stellen. Da sie eigentlich gehen wollte und es, wie sie fand, nicht mehr so drauf ankam, boten ihr die Kollegen erst einmal eine gute

Übungsmöglichkeit. Eine sehr tiefe Einsicht hatte sie, als sie formulierte, dass ihre Mutter sie ein Leben lang gemobbt hatte. »Kein Wunder, dass mir im Büro dasselbe passiert! Schließlich kenne ich gar nichts anderes!« Dass sich die Mobbingsituation langsam auflöste, kam für mich nicht unerwartet. Die Kollegen wurden umgänglicher, und Sylvia hat ihre Kündigung erst einmal verschoben ...

Das Geheimnis des bewussten Atems, liebe Leserin und lieber Leser, kennen Sie jetzt: Unser gewöhnlicher, unbewusster, reflexartiger Atem sorgt zwar dafür, dass in uns die notwendigen Lebensfunktionen stattfinden können, doch Atmen vermag viel mehr, als nur ein Mindestmaß an Sauerstoff und Lebensenergie durch den Körper zu pumpen und unsere Grundversorgung sicherzustellen.

Die innere Bewegung, die der bewusste Atem in uns erzeugt, ist die Bewegung der Lebensenergie. Wenn die Lebensenergie im Körper wieder kraftvoller ins Fließen kommt, öffnet sie unsere Körper-Seele. Alte, verhärtete Abwehr, Enge, Dichte und Blockaden lösen sich wieder. Die Tiefe dieser Öffnung entspricht der Tiefe, in die die Lebensenergie unser Bewusstsein transportiert. Anders ausgedrückt, je tiefer im Körper wir bewusst atmen, desto tiefer öffnet sich unser psycho-energetisches System mit seinen seelischen Inhalten. Der bewusste Atem bringt also unser Bewusstsein auch dorthin, wo wir irgendwann einmal verletzt worden sind. Und das sind unsere inneren Orte, an denen wir uns selbst am meisten brauchen.

Die körperliche Öffnung geht untrennbar mit der Befreiung alter in uns gespeicherter Gefühle und Erfahrungen einher. Auch seelische Verletzungen öffnen sich und lösen sich auf. Der bewusste Atem löst uns daher nach und nach von unserer Geschichte und befreit uns für die Gegenwart.

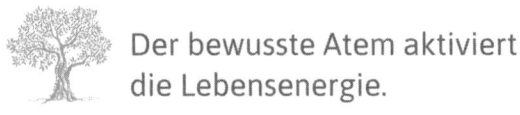

Der bewusste Atem aktiviert die Lebensenergie.

Bevor Sie das Buch nach diesem Kapitel vielleicht zur Seite legen, möchte ich Sie zu der folgenden Übung einladen, durch die Sie alles, was Sie bisher über den bewussten Atem gelesen haben, nun ganz praktisch ausprobieren und selbst erfahren können.

Übung 5:
Im Körper atmen und durchlässiger werden

Bitte legen Sie kurz das Buch zur Seite, und nehmen Sie einen langen, tiefen Atemzug ...

So, Sie denken also, das war tief?
Auch wenn es Ihnen nicht so geht wie Sylvia, ist die Wahrscheinlichkeit hoch, dass auch Sie noch nicht tief genug atmen. Deshalb gönnen Sie sich doch bitte gleich noch einen tiefen Atemzug, und vielleicht schaffen Sie es, ihn diesmal doppelt so tief werden zu lassen? Und würden Sie diese tieferen Atemzüge auch zwei, drei Mal nehmen? Kommen Sie auch auf fünf? Oder mehr?
Danke!
Müssen Sie husten? Nur zu! Der tiefere Atem befreit auch die Enge in der Kehle.

Fühlen Sie jetzt irgendeine Form von Bewegung im Körper?

Atmen Sie nun bewusst *innerhalb* des Körpers.
Nachdem Sie Ihren Atem aktiviert haben, gehen Sie mit

Ihrem Bewusstsein in den Körper: vielleicht in Ihr Herz, zu Ihrem Bauch oder an einen Ort, an dem Sie eine Einengung empfinden.

Atmen Sie tief ein, und schicken Sie Ihren Ausatem durch den Körper zu dieser Stelle.

Tun Sie das mehrfach.

Erreicht Ihr Atem diese Stelle? Kann Ihr Atem diese Stelle durchdringen? Oder sie am Rand fein »streicheln«?

Finden Sie heraus, wie Ihr Atem die Stelle maximal erreicht.

Nun atmen Sie aus dieser Stelle auch wieder ein. Achten Sie darauf, dass Sie vom tiefsten Ort aus einatmen, den Ihr Atem in dieser Region erreicht hat. Lassen Sie Ihre Lungen voll werden! Sie atmen bewusst *innerhalb* des Körpers!

Atmen Sie also durch die Stelle im Körper ein und aus. Durchdringen Sie die Stelle mit Ihrem bewussten Atem! Tun Sie das einige Male. Kommen Sie auf fünf bis zehn Mal?

Bis hierher haben Sie schon viel geschafft. Wenn Ihnen nicht schwindelig ist, können Sie Ihren bewussten Atem zu guter Letzt zu Sonnenstrahlen auffächern, um das Gewebe noch mehr zu öffnen: Sie lassen beim Ein- und Ausatmen Ihren Atem wie Sonnenstrahlen durch die ganze Stelle hindurchfließen, so gut es geht. Ähnlich, als ob die Sonne sich durch ein Nebelfeld drängt. Sie atmen Sonnenstrahlen zu der Stelle aus und sammeln die Strahlen beim Einatmen in der Lunge.

Tun Sie das mehrfach. Kommen Sie auf fünf bis zehn Mal?

Lauschen Sie nun bitte in sich hinein: Wie fühlt sich die Stelle in Ihnen an? Fühlen Sie gerade Bewegung im Körper? Wenn Sie diese Atmung praktizieren möchten, wird Ihr Körper sich öffnen. Spüren Sie es schon? Sie können die Atmung beliebig oft wiederholen und nach eigenem Empfinden durch den Körper schicken.

Falls Sie übrigens Schwindel spüren sollten: Das ist kein echter Schwindel. Durch den bewussten Atem aktivieren Sie nur mehr Lebensenergie in sich. Endlich! Was sich also wie Schwindel anfühlt, ist Ihre Lebensenergie, die sich durch das bewusste Atmen stärker in Ihnen zu bewegen beginnt. Es ist Ihre ureigene Lebendigkeit! Am Anfang kann sie Ihnen »zu Kopf steigen«, weil Ihr Körper noch eng ist. Lassen Sie dann einfach die Augen offen, bleiben Sie präsent, und warten Sie ein paar Sekunden bis zum nächsten Atemzug. Die Lebensenergie sinkt dadurch in den Körper ab. Mit der Zeit wird Ihr Körper sich entwickeln, denn durch den bewussten Atem kann er sich entspannen, weiter und durchlässiger werden. Dann werden Sie deutlich mehr Lebensenergie in Ihrem Körper fließen spüren, ohne dass Ihnen »schwindelig« wird ...

Jetzt wissen Sie, liebe Leserin und lieber Leser, dass Sie Ihre Lebensenergie durch bewusstes Atmen aktivieren können und dass Sie dadurch mit der Zeit offener, freier und lebendiger werden. Der bewusste Atem kann aber noch mehr, wie Sylvias Beispiel gezeigt hat. Mit dem bewussten Atem schicken Sie Ihr Bewusstsein in den Körper. Wenn es Ihre Datenspeicher erreicht, kann es in Ihnen verändern, wer und was Sie zu sein glauben. Es kann also Ihre Identität verändern.

Dass das überhaupt möglich ist, hat mit der Tatsache zu tun, dass Sie wie jedes Lebewesen ein Energiewesen sind. Und auf der Energieebene sind wir Menschen wandelbar. Hier werden wir wieder *ganz*. Sehen Sie es selbst im nächsten Kapitel.

Die energetische Grundlage innerer Befreiung

Nachdem Sie, liebe Leser, bis jetzt die ersten drei Schlüssel kennengelernt haben, die mit dem Bewusstsein als Instanz, dem Bewusstsein unseres Körpers als Datenspeicher unserer Geschichte und mit dem bewussten Atem zu tun haben, möchte ich Ihnen in diesem Kapitel den inneren Zusammenhang der ersten drei Schlüssel nahebringen, bevor wir zu den letzten beiden über den Körper erfahrbaren Schlüsseln kommen. Ich möchte Sie bitten, selbst wenn Sie finden sollten, dass es vielleicht ein wenig theoretisch wird, sich den folgenden Zusammenhang möglichst klarzumachen. Denn dann werden Sie etwas ganz Entscheidendes verstehen. Sie werden verstehen, was ich mit innerer Getrenntheit meine. Dass wir Menschen tatsächlich innerlich von uns selbst getrennt sind. Und wie wir uns auf den Weg machen können, wieder ganz zu werden.

Energie – der Stoff unserer Existenz

Unser menschlicher Körper hat, wie im letzten Kapitel dargelegt, ein Energiefeld. Durch fluoreszenzfotografische Verfahren kann unser Energiefeld wunderschön sichtbar gemacht werden. Aber viele Leute sehen oder fühlen das menschliche Energiefeld auch ohne Hilfsmittel. Manche verfügen über diese Fähigkeit von Geburt an, andere haben es gelernt. Vielleicht haben Sie während der Dämmerung, wenn Sie genau hingesehen haben, schon einmal weiße Ränder um die Bäume wahrgenommen. In diesem Fall haben Sie einen Teil des dichteren Energiefeldes der Bäume sehen können. Bei Menschen können Sie die weiß-gelblichen Ränder übrigens genauso wahrnehmen.

Über die menschlichen Energiekörper ist viel geschrieben worden. Unsere sieben feinstofflichen Haupt-Energiekörper möchte ich hier daher nur grob in strukturierte Körper und formlose Körper unterteilen. Die wolkig aussehenden *formlosen* Körper sind unser Emotionalkörper, der Herzkörper oder Astralkörper und ein sehr feiner spiritueller Körper, der mit unserem dritten Auge verbunden ist und mit dem wir feinstofflich wahrnehmen können. Wenn wir mit anderen Menschen in Kontakt treten, erschaffen diese wolkigen Felder vielfältige Energieströme ganz unterschiedlicher Qualitäten. Zwischen den formlosen liegen die *strukturierten Energiekörper,* deren Energien in feinen Linien angeordnet sind, jedenfalls solange sie noch weitgehend intakt sind. Hierzu zählen unter anderem der Energiekörper, der für unseren physischen Körper das Stützgerüst bildet und Ätherkörper genannt wird, und der Mentalkörper, der unsere Gedankenformen enthält. Wir Menschen haben insgesamt sieben formlose und strukturierte Haupt-Energiekörper und viele größere und kleinere Neben-Energiekörper, die alle in unterschiedlichen Frequenzen schwingen und pulsieren. Ihre Aufgabe ist es, unser menschliches Energiesystem mit dem universalen Energiefeld zu verbinden. Jeder höhere Energiekörper ist weiter ausgedehnt und durchdringt alle anderen und den physischen Körper.

Auf den Energiekörpern befinden sich kleine Energiewirbel

oder Energiezentren. Im Sanskrit, der altindischen Gelehrtensprache, werden sie Chakren genannt, und dieser Begriff hat sich auch bei uns im Westen eingebürgert. Die Akupunkturpunkte sind übrigens ebenfalls solche kleinen Energiewirbel. Wir haben den Haupt-Energiekörpern entsprechend sieben Chakren, die die Energie des Universums aufnehmen und im Körper verteilen. Sie verbinden die Außenwelt mit der Innenwelt unseres Körpers. Interessant ist, dass jedes Energiezentrum eine spezifische psychologische Funktion hat, die uns zu unserer Bewusstwerdung hinführt. Wenn die Energie in einem Chakra frei fließt, dann ist der Mensch in den Eigenschaften, die das Chakra vermittelt, »selbst-bewusst« und frei. Ist zum Beispiel das Wurzelchakra, das dem physischen Energiekörper entspricht, frei, hat der Mensch eine gute Erdverbundenheit und einen starken Lebenswillen. Ein Mensch, dessen Herzchakra offen ist, wird liebevoll sein und tief lieben können.

Ich hatte Ihnen schon erzählt, dass ich meine kieferorthopädische Fachpraxis aufgab, weil ich unbedingt die Leiden meiner Patienten am Ursprung ergründen und herausfinden wollte, wie sie sich auflösen lassen. Damals habe ich fast ein ganzes Jahr der Stille gebraucht, um zu erkennen, wohin mein nächster Schritt mich führen sollte. Nach einer mehrmonatigen Auszeit auf Hawaii führte er mich in die Schweiz, wo ich eine sechsjährige Weiterbildung in der Körperpsychotherapie aufnahm. Wie sich später herausstellte, war das mein perfekter Einstieg in die Arena der seelisch-körperlichen Zusammenhänge, um die sich mein weiterer Erkenntnisweg noch drehen sollte.

Ich begann, grundlegender in meinen eigenen Körper und seine verborgenen Wahrheiten einzutauchen. In dieser einsichtsreichen Zeit fand ich viele Antworten und kam meiner eigenen Geschichte, tief in mir vergraben, auf die Spur. Die Familie meines

Vaters war zum Kriegsende auf der Flucht aus Schlesien aufgegriffen und in einem polnischen Konzentrationslager für Deutsche teilweise ausgelöscht, teilweise schwer verletzt worden. Die traurigen Einzelheiten möchte ich Ihnen ersparen, aber das Trauma meines Vaters, das er zusätzlich zu seiner schweren Kriegsverletzung unwiderruflich in sich trug, und sein großer Überlebenskampf nach dem Krieg machten die seelische Verbindung, die ich zu ihm suchte, unmöglich. Er konnte einfach nicht auf mich eingehen. Als Chirurg war er unermüdlich für andere Menschen da, aber während meiner Kindheit sah seine Familie ihn so gut wie gar nicht. Als Kind hatte ich ständig Sehnsucht nach ihm und heulte nachts in mein Kopfkissen, aber er kam nicht.

Meiner Mutter machte das Alleingelassensein mit zwei kleinen Kindern und in wirtschaftlich anfänglich sehr engen Verhältnissen schwer zu schaffen. Sie war in meinen Vater sehr verliebt gewesen und hatte sich ihre Ehe völlig anders vorgestellt. Aber auch sie war kriegstraumatisiert und hatte durch die Kriegswirren auf ihrer Irrfahrt zwischen Russland, ihrer Heimat Estland, dem jetzigen Polen, Ost- und Westdeutschland abenteuerliche Situationen überstanden. Mehrfach war sie nur knapp mit dem Leben davongekommen.

Nach dem Krieg hatte sie ihre Angst tief verdrängt und sich abgeschottet, um ihre als extrem bedrohlich erfahrenen Gefühle niemals mehr zu spüren. So erlebten mein Bruder und ich sie als gestresst, aufbrausend, unerreichbar und völlig »dicht«, und auch sie konnte ihren Kindern keinerlei seelische Geborgenheit geben. Ihre unterdrückte Panik, ihr Kampf und ihr Überlebensstress hatten sich ungefiltert auf mich übertragen.

Als heranwachsendes Kind stand ich häufig neben mir. Oft fühlte ich mich wie in einem Albtraum, panisch, völlig verloren, schmerzhaft zurückgewiesen und unerwünscht. Diese bedrückenden Erfahrungen hatten sich zu meinem Grundgefühl verdichtet und belasteten und engten mich stark ein.

Ganzwerdung: Die Rückverbindung mit dem Zellbewusstsein

Warum ist es so wichtig, das Bewusstsein in den Körper zu bringen? Wie schon angesprochen, ist unsere Lebensgeschichte in unserem Körper gespeichert. Die Erfahrungen, die wir einmal gemacht haben, sind in unseren Datenspeichern abgelegt und bestimmen uns seitdem, auch dann, wenn sie heute keine Gültigkeit mehr haben.

Im Laufe meiner inneren Reise erkannte ich, dass ich mich immer tiefer öffnen musste, um den in mir gespeicherten Gefühlen auf den Grund zu gehen. Daher nahm ich noch eine vierjährige Ausbildung in der prä- und perinatalen Körperpsychotherapie auf. Alle Einflüsse, die werdende Menschen schon im Mutterleib und während der Geburt erlebt haben, können nämlich ebenfalls im Körper offengelegt und verstanden werden. Aber auch diese außergewöhnlich tiefe und frühe Ebene, musste ich dann erfahren, war noch nicht der grundlegende Schlüssel dafür, dass ich mich innerlich von meiner zurückgewiesenen und panischen Identität wirklich befreien konnte.

Und wieder einmal griff die Führung meiner Seele ein – indem sie mir eine neue Freundin schickte. Diese Freundin wiederum hatte eine spirituelle Lehrerin, zu der sie mich regelrecht hindrängte. So nahm ich eines Tages die 600 Kilometer Distanz in Kauf und reiste zu dem von mir vereinbarten Termin. Ich hatte nicht die leiseste Ahnung, was mich bei dieser Lehrerin erwarten würde. Aber als ich nach meiner langen Anreise vor ihr saß und das erste Mal in ihre Augen schaute, wusste ich es: Das ist sie. Hier bin ich richtig. Was immer sie mir vermittelt, ich will es lernen. Und so wurde ich auf den Weg geführt, mich noch viel tiefer in den Körper hinein und über den Körper hinaus zu öffnen, und das geschah über das Wunder der Energieheilung. Ganz am Anfang habe ich sie einmal gefragt, welches System sie mir vermitteln werde. Sie sagte:»Es ist kein System. Es ist die direkte Schau der Wirklichkeit. Es ist die Erkenntnis der Wirklichkeit, so wie sie sich in der erweiterten Einsicht in die Auflösung der festen Materie darstellt.« Was auf gut Deutsch hieß, ich hatte mein drittes Auge oder auch meine feinstoffliche Wahrnehmung zu entwickeln und meinen eigenen Öffnungsprozess tief in die Ebene meines Energiesystems hinein fortzusetzen.

Ich weiß nicht, ob ich hier auch nur die kleinste Chance habe, Ihnen meine Faszination für diese inneren feinstofflichen Welten nahezubringen, für die Phänomene, denen ich in den Tiefen der vielen menschlichen Energiesysteme begegnet bin, die sich mir im Laufe der Jahre gezeigt haben. Ich erkannte unendliches Leben, sah die Licht- und Schatten räume der inneren Erfahrungs- welten, die uns Menschen ausmachen, nahm die unzähligen Ar- ten und Weisen wahr, wie die körperliche Verdichtung sich ener- getisch zeigt: als Dunkelheit, quälende Leere, Erstarrung und Bewegung, innerer Raum, strahlende Weite und endloser Wandel.

Geduldig leitete meine Lehrerin mich an und erklärte mir viele der Phänomene, die ich vorfand und noch nicht verstand. Den- noch gab es nichts, woran ich mich festhalten konnte. Ich musste lernen, mich in jedem Moment auf die gerade aufscheinende Wirklichkeit einzulassen, die ich vorfand. Ich musste meinen wis- senschaftlichen und rationalen Verstand völlig beiseiteschieben. Und ich musste mich dahin entwickeln, meiner eigenen Wahrneh- mung und meinem eigenen Zugang bedingungslos zu vertrauen. Erst hierdurch hat sich mir das Geheimnis erschlossen.

Es gibt nichts Objektives in der Welt der Energie. Nichts Reproduzierbares, manchmal noch nicht einmal etwas Fassbares kommt mir entgegen, denn sobald ich die Erscheinungsformen mit dem Bewusstsein ganz erfasse, verändern sie sich schon oder lösen sich sogar auf.

Auflösung! Da war sie! Wie lange hatte ich nach ihr gesucht!

Und so begann ich mich auf die Auflösung der belastenden Informationsebenen in meiner eigenen Körper-Seele und der meiner Klienten und Kursteilnehmer zu konzentrieren und meine Erfahrungen zu sammeln, die sich, je tiefer ich ging, ständig veränderten und weiterentwickelten. Tiefe Einsicht in die menschliche Realität wurde mir geschenkt.

Ich möchte Sie jetzt mit der energetischen Grundlage von Veränderung bekannt machen, damit Sie erkennen, warum wir in den Körper gehen müssen, um Einschränkungen und Leiden in uns zu heilen. Ich hoffe, dass Sie ebenso fasziniert sind wie ich, wenn Sie erkennen, welch beeindruckende Wirklichkeit in unserer feinstofflichen Innenwelt existiert.

Solange unser Körper durchlässig ist, fließt die Lebensenergie frei durch alle unsere Zellen und durchströmt sie bis ins Zellbewusstsein. Unsere Zellen sind bewusst und empfindungsfähig. Die Zellflüssigkeit fließt und strömt im Zellinneren und weist keinerlei Starrheit auf, wie sie nach Verletzungen oft auftritt. Alle Energien durchströmen uns offen und frei. Unser Körpergefühl in diesem uneingeschränkten Zustand ist *flüssig*.

Flüssig? Immer wieder reagieren Menschen mit Erstaunen, wenn ich diese Tatsache anspreche. Viele meinen, das könne doch nicht sein. Sie haben tatsächlich keinen Zugang mehr zu dieser tiefen Wahrheit, dass unsere Energien frei in uns fließen können und dass unser Menschsein sich in diesem offenen, durchlässigen und freien Zustand tatsächlich flüssig anfühlt.

Dabei verhält es sich so: Haben wir beim Heranwachsen ein sanftmütiges Umfeld erlebt, in dem wir uns nicht zu stark schützen und zusammenziehen mussten, konnten wir körperlich weitgehend offen bleiben. Wenn sich unser individuelles Bewusstsein dann als Teil des universalen Bewusstseins entwickelt, verbindet es sich langsam mit dem Zellbewusstsein, das ja empfindungsfähig und mit der Ganzheit in Kontakt ist. So werden wir uns unseres körperlichen Daseins in der Welt ganz natürlich bewusst. Wir sind dann *ganz* und mit dem großen Ganzen erfüllend verbunden. Das tiefe Wissen, das damit einhergeht, ist »Ich bin« oder auch »Ich bin da«. So sind wir als Menschen gemeint.

Leider ist diese ideale Form des Heranwachsens und der Entwicklung den meisten Menschen nicht zugänglich, auch wenn diese Möglichkeit jedem Menschen mitgegeben ist. Denn so gut wie immer machen wir auch negative, verletzende und trennende Erfahrungen. Und diese bleiben als Unterbrechungen in unserer Körper-Seele gespeichert.

Die Natur hat den Vorgang der Speicherung für ihre Lebewesen eingerichtet, weil es sinnvoll für das Überleben ist, an die Lebensumstände angepasst zu sein,[6] um nicht immer wieder von vorn anfangen zu müssen. Die Zeit hätten wir gar nicht! Wenn Sie Fachleute den Begriff »Lerngeschichte« sagen hören, dann ist ebendieser Mechanismus der Speicherung unserer Erfahrungen gemeint.

In allen vergleichbaren Lebenssituationen greift daher unsere Körper-Seele auf die in uns gespeicherten Erfahrungsinhalte zurück, ob negativ trennend oder positiv verbindend. Notwendige Entscheidungen treffen wir auf der Grundlage dieser Informationen. Und das geschieht überwiegend unbewusst.

Aber damit ist es noch nicht getan.

Wir ziehen Rückschlüsse darauf, wer wir sind

Unsere Erfahrungen werden nicht nur in uns gespeichert, damit sich unsere Körper-Seele in vergleichbaren Lebenssituationen angepasst verhalten kann. Sie bleiben auch nicht als neutrale Ereignisse in uns gespeichert. Nein, wir machen mehr daraus. Wir schließen nämlich darauf, wer wir sind:»Wenn mir ... passiert, ist es, weil ich ... bin.« Oder:»Das ist, wer ich bin.«

Ein Kind identifiziert sich zum Beispiel, indem es denkt: »Wenn Papa immer zu mir sagt, du kannst das nicht, dann ist das so, weil ich dumm bin.«

Lukas fühlt sich unterlegen, da er aus ärmlichen Verhältnissen stammt. Er identifiziert sich:»Ich kämpfe, damit ich immer besser bin als alle anderen. Ich bin deshalb was wert. Ich bin ein Gewinner.«

Caroline identifiziert sich:»Ich habe kein Recht für mich selbst. Ich bin nur für die anderen da.«

Sylvia:»Ich bin schuld an Mamas Unglück, es wäre besser, ich wäre nie geboren worden. Ich habe kein Lebensrecht und bin hier nicht richtig. Ich sollte nicht hier sein.«

Hans:»Mein Stiefvater mag mich nicht. Ich werde von ihm abgelehnt, weil ich nichts wert bin. Ich bin ein Verlierer.«

Was also über das Erlebnis hinaus geschieht, ist: Wir beziehen die Erfahrungen auf uns selbst. Wir identifizieren uns. Das allerdings hat gravierende Konsequenzen, wie ich Ihnen gleich darlegen werde.

Wir verknüpfen alle Erfahrungen unseres Lebens mit uns selbst, obwohl sie uns in Wirklichkeit persönlich gar nicht meinen. Die Personen, mit denen wir es zu tun haben, verhalten sich aus ihren eigenen Erfahrungen und Mustern heraus, nicht, weil *wir* es verursachen. Wir sind nur diejenigen, die ihr Verhalten »abbekommen«.

Und da wir von klein auf so offen, beeindruckbar und formbar sind, werden wir von dem, was wir erleben, geprägt. Denken Sie an Friederike, die sich, von der Mutter so hart behandelt, wertlos fühlte. In Wirklichkeit hatte die Mutter jedoch in ihrer eigenen Vergangenheit gelernt, sich zurückzunehmen. Es ging also gar nicht um Friederike, sondern um ihre Mutter. Aus ihrer Erfahrung mit der Mutter heraus definierte Friederike aber, wer sie ist: egoistisch, unterdrückt, wertlos. Und so wie Friederike definieren wir alle durch unsere Erfahrungen, wer wir *sind*. Vor allem durch negative Selbstbilder wird unser ursprünglich flüssiges Dasein eingeengt. Nicht nur unser Fühlen und Denken, auch der Körper zieht sich zusammen und wird fest.

Anstatt dass wir beim Heranwachsen mit den wunderbaren, frei fließenden Energien des *Seins* verbunden bleiben, lernen wir, dass wir das *Produkt unserer Erfahrungen* sind.

Es ist leider hauptsächlich unsere Lerngeschichte, die zu unserer Grundidee über uns selbst wird.

Verstehen Sie, liebe Leserin und lieber Leser? Nach unserer Geburt bleiben wir nicht an den großen Raum angeschlossen, aus dem wir kommen. Wir sind dann nicht länger mit dem verbunden, was das Zellbewusstsein uns eigentlich vermittelt: »Ich bin« oder auch »Ich bin da«. Wir verschieben »Ich bin« auf unsere Erfahrungen, anstatt »Ich bin« weiterhin aus dem *Sein* zu beziehen. Das, was so selbstverständlich sein könnte – »Ich bin« als unser reines Dasein in der Welt –, wird weitestgehend auf unsere Erfahrungen verlagert. Und wir alle wissen, wie oft diese schwierig und negativ waren. Als Adressaten der Erfahrungen nehmen wir sie auf uns. Wir fühlen uns persönlich gemeint, obwohl im Zweifel jedes andere kleine Mädchen und jeder andere kleine Junge in unserer Situation ähnlich betroffen gewesen wäre. Wir machen das so, weil wir es so gezeigt bekommen.

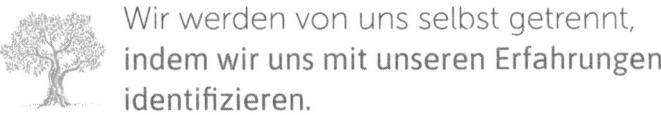 Wir werden von uns selbst getrennt,
indem wir uns mit unseren Erfahrungen
identifizieren.

Im Heranwachsen verdichten sich unsere Erfahrungen zu dem, was wir unsere Persönlichkeit nennen. Indem wir uns schützen, verändern sich unser offener Körper und unser ursprünglich durchlässiges Energiesystem. In den Geweben entstehen Festigkeit, Bewegungslosigkeit oder sogar Starre – und entsprechende Einschränkungen fühlt die Seele.

Ist das der Grund dafür, dass negative Erfahrungen uns derart dauerhaft und hartnäckig bestimmen? Dass uns auch die Selbstbilder nicht verlassen, die wir nur allzu gerne los sein würden? Haben Sie sich das nicht auch schon anders gewünscht, liebe Leserin und lieber Leser?

Nun, bestimmt kennen Sie es von sich selbst: Schwierige Erfahrungen möchten wir gerne abwehren. Dafür gibt es einen äußerst effektiven Mechanismus in uns Menschen.

Unbewusst wehren wir schwierige Erfahrungen ab und halten dagegen, indem wir den Körper zusammenziehen. Die passenden Muskeln spannen sich an. Wir schwächen den Atem ab oder halten ihn sogar kurzzeitig an. Nun kann die Lebensenergie nicht mehr frei dort im Körper fließen, wo wir Schmerz und ungute Empfindungen spüren müssten.

Denn es ist ja die *Bewegung* der Lebensenergie, die uns lebendig macht, und das gilt leider auch für unsere Schmerzen. Haben wir nämlich eine Verletzung erlitten, tut es überall dort weh, wo die Lebensenergie fließt und die innere Unterbrechung der Verletzung berührt. Tatsächlich wird seelischer und körperlicher Schmerz durch muskuläres Zusammenziehen und reduziertes Atmen gemindert. Wir schützen uns so vor unseren eigenen

Gefühlen, die als Reaktionen auf äußere Erfahrungen in uns entstehen.

Wollen Sie den Mechanismus selbst einmal ausprobieren? Hier ist eine einfache Methode zur Selbsterforschung: Rufen Sie sich einen Moment ins Gedächtnis, in dem Sie angegriffen wurden. Und jetzt stellen Sie sich vor, dass Sie auf einer Party oder vor Ihrem Chef stehen, wo Sie Ihre Reaktion keinesfalls herauslassen können.

Wie halten Sie sich zurück?

Ich vermute, Sie finden heraus, dass Sie die Luft anhalten und die passenden Muskeln im Körper zusammenziehen.

Was der Selbstschutz-Mechanismus allerdings bewirkt, ist langfristig für uns negativ: Die schwierige Erfahrung wird auf diese Weise nämlich in der Zellerinnerung festgehalten. Wir versperren der Lebensenergie die freie Bahn. So kann sie sich dort, wo wir aus Schreck, Angst oder Vermeidung Muskeln anspannen und unseren Atem einschränken, mit dem Zellbewusstsein nicht mehr verbinden.

Das ist allerdings Pech! Denn die Zellinformation einer gespeicherten negativen Erfahrung kann so durch die Lebensenergie nicht mehr bewegt und verarbeitet werden. Das Zellbewusstsein kann nur noch als abgetrennte Zellerinnerung in uns weiterexistieren. An diesen Orten spüren wir uns nicht mehr. Die abgetrennte Zellerinnerung ist unbewusst geworden und feuert ihre Inhalte jetzt aus dem Verborgenen: als eine kleine Zeitbombe, die jederzeit getriggert werden kann. Unser Dichtmachen schützt uns zwar davor, schmerzhafte Gefühle aus unseren Erlebnissen zu spüren. Doch mit jeder Abwehrreaktion schotten wir uns mehr ab und erbauen noch dickere Mauern, hinter denen unsere unbewussten Selbst- und Weltbilder ihr belastendes Unwesen treiben.

Und so kommt es, dass wir auf unseren alten negativen Erfahrungen regelrecht sitzen bleiben.

Haben Sie sich schon einmal gefragt, warum für viele Leute das Wasserglas halb leer ist? Warum viele Leute kein Vertrauen darin haben, dass sie ihre Lebenssituation verbessern können, und sich stattdessen eher ausgeliefert und ohnmächtig fühlen? Hier ist die Antwort: Unsere Identität wird zunehmend von einschränkenden Erlebnissen geformt. Manche Menschen sind davon schlimmer betroffen als andere.

Wenn das Zellbewusstsein von der Lebensenergie getrennt ist, spüren wir uns nicht mehr. Unsere Lebendigkeit, unser Körpergefühl, unsere Daseinsfreude sind unterbrochen worden. Wir verlieren den Bezug zu uns selbst. Innere Trennung ersetzt in unserer Körper-Seele die ursprüngliche Verbindung mit uns selbst.

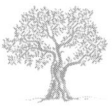 Aufgrund unserer Abwehr wird unsere Identität zunehmend von trennenden Erfahrungen bestimmt.

Diese Feststellung, liebe Leserin und lieber Leser, hat Konsequenzen. Stimmen Sie mir zu, dass es sehr vernünftig wäre, uns zu öffnen, um unsere inneren Trennungen wieder zu heilen? Es würde mich freuen, wenn Sie Ja sagen, aber dieser Möglichkeit steht noch etwas Entscheidendes im Weg.

Unsere täglichen Erlebnisse formen die Überzeugungen und Reaktionsweisen unserer Persönlichkeit. Unsere Identität bildet die tiefste Ebene der Persönlichkeit, also unsere Annahme, zu wissen, wer wir sind. Wenn wir jetzt auf die Idee kommen, unsere

Identität, die durch unsere Lerngeschichte bestimmt ist, infrage zu stellen, dann würde uns vorübergehend genau dieses Gefühl verloren gehen:»Ich weiß, wer ich bin.«

Das finden die meisten Menschen schwierig. Und deshalb setzen wir Veränderung instinktiv Widerstand entgegen. Wir wissen eben gerne, wer wir sind. Das gilt auch dann, wenn unsere Identität uns einschränkt und behindert. Selbst wenn sie negativ und schmerzhaft ist, gibt uns die Annahme»Ich weiß, wer ich bin« einen Halt.

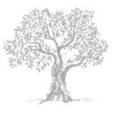 Unsere Annahmen darüber, wer wir sind, geben uns Halt.

In einer Welt, die wir als unsicher und wenig verlässlich erleben, erscheint es uns besser zu sein, einen negativen Halt zu haben, als diesen zu hinterfragen und dann befürchten zu müssen, dass da gar kein Halt mehr sein könnte.

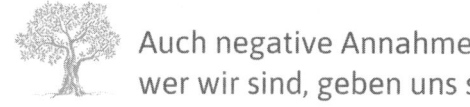 Auch negative Annahmen darüber, wer wir sind, geben uns scheinbar Halt.

Wenn die Dichte der Persönlichkeit sich wunderbarerweise aber doch einmal lockert, dann geben Lehrer aller spiritueller Traditionen ihren Schülern seit Jahrhunderten denselben Rat:»Spring!« Oder:»Lass los!« Was sie damit meinen: Lass das Gefühl der Haltlosigkeit für diesen Moment zu! Gib auf, wer du zu sein glaubst, lass dich ins *Dasein* fallen und gib die Kontrolle auf!

Natürlich wissen sie schon, dass das Gefühl der Bodenlosigkeit nur ganz kurz währt und in die wunderbare Erfahrung des *Seins* übergeht. In die ganzheitliche Erfahrung von »Ich bin«, die ich am Anfang des Kapitels angesprochen habe.

Leider und viel zu schnell hört dieser erfüllende Zustand aber wieder auf, solange eine tiefere Identifikationsebene im mutigen Schüler auftaucht. Diese ist allerdings schon etwas durchlässiger für die Ganzheit. Hierzu werden wir noch kommen. Wenn wir die Erfahrung des Seins auch nur ein einziges Mal machen konnten, entsteht schnell die Lust, uns noch tiefer zu öffnen, damit wir auch in die Ebene unserer Identität Verwandlung bringen können.

Wie wirksame Veränderung möglich wird

Wie ergeht es Ihnen, wenn Sie sich vornehmen: »Ich fühle mich ab sofort nicht mehr wertlos!« Oder: »Wenn mein Chef mich morgen wieder streng anguckt, werde ich mich nicht mehr klein fühlen!« Oder: »Ich will mich nicht mehr schuldig fühlen, weil ich meine Mutter heute nicht angerufen habe!« Würden Sie diese guten Vorsätze gleich umsetzen und sich entsprechend verändern können? Wie oft haben Sie es schon versucht?

Sie können sich wahrscheinlich schon erklären, warum es nicht reicht, die neuen Vorsätze zu denken, und auch nicht wirklich, sie zu fühlen – obwohl das Fühlen schon tiefer geht. Denken wir noch einmal an Friederike, die lernen musste, sich zurückzunehmen. Ihre ganze Rebellion hat ihr nichts genützt, denn damit Veränderung wirksam werden kann, müssen wir den Körper einbeziehen.

Es wird deutlich, dass wir in den Körper eintauchen müssen, um die Datenspeicher zu erreichen. Nur in den Datenspeichern können wir unsere alten Identifikationen verändern.

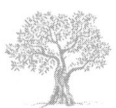 Wirksame Veränderung wird möglich, wenn die Identifikationen in der Zellerinnerung verändert werden.

Wenn meine Teilnehmer das verstehen, höre ich oft: »Das ist der Hammer!« Und sofort folgt die Frage: »Wie kommen wir dahin?«

Die Antwort lautet: In die Zellerinnerung und in das ihr zugrundeliegende Energiesystem müssen wir das Licht der Bewusstheit bringen.

Das Fahrzeug in unsere Innenwelt ist – das hatte uns der dritte Schlüssel gezeigt – der bewusste Atem. Zuerst müssen wir nämlich neue Bewegung in die zusammengezogenen Bereiche unseres Selbstschutzes bringen. Wir müssen zulassen, dass sie sich wieder öffnen, um den Zugang zu unseren Zellen zu gewinnen.

Ist der Körper durch den bewussten Atem durchlässiger geworden, wird die abgetrennte Zellerinnerung wieder zugänglich. Die Lebensenergie kann sie wieder durchströmen. Mit ihr kann unser Gegenwartsbewusstsein in die Zellebene eintauchen und sich mit dem abgetrennten Zellbewusstsein und seiner Erinnerung verbinden. In diesem Moment geschieht etwas Magisches: Alles Trennende und Schmerzhafte löst sich vollständig auf.

Alte Verletzungen, Einschränkungen und innere Unterbrechungen werden bewusst und losgelassen. Die Lebensenergie hat das Zellbewusstsein wieder erreicht. Nun kann sie die Informationen in der Zellerinnerung ins Fließen bringen. Sie können verarbeitet und im Erinnerungsgedächtnis abgelegt werden. Das individuelle Bewusstsein hat sich mit dem Zellbewusstsein verbunden. Die innere Trennung hat sich aufgelöst. Wir sind wieder mit uns selbst verbunden. Endlich spüren wir uns wieder.

Nun, liebe Leserin und lieber Leser, stelle ich Ihnen eine wesentliche Frage: Was eigentlich verursacht unseren seelischen Schmerz? Was ist es genau, das von einem vergangenen Erlebnis heute noch wehtut?

Meiner Kursteilnehmerin Franka tut es zum Beispiel heute

noch weh, dass ihr Vater sie vor 25 Jahren schwer belogen hat. Es fühlt sich wie Verrat für sie an. Aber ist es tatsächlich die alte Erfahrung, die sie heute noch so schmerzt?

Nein, liebe Leserin und lieber Leser, ich darf Sie enttäuschen. Nicht das, was Frankas Vater damals getan hat, schmerzt sie heute. Das, was sie immer noch als Schmerz erfährt, ist die innere Unterbrechung, die seither in ihr gespeichert ist. Weil Frankas Vater sie damals angelogen hatte und er Franka damit alleingelassen und überfordert hatte, konnte ihre Körper-Seele nicht offen bleiben. So wehrte sie die schmerzvolle Erfahrung ab, und der trennende Selbstschutz-Mechanismus setzte sich in Gang.

Frankas seelischer Schmerz hört in dem Moment vollkommen auf, in dem sie sich zellulär-energetisch wieder mit sich selbst verbunden hat. Es kommt nicht darauf an, welche Ursache ihr Schmerz hatte, sondern entscheidend ist, dass sie jetzt, hier und heute, wieder mit sich selbst verbunden ist. Ihre innere Trennung von sich selbst, damals ausgelöst durch den Vater, ist geheilt. An diesem inneren Ort ist sie wieder ganz.

Diesen Prozess nenne ich zellulär-energetische Rückverbindung. Ganzheit kann auf diesem Weg verkörpert werden.

Nun lade ich Sie ein innezuhalten. Denn um diese wichtige Information zu verdauen, hilft es sehr, bewusst zu atmen.

Übung 6: Den Jogging-Atem aktivieren

Ihren Jogging-Atem können Sie auch in der Ruhe aktivieren. Nehmen Sie einen langen, tiefen Atemzug durch den geöffneten Mund. Lassen Sie Ihren Mund beim Jogging-Atem immer geöffnet, damit Sie ein größeres Atem-

volumen bewegen und mehr Ladung herstellen können.
Spüren Sie nach, wie tief Sie jetzt schon atmen.
Den nächsten Atemzug nehmen Sie so tief, als würden Sie
gerade joggen.

Sie möchten ja lernen, wie Sie die Areale im Körper
ansteuern können, die für Ihre Veränderung entscheidend
sind, oder? Anfangs brauchen wir nämlich eine stärkere
Atem-Ladung, um die größte Abwehrdichte des Körpers in
Bewegung zu bringen. Deshalb gönnen Sie sich bitte noch
einen Jogging-Atemzug, und vielleicht nehmen Sie ihn
diesmal doppelt so tief?

Und würden Sie zwei, drei dieser doppelt tiefen, starken
Jogging-Atemzüge bei offenem Mund anschließen?
Kommen Sie auf fünf? Großartig.
Müssen Sie husten? Nur zu! Der tiefere Atem befreit auch
die Enge in der Kehle …
Fühlen Sie in sich hinein: Spüren Sie jetzt irgendeine Form
von Bewegung im Körper? Wo nehmen Sie innere Regun-
gen wahr?
Und während Sie tief in Ihren Bauch ausatmen, wieder-
holen Sie in Gedanken die wichtige Erkenntnis:

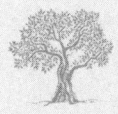 In der Rückverbindung wird das
abgetrennte Zellbewusstsein wieder
von der Lebensenergie durchströmt
und an das Gegenwartsbewusstsein
angeschlossen.

Die Lebensenergie und die Freiheit

Mit jedem bewussten Atemzug öffnen wir eine unsichtbar feine Schicht in uns. Wenn wir diese Einsicht gewonnen haben und bereit sind, uns wieder zu öffnen, um unsere innere Freiheit zu finden, werden die Lebensenergie und damit die Ich-Kraft in uns schnell stärker.

Die Lebensenergie ist ein unendliches Wunder. Sie ist der Ausdruck des uneingeschränkten Lebens selbst. Sie durchströmt alles, was lebt. Daher bewirkt sie unsere Lebendigkeit, und sie ist Bewegung pur. Die Lebensenergie bringt alles in Bewegung, was sie berührt. Alles, was sie in Bewegung bringt, wird lebendig. Alles, was sie in Bewegung bringt, kommt ins Fließen und verwandelt sich.

Was wir für diesen Weg in die Ganzheit brauchen, ist Geduld. Aber immer wieder geschieht uns etwas Besonderes. Denn nach jeder körperlich-energetischen Öffnung fühlen wir uns befreit. Als ob wir eine alte Last abgeworfen hätten. Und tatsächlich fühlen wir uns danach beschwingt und viel leichter.

Andrea hatte gerade ihre ersten Erfahrungen mit verschiedenen Atemtechniken gemacht und ein wenig Übung gewonnen. Während eines Seminarabends kam das Thema auf, dass es in Andreas Generation noch üblich gewesen war, Babys nachts schreien zu lassen. »Wie aber erlebt ein Baby so eine Situation?«, fragte eine Teilnehmerin. Mit wenigen Sätzen ließ ich alle die schwierige Erfahrung für ein so kleines Menschlein nachvollziehen.

Fast im gleichen Moment ging es los. Andrea wurde ganz still. Die Veränderung in ihrer Energie war so spürbar, dass ich unterbrach und mich ihr ganz zuwandte. »Was erlebst du gerade, Andrea?«

»Mir ist so komisch. Fast übel. Und ich hab ganz starke Hektik in der Brust«, sagte sie.

Ich bat sie, zu atmen und präsent zu bleiben. »Wo genau in der Brust spürst du die Hektik? Bitte leg die Hand an diesen Ort.« Andrea legte die Hand genau auf die Mitte ihres Brustbeins. Ich half ihr, sich zu erden und den richtigen Atem anzuwenden, um die tiefer gelegenen Zellen unterhalb ihres Brustbeins anzusteuern, von denen die Hektik ausging.

Mit meiner Unterstützung und der wunderschönen Präsenz der Gruppe gelang es Andrea, das, was nun in ihr aufstieg, zu halten, indem sie den bewussten Atem durch die Zellen unterhalb ihres Brustbeins leitete. Es war fantastisch zu sehen, welche Entladung da geschah. Ich sah, wie sich große, dunkle Felder stagnierter Energie aus der Herzregion unterhalb ihres Brustbeins herauslösten. Langsam stiegen sie auf und verließen Andreas Energiefeld. Zwischendurch bewegten sich ebenfalls sehr langsam Energieschlacken aus ihrem Feld heraus. Alte, festgehaltene und unterdrückte Gefühle entluden sich energetisch. Helle, scharf flirrende Felder von alter Panik lösten sich in ihr ab, und viele Schichten von Dichte lösten sich auf.

Andrea blieb konzentriert im bewussten Atem und hielt sich stabil geerdet, um die alte Erfahrung zu entladen. Eine Teilnehmerin unterstützte ihre Präsenz, indem sie Andrea eine sichere Hand auf die Region des Brustbeins am Rücken legte. Hinterher sagte Andrea: »Es hat mich fast zerrissen. Und gleichzeitig war es überhaupt nicht schlimm. Ich wusste, dass ich etwas ganz Tiefes abgebe. Ich konnte es direkt spüren. Erst war es sehr schwer, dann wurde es immer leichter. Es war so drückend, bis es durchkam. Danach wollte ich nur noch dranbleiben, bis ich fühlen konnte, dass es ganz weg war. Ich wusste nicht mal richtig, was es war. Ich wusste nur, bleib dran. Das hier ist wichtig.«

Nach etwa 20 Minuten war unter ihrem Brustbein energetisch ein Raum entstanden. Klar, weit und offen. Ich wies sie auf diesen in ihr neu entstandenen inneren Freiraum hin. Sie wurde ganz still und wandte ihre Aufmerksamkeit tief in ihr inneres Neuland. Ohne jede Unterstützung war sie nun offen, vollkommen präsent und weich zugleich. Sie ruhte regelrecht in diesem inneren Freiraum. »Ich hab mich noch nie in meinem Leben so gefühlt«, sagte sie. »So bei mir. So Ich. Tief irgendwie. Und gut. Und so erleichtert. Das sind ja Tonnen, die ich abgeworfen habe. Was hab ich denn da mit mir rumgeschleppt, ohne es zu wissen? Ich weiß, dass ich als Baby nachts allein gelassen wurde. Meine Mutter hat es mir erzählt.«

In der Abschlussrunde des Seminars eine Woche später sagte Andrea: »Ich hätte nie für möglich gehalten, was da passiert ist und dass es so gehen kann. Einfach irgendwie. Die Entlastung ist riesig. Das Einzige, was ich jetzt noch sagen kann: Ich will mehr davon!«

In die Verbindung finden

Die Altlasten unserer Geschichte aufzulösen macht uns freier für die Gegenwart. Wir werden präsent und empfänglich für die Schönheit, die das Leben auf unserem Planeten uns bietet. Wir werden viel offener für unser lebendiges Dasein.

Je tiefer wir uns öffnen und wieder mit uns selbst verbinden, desto mehr finden wir den Anschluss an eine andere Welt: Es ist die Welt der Ganzheit. Wir kommen in Kontakt mit unserem Energiefluss, der untrennbar mit dem Energiefluss der Ganzheit verbunden ist. Wir bleiben zwar ganz wir selbst, aber wir sind angeschlossen an das große Ganze. Alles, wonach wir uns sehnen, alles, was uns gefehlt hat, hat in der Ganzheit seinen Ursprung.

Das, was wir vermissen, ist hier und kann auch nur hier gefunden werden, denn nur hier sind wir ganz. Tief in uns finden wir den offenen Zustand, der Erfüllung für uns bereithält.

Alles, was wir ersehnen, ob Liebe oder Mitgefühl, tiefes Angenommensein oder Bestätigung, wir finden es in uns selbst. In diesem inneren Raum können wir uns bedeutsam, wertvoll, klar, mutig, kraftvoll, stark oder voller Freude erfahren und unsere Fähigkeiten entdecken, Menschen zu führen oder dem Leben seine Sinnhaftigkeit zuzusprechen. Alles, was uns bejaht und weit und frei macht, ist in unserer eigenen Tiefe zu finden.

Denn die Wahrheit unserer inneren Welt zeigt uns eine andere Wirklichkeit als die, an die wir in der Regel glauben.

Ist Ihr Herz offen genug, um zu lieben?

In der Realität der Energiewelt erfahren Sie eine tiefe Wahrheit: Wenn Sie die Liebe erleben, dann kommt sie nicht von Ihrem Liebsten, auch wenn Sie das felsenfest glauben mögen. Wenn Sie wahrhaftig lieben, dann haben Sie Ihr Herz tief genug geöffnet, um sich der Liebe hinzugeben, die tief in Ihrem eigenen Inneren strömt, denn die Liebe fließt im ganzen Universum, und dazu gehört untrennbar Ihre innere Erfahrungswelt.

Daher geht es wieder nur um eines: sich zu öffnen, bis Ganzheit in uns fließt.

Fühlen Sie sich kraftvoll, dann haben Sie den inneren Zugang zu Kraft. Wahre Kraft kommt aus uns selbst, wenn in unserem Innersten etwas fließt: unser *Sein*. Es ist durchlässig, frei und lebendig. Unser wahres Sein schenkt uns unzählige Qualitäten der Fülle und Erfüllung, die wir in unserer inneren Welt dann finden, wenn wir wieder offen und durchlässig geworden sind. In der Erfahrung von Ganzheit fehlt uns nichts mehr. Wir sind voll und erfüllt. Ganz natürlich empfinden wir den Wunsch, dass andere Menschen diesen Zustand mit uns teilen. Mitgefühl und Wertschätzung durchströmen uns – nicht nur für uns selbst, sondern ebenso für andere. Wir begegnen der inneren Gutheit, die uns Menschen immanent ist, da wir aus der Ganzheit kommen.

Zum Ende dieses Kapitels möchte ich noch einmal zusammenfassen, dass die energetische Grundlage von innerer Befreiung im Datenspeicher der Zellerinnerung zu finden ist. Der bewusste Atem öffnet das Gewebe und aktiviert die Lebensenergie, die die Zellerinnerung ins Fließen bringt. Nun können trennende Erfahrungen bis in die Zellebene hinein bewusst werden. Die innere Unterbrechung löst sich auf. Alte Verletzungen lösen sich auf. Die betroffenen Zellen werden mit dem Bewusstsein verbunden. In diesem Bereich können wir uns wieder voll und ganz spüren. Hier, wo wir frei geworden sind, durchströmt uns die Lebensenergie, die uns mit allem, was ist, verbindet. Innere Getrenntheit hat sich in Ganzheit verwandelt. Hier können wir nicht mehr getrennt und einsam sein.

Sie wissen ja schon, dass der bewusste Atem auf dem inneren Weg zur Ganzheit ein Schlüssel ist. Im nächsten Kapitel verrate ich Ihnen noch eine ganz besondere Variante des bewussten Atems. Er ist so besonders, dass ich ihn als Schlüssel weitergebe. Dieser Atem ist nämlich ein Wunder. Sie werden bald merken, wie schnell er Ihnen dazu verhilft, Eigenständigkeit und Stärke, Sicherheit, Selbstbewusstsein und vor allem Ihr inneres Zentrum oder Ihre innere Mitte zu entwickeln.

Sie dürfen also gespannt sein, denn es ist nicht übertrieben, wenn ich hier vorausschicke, dass dieses Atemmuster, richtig eingeübt und angewendet, geradezu Ihr Leben verändern kann.

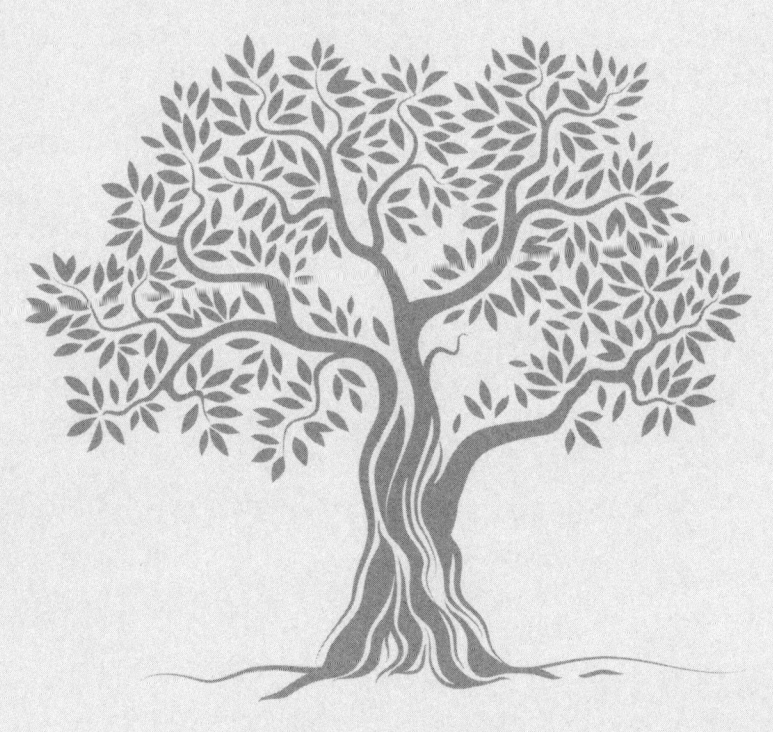

Teil zwei

Ganzheit braucht eine Adresse – zu Hause im Körper

Die innere Achse als Lebenszentrum

Ich werde jetzt ein Bekenntnis ablegen. Es gab eine höchst intensive Zeit in meinem Leben, in der mich die Leidenschaft für einen Tanz gepackt hatte. Ich hatte mein Herz an den argentinischen Tango verloren. Ich gestehe, die Passion für den Tango hatte mich so erwischt, dass ich unzählige Nächte auf deutschen, französischen, holländischen und argentinischen Tanzflächen verbracht habe, immer im Fieber und auf der Suche nach dem nächsten vollkommenen Tanz. Sie müssen wissen, liebe Leserin und lieber Leser, im Tango kann man seinem Partner in großer Intensität begegnen. Der Tanz hat einen Grundschritt. Alles Weitere entsteht als ein Dialog der Bewegung zwischen Mann und Frau, ein Wechselspiel von Führen und Folgen. Wirklich gute Tänzer können sich öffnen. So tief, dass sie jeden Schritt, jede Bewegung, jeden Impuls des Partners fühlen und erfahren. Irgendwann, und danach suchen die Tango-Afficionados alle, passiert etwas Geheimnisvolles: Der Dialog zwischen Führen und Folgen, das Spiel der Impulse, das Sich-Beantworten und das Sich-Necken, die Eigenständigkeit in der Bewegung und die Hingabe – sie alle werden eins. Beide Tänzer werden zu einem einzigen Körper und folgen einem Rhythmus der Musik. Zeit und Raum lösen sich auf.

Warum erzähle ich Ihnen das?

Ich möchte ein Verständnis in Ihnen wecken. Ein nahezu sinnliches Verständnis. Denn, liebe Leserin und lieber Leser, der Mann führt. Ganz konservativ. Die Frau folgt. Ganz konservativ. Aber beide, und das finde ich wunderbar, haben eine Mitte. Sie lehnt sich nicht an. Sie gibt niemals ihre Mitte ab. Niemals. Er natürlich auch nicht. Jeder Schritt ist eine Entscheidung. Jeder Schritt kommt aus der Kraft. Die Mitte ist der absolute Schlüssel für diesen tiefen Tanz. Es braucht jahrelange Übung, um so stark bei sich sein zu können. Hier bitte ich Sie zu verstehen, dass es die Entwicklung der Mitte ist, die diese lange Übung braucht. Tänzer, die ihre Mitte einnehmen, *haben* sich selbst.

Das macht auch die erotische Faszination dieses Tanzes aus: Wenn Sie zuschauen, spüren Sie die Ebenbürtigkeit beider Partner, nicht wahr? Beide sind sich starke Gegenüber. Da fließt der Strom.

Der Tango, die Achse und der Achsenatem

Sie werden gleich sehen, was der Tango mit meinem inneren Weg zur Ganzheit zu tun hat. Aber erst einmal will ich Ihnen noch ein prägendes Erlebnis erzählen, das ich mit der inneren Mitte hatte. Je tiefer Sie spüren, was ich Ihnen vermitteln möchte, desto tiefer setzen Sie bald diese wunderbare Atemmethode um. Ich spreche hier von etwas, was ich den *Achsenatem* nenne. Sie werden dadurch Veränderung erleben. Dafür wage ich fast meine Hand ins Feuer zu legen.

Im Zuge meiner Leidenschaft für den südamerikanischen Tanz musste ich natürlich auch nach Buenos Aires fliegen, wo der Tango entstanden ist. Seit den Anfängen dieses Tanzes ist Buenos Aires das Mekka der Tangotänzer. Kult pur. Und es war eine besondere Erfahrung für mich! Überall wurde getanzt. In Turnhallen, auf der Straße, in traditionellen Cafés. Und man tanzte in jedem Alter, von 8 bis 88. Und alle Tänzer hatten eine Mitte!

Jetzt kommt meine Geschichte: Ich verfüge über die stolze Größe von 1,76 Metern. Mit der Absatzhöhe meiner Tanzschuhe von neun Zentimetern brachte ich das Gardemaß von 1,85 Metern auf die Tanzfläche. Die meisten argentinischen Herren waren dem größenmäßig nicht ganz gewachsen. Viele waren verglichen mit meiner Länge eher klein, und ihnen standen auch nicht die Möglichkeiten von High Heels zur Verfügung. Es passierte mir nicht nur einmal, dass ich mich, gerade zum Tanzen aufgefordert, vom Stuhl erhob, mich zu meiner vollen Größe langsam nach oben schraubte – und am Ende den betreffenden Herrn um weit mehr als Haupteslänge überragte.

Ehrlich gesagt fand ich das zu Anfang peinlich. Ich hatte instinktiv die Tendenz, mich kleiner zu machen. Wie macht man das als Frau? Man krümmt sich etwas und geht in die Knie. Aber, Sie ahnen es, ich habe meine Mitte oder auch *Achse* geopfert, wie sie im Tango auch genannt wird. Sie können sich nicht kleiner und krummer machen und gleichzeitig Ihre aufrechte Achse behalten. Und damit Ihr Aufrechtsein, Ihre Eigenständigkeit, Ihren Stolz.

Einmal, zu Anfang meiner Zeit in Buenos Aires, stand ich langsam auf, und mein Tanzpartner reichte mir gerade einmal bis zur Schulter. Er strahlte mich begeistert an. Wir schoben uns auf die Tanzfläche, ich ging in die Knie und schaffte es sicherlich, meine Größe um etwa fünf Zentimeter zu reduzieren. Meine Anpassung dauerte allerdings nur einen kurzen Moment. Er hatte es sofort bemerkt. Er war regelrecht empört, ich hatte ihn tatsächlich beleidigt! Denn ich hatte ihm nicht meine ganze Größe angeboten und zugetraut. Er hielt nach ein paar Takten des Tanzens inne, schaute mich tadelnd an und sagte: »Aber Señora, wo ist Ihr Stolz geblieben?«

Können Sie sich vorstellen, wie peinlich mir *das* erst war? Ich hatte mich nicht zu meiner vollen Größe aufgerichtet. Ich hatte mein Zentrum, meine Achse aufgegeben. Ich hatte dadurch meinen Stolz als eigenständige Frau, als Dialogpartnerin im Tanz aufgegeben und ihn auch noch als Mann gekränkt!

Mit hochrotem Kopf richtete ich mich in meiner Achse auf und spürte seinen Kopf nahe meiner Schulter. Wir tanzten weiter. Seine Ehre war wiederhergestellt, und souverän führte er mich über die volle Tanzfläche. In der Tat habe ich in meiner Zeit in Buenos Aires ein starkes Training darin erhalten, meine Achse in allen möglichen Lebenslagen einzunehmen und zu behaupten.

Jetzt möchte ich noch ergänzend schildern, wie ich meinen ersten Klienten therapiert habe. Das war einige Jahre später. Nach drei Jahren körperpsychotherapeutischer, traumatherapeutischer und pränataler Weiterbildung hatte ich endlich grünes Licht für meine eigene therapeutische Tätigkeit bekommen. Von meinem Ausbildungsinstitut abgesegnet, durfte ich jetzt Sitzungen abhalten, auch wenn noch drei zusätzliche Jahre meiner Weiterbildung vor mir lagen. Endlich ging es los.

Es klingelte an der Tür. Mein erster Klient.

Er war mir von einem ärztlichen Kollegen zugewiesen worden und litt unter Schüchternheit. Er war verklemmt, wurde ständig rot, und wenn er vor mehreren Leuten sprechen sollte, zog sich ihm die Brust zusammen, er japste nach Luft, und seine Stimme wurde völlig piepsig. Weder bekam er mehr als ein paar Sätze heraus, wenn er in beruflichen Zusammenhängen sprechen sollte, noch klappte das bei Frauen. Eigentlich war er für eine grundsätzliche Aufarbeitung seiner Einschränkung gekommen. Aber in der ersten Sitzung ging es schon um Frauen. Genauer gesagt um eine besondere Frau. Er hatte nämlich eine Anzeige beantwortet, und die Dame hatte sich mit ihm für ein Date verabredet. Ihr Treffen sollte zwei Abende später in einer kleinen Weinstube stattfinden. Hier war Eile geboten und guter Rat teuer.

Ich schmiss alle meine Konzepte über den Haufen, was man in einer Erstsitzung üblicherweise zu tun hat, und nachdem wir das geklärt hatten, gingen wir in ein Rollenspiel. Ein Stuhl war die Dame. Seine Annäherung war nicht sehr überzeugend. Ich sah seine Körperhaltung und bat ihn, sich aufzurichten. Das klappte nicht. Er fühlte sich selbst nicht, hatte keine Mitte, verdrehte sich und wankte atemlos und wie hypnotisiert dem Stuhl entgegen. Vor meinem geistigen Auge sah ich die Dame hüsteln, Halsweh ankündigen und fünf Minuten später zügig das Lokal verlassen.

In dem Moment kam mir eine Eingebung, die mein weiteres therapeutisches Berufsleben tief prägen würde und die zu einem Basiskonzept meiner Arbeit werden sollte, von dieser ersten Sitzung an bis zum heutigen Tag.

Ich wusste noch nicht, was genau ich eigentlich tat, als ich ihn bat, »durch die Achse« zu atmen. Vom Tango her war ich mir meiner Mitte oder Achse bewusst. Aber so etwas wie in ihr oder durch sie zu atmen war mir noch nie in den Sinn gekommen. Nach einigen Anleitungen und Versuchen wurde es uns beiden klarer, wie das überhaupt gehen könnte. Ich hielt ihn an, stark zu atmen. Fasziniert schaute ich zu, wie nach einiger Zeit in seiner Mitte langsam etwas in Bewegung kam. Und ich beobachtete, wie er über das intensive Atmen etwas Substanzielles in sich zu spüren begann. Wie er irgendwie zu begreifen schien, dass er ein *Inneres* hatte, eine innere Wahrnehmung seiner selbst und eine innere Mitte.

Eine Eingebung zeigte mir, dass er durch das äußerst intensive Atmen Bewusstsein in seine Achse bringen konnte. Die Aufrichtung, die der Tango über Jahre intensiven Trainings bewirkte, konnte allein über den Atem also auch gelingen – nur viel, viel schneller und tiefgehender, unendlich viel wirksamer und kraftvoller, wie ich noch entdecken sollte.

Es war, als ob etwas in meinem ersten Klienten existent wurde, was vorher nicht da gewesen war. Durch diese Atmung ging es plötzlich um ihn selbst. Er fühlte, dass etwas in ihm lebendig wurde und dass er eine Mitte hatte. Plötzlich tauchte er auf der Bildfläche des Daseins auf. Er erlebte, wie er anfing, sich selbst zu spüren. Er richtete sich auf.

Wir übten intensiv, über den Atem Bewusstsein in seine Mitte, in sein Zentrum zu bringen. Natürlich war seine Achse, so wie die der meisten Menschen, noch nicht durchlässig. Später entdeckte ich die Achse übrigens auch in anderen Zusammenhängen: Im Yoga kennt man sie, im Tai Chi Chuan, Qigong und in anderen energetischen und spirituellen Ansätzen. Genau gesagt ist die Achse die vertikale Verbindungslinie durch die Mitte aller Chakren. Sie liegt etwas vor der Wirbelsäule. Bringen wir Öffnung und Bewusstheit in die Achse, richten wir uns ganz von selbst auf. Natürlich bedingt das auch die Anpassung und Kräftigung der Rückenmuskulatur. Auch bei meinem ersten Klienten würde sich die Haltemuskulatur der Wirbelsäule von der alten, sich windenden Haltung umstellen und langsam entwickeln müssen.

Die Achse entwickelt sich

Daher gilt es auch für Sie, liebe Leserin und lieber Leser: Die Achse entwickelt sich. Im Prozess des Aufrichtens wird sich rein körperlich die Muskulatur anpassen und umstrukturieren. Dabei wird sie stärker. Viel mehr als ein körperliches Geschehen ist jedoch die Seele am Prozess der Entwicklung der Achse beteiligt. Denn da es die Mittelpunkte der Energiezentren sind, die in ihrer Verbindungslinie die Achse bilden, wird die Achse durch das Durchatmen und Offenlegen der seelischen Blockaden mit der Zeit immer freier und durchlässiger. Erst wenn alle Chakren in ihrer Mitte durchlässig sind, wird die volle Kraft der Achse erfahrbar.

An den Orten auf der Achse, wo der Achsenatem zu Beginn noch nicht durchkommt, weil seelische Blockaden die Achse verstopfen, ersetzen wir den freien Fluss der Atemenergie durch unsere Vorstellung. Im Klartext heißt das, Sie atmen durch die Achse, und an den Stellen, an denen Sie noch nichts fühlen, stellen Sie es sich einfach vor, dass Ihr Atem hindurchfließt.

Mein Klient konnte knappe zwei Stunden später durch seine Achse atmen und sich immer wieder aufrichten. Dadurch gab er seinen Lungen mehr Platz zum Atmen. Im Zustand der Achse konnte er schon ein bisschen erahnen, dass es einen Ort in seinem Leben gibt, wo es zentral um ihn selbst geht. Und dass sich dieser Ort in seinem eigenen Inneren befindet.

Er hatte noch zwei Tage Zeit zum Üben, um sich für sein Date vorzubereiten. Wie er mir in der Folgesitzung berichtete, hatte er nahezu besessen geübt, rund um die Uhr. Er kam so weit, dass er es tatsächlich schaffte, mit vollem Achsenatem in die Bar einzutreten, aufgerichtet auf den Tisch zuzusteuern, an dem die Dame vereinbarungsgemäß schon saß, ihr die Hand zu geben, wie im Rollenspiel geübt, und sich vorzustellen, ohne zu piepsen.

Dass ihm das möglich geworden war, erlebte mein Klient als sensationell. Es stellte sich heraus, dass die Dame einen ziemlichen Redefluss hatte, was für ihn äußerst günstig war. Einen großen Teil der Zeit brauchte er nur zuzuhören. Währenddessen konzentrierte er sich immer wieder auf seinen Achsenatem. Er hatte sich dadurch enorm gestärkt und unterstützt gefühlt. Die Frau wurde zwar nicht seine neue Freundin, aber der Achsenatem wurde sein neuer Freund.

In wenigen Wochen wurde diese Atemtechnik für ihn zum neuen Atemmuster. Ich wies ihn an, sooft es ihm möglich war, durch die Achse zu atmen. Er machte sich einen Knoten ins Taschentuch, damit er wieder und wieder an den Achsenatem dachte. Gleichzeitig setzte ich das für mich selbst um. Vom Tango her war ich an meine Mitte oder Achse gewöhnt. Aber ich hatte nie durch meine Achse geatmet. Ich selbst war begeistert, wie viel zentrierter ich mich fühlte. Seit damals atme ich immer durch meine Achse.

Mein Klient lernte schnell. Er konnte besser bei sich bleiben. Er wurde zentrierter und lernte, für sich einzutreten. Die Arbeit mit seiner Grenze fügte seiner Entwicklung neuen Selbstwert hinzu (zur Arbeit mit der eigenen Grenze siehe Seite 110 ff.). Danach begannen wir an den Ursachen zu arbeiten.

In den vielen Jahren meiner Arbeit nach diesen Ereignissen habe ich die psychologischen Funktionen des Achsenatems erforscht und den Atem in vielfältiger Weise variiert und weiterentwickelt. Auch mein Mann ist Seminarleiter. Wir beide wenden den Achsenatem in den verschiedensten Varianten in unseren Seminaren an und können über Erfahrungen mit vielen Hunderten von Menschen berichten, die die zentrierende, stabilisierende und stärkende Wirkung des Achsenatems bestätigen und wertschätzen. Auch berichten sie, dass der Achsenatem hilft, im Alltag bewusster zu sein und aus Mustern auszusteigen, die nicht mehr erwünscht sind.

Ich möchte Sie daher an dieser Stelle gerne einladen, den Achsenatem auszuprobieren.

Übung 7: Der Achsenatem

Sie stehen aufrecht, die Füße hüftbreit auseinander.
Stellen Sie sich vor, Sie sind ein Hampelmann. Ein Faden
verläuft mitten durch Ihren Kopf, Hals und Körper. Der
Faden muss exakt lotrecht durch Ihren Körper führen,
damit Sie gleichmäßig hampeln, wenn jemand unten daran
zieht. In Ihrer lotrechten Mitte verläuft allerdings kein
Faden, sondern ein Strohhalm. Vom Kopf bis zum Beckenboden. Der Strohhalm ist sehr dick. Er hat den Durchmes-
ser, den Ihr Daumen und Ihr Mittelfinger bilden, wenn Sie
mit ihnen einen Ring formen.

Jetzt kommt der Achsenatem:
Atmen Sie einen vollen Atemzug durch den Strohhalm ein.
Ziehen Sie den Atem von unten, vom Beckenboden aus,
durch den Strohhalm ein. Nicht von der Kopfseite. Achten
Sie dabei darauf, die Atemluft durch den Strohhalm
durchzuziehen und nicht über ihn hinaus zu atmen.
Sie ziehen den Atem im Strohhalm hoch. Atmen Sie
wirklich tief ein, bis sich Ihre Lungen blähen. Sie müssen
unbedingt ziehen! Beenden Sie das Einatmen, wenn die
Lungen voll sind. Von diesem Punkt in der Achse atmen
Sie wieder aus.

Beim Ausatmen atmen Sie bitte nicht in den Raum aus.
Nein. Sie behalten die Atemenergie im Körper und atmen
in Ihrem Strohhalm wieder aus. Schieben Sie den Atem
langsam im Strohhalm senkrecht hinunter, bis die Atemluft zu Ende ist.

Gut ist es, wenn Ihr Atem anfangs ein schleifendes oder ziehendes Geräusch macht. Sie müssen ihn ja schließlich durch den Strohhalm hochziehen, so als ob Sie die Reste Ihres Eiskaffees aus dem Glas heraussaugen wollten.
Wo endet Ihre Atemluft im Strohhalm? Im Brustbereich? Im Bauch? Tiefer?

Probieren Sie es gleich noch einmal: Beim Einatmen ziehen Sie die Luft von unten durch den Strohhalm ein. Sie ziehen den Atem im Strohhalm hoch. Atmen Sie wirklich tief ein, bis sich Ihre Lungen blähen. Sie müssen unbedingt ziehen!

Enden Sie da, wo der Atem im Strohhalm endet, weil die Lungen voll sind. Von diesem Punkt der Achse aus schieben Sie die Luft im Strohhalm wieder herunter. Sie atmen aus und im Strohhalm herunter, bis der Atem ausläuft, weil er komplett ausgeatmet ist.

Und weil es so schön ist, probieren Sie gleich mehrere Achsenatemzüge hintereinander:
Sie ziehen die Atemluft von unten im Strohhalm ein, und Sie schieben sie im Strohhalm wieder hinunter.
Der Atem endet, wenn die Lungen beim Einatmen voll sind und beim Ausatmen leer. Genau hier ist jeweils der Umkehrpunkt im Strohhalm.
Achten Sie darauf, Ihre Atemluft wirklich auf den Strohhalm zu fokussieren.
Wie fühlt es sich für Sie an? Fühlen Sie sich nach einigen Achsenatemzügen schon etwas zentrierter? Probieren Sie es ruhig zehn Mal. Spüren Sie vielleicht sogar schon eine Bewegung in der Achse?

Je mehr Sie Ihren Atem innerhalb des Strohhalms herauf- und hinunterfließen lassen, desto mehr konzentriert sich Ihre Atemenergie auf Ihre Achse. Sie spüren eine verstärkte Energiebewegung in Ihrer Mitte. Sie spüren *sich selbst* stärker in Ihrer Mitte. Sie beginnen, sich zu zentrieren.

Sobald Sie die Bewegung der Atemenergie in Ihrer Mitte wahrnehmen, fängt Ihre Achse an, lebendig zu werden. Ihre Achse wird sich langsam, in Ihrem eigenen Tempo öffnen. Mit der Zeit wird die Lebendigkeit Ihrer Achse zunehmen.

Ich gratuliere Ihnen, liebe Leserin und lieber Leser, Sie haben Bewusstsein in Ihre Achse gebracht! Gleichzeitig haben Sie erfahren, wie man mit dem bewussten Atem Bewusstsein in den Körper bringen kann. Und noch etwas: Es heißt hier zwar, dass wir den Atem in der Achse bewegen, aber was bewegen wir tatsächlich? Sie merken bestimmt, dass Sie Sauerstoff einatmen und dass es Ihre verbrauchte Atemluft ist, die nach außen ins Freie strömt.

Indem wir durch die Achse atmen, sammeln wir Lebensenergie in unserer Achse an. Wenn ich deshalb anrege: »Atmen Sie nach innen in die Achse aus«, dann meine ich in Wahrheit die Lebensenergie, die durch den Achsenatem in Ihnen aktiviert wird. Es geht also um die inneren Energieflüsse, die Ihr bewusster Atem anregen kann, und nicht um Ihre Atemluft. Aber bleiben Sie bitte dennoch exakt bei meiner Anweisung, »in die Achse auszuatmen«. Genauso fühlt es sich nämlich an.

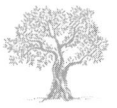 Energie folgt der Aufmerksamkeit
und dem Atem.

Nehmen Sie sich ab sofort regelmäßig ein paar Minuten Zeit für den Achsenatem. Er ist sogar vor dem Einschlafen sinnvoll, falls Sie das Buch auf Ihrem Nachttisch liegen haben.

Hier noch einmal der Achsenatem in eine Kurzformel gefasst: Sie ziehen ein, Sie schieben hinunter – immer von unten im Strohhalm herauf und wieder hinunter. Der Atem endet, wenn Ihre Lungen beim Einatmen voll sind, beim Ausatmen leer. Achten Sie darauf, die Atemluft wirklich auf den Strohhalm zu fokussieren.

Der Achsenatem verändert das Leben

Es gibt eine Grundregel im Universum: Energie folgt der Aufmerksamkeit und dem Atem. Wenn Sie spürbar tief atmen und Ihre Aufmerksamkeit an einen bestimmten Ort im Körper lenken, in unserem Fall in die Achse, erzeugen Sie eine Energiebewegung an diesem Ort.

Können Sie aber Energiebewegung in Ihrer Achse erzeugen, passiert etwas Außergewöhnliches: Mit der Lebensenergie bringen Sie Öffnung und Selbstwahrnehmung an diesen Ort. Sie spüren ihn direkt.

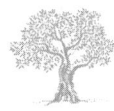 Der Achsenatem befreit unser Zentrum.
Er stabilisiert und stärkt uns.

Sie spüren sich unmittelbar. Den Achsenatem können Sie nicht *denken*. Sie *erfahren* ihn energetisch und körperlich. Das ist die Ursache seiner Kraft.

Der Achsenatem entwickelt sich. Im Laufe der inneren Reise in die Ganzheit wird die Achse kraftvoller und stärker. Mit jeder inneren Öffnung gewinnt die Achse mehr Raum und Durchlässigkeit. Meiner Erfahrung nach üben Menschen sechs bis acht Wochen lang konsequent, bis ihnen der Achsenatem im Alltag selbstverständlich wird. In meinen Kursen ist der Achsenatem zentral und wird je nach Thema in den unterschiedlichsten Variationen angewendet. Immer führt er zum Selbstkontakt. Und immer zur Stabilisierung.

Meinen Teilnehmern empfehle ich Merkhilfen für den Alltag: Sie kleben Klebemarker an Orte, die ihnen in ihrer Umgebung täglich ins Auge fallen, wie beispielsweise an den Spiegel im Bad, das Steuerrad im Auto, ihr I-Phone, den Telefonhörer, an die Wand oberhalb des Herds oder auf den Nachttisch. Ich empfehle zehn bis fünfzehn Klebemarker. Jedes Mal, wenn ihr Blick auf einen Marker fällt, atmen sie bewusst durch die Achse.

Eine Teilnehmerin in leitender Position hat ihr I-Phone auf Weckfunktion eingestellt. Jede Stunde erhält sie einen leisen Weckruf und nimmt gleich mehrere Atemzüge durch ihre Achse.

Wenn sie ein bisschen geübt haben, sind meine Teilnehmer durch die Bank begeistert von ihrem veränderten Gefühl sich selbst und ihrer wachsenden inneren Kraft gegenüber. Sie sind tief überzeugt und äußern sich entsprechend:

Tim: »Wenn irgendwas eine Stärkung in mein Leben gebracht hat, dann ist es der Achsenatem. Ich kann gar nicht glauben, dass ich noch vor einem halben Jahr nichts davon wusste.«

Klara: »Der Achsenatem gibt mir Kraft im Job. Ich komme abends weniger ausgelaugt raus, kann sogar noch etwas unternehmen. Ich bau es dort immer wieder ein.«

Thorsten: »Ich wusste, dass ich auf irgendeine Art und Weise *abgestellt* war. Aber ich konnte nichts tun. Seitdem ich den Achsenatem anwende, hat sich das geändert. Schon nach dem ersten Wochenende spürte ich, dass wieder Leben in mich kam. Ich hab weitergemacht. Nicht immer einfach, denn der Achsenatem bringt Gefühle hoch. Viel Wut vor allem. Aber ich hab was verstanden. Ich lass das durch meine Achse hindurch. Ich merke, sie wird offener. Das Gefühl, wieder lebendig zu werden, ist einfach das Größte.«

Deborah: »Ich habe mir angewöhnt, neben meiner üblichen Praxis mit den Klebepunkten vor jedem Telefonat bewusst durch die Achse zu atmen. Und immer, wenn ich jemandem zuhöre. Das muss der Grund sein, dass meine Telefonakquise derzeit so viel besser läuft.«

Holger: »Ich bin selbstbewusster. *Mir selbst* bewusster.«

Sarah: »Der Achsenatem rettete mein Leben. Ich hab 36 Jahre gebraucht, um mich endlich von meinen Eltern nicht mehr vereinnahmen zu lassen.«

Simone: »Ich hab den Achsenatem mittlerweile total verinnerlicht. Ich kann gar nicht mehr anders. Ich würde aber auch nie mehr drauf verzichten!«

Dennis: »Die Sache mit der Ganzheit kann ich noch nicht ganz erfassen. Es gibt Momente, da denke ich hinterher: War es das? Aber wenn ich von etwas total überzeugt bin, dann ist es der Achsenatem. Ich bin überzeugt davon, dass es der Weg ist, um im Leben zu Stabilität zu finden. Um sich selbst zu finden. Alles wird irgendwie leichter, schon in dem Moment, wo ich den Achsenatem ein paar Mal mache. Mein Sohn ist sieben. Der lernt das jetzt von mir. Es macht ihm Spaß, mit Papa zu atmen. Es fällt ihm leicht. Man sollte den Achsenatem in der Schule unterrichten.«

Erinnern Sie sich an Sylvia? Sylvia musste erst atmen lernen. Das gilt auch für den Achsenatem. Nicht alle Menschen können ihn von vornherein wirkungsvoll umsetzen. Wenn seelische Blockaden das Atemvolumen zu sehr einschränken, dann brauchen manche Menschen zuerst professionelle Hilfe, um ihren Atem zu befreien.

Der Atem muss nämlich wirklich strömen. Er muss so in der Achse fließen, dass unsere Lebensenergie spürbar in Bewegung kommt. Es ist ein sehr stärkendes Körpergefühl, wenn der bewusste Atem die Lebensenergie in unserer Achse bewegt. Dadurch spüren wir uns zentral. Kraft entfaltet sich in uns und wächst. Das ist das Geheimnis der stärkenden und zentrierenden Wirkung des Achsenatems.

Wenn wir den Achsenatem in unser Leben bringen, kommen wir uns selbst näher. Immer schneller merken wir, wenn wir uns verloren haben, und sofort nehmen wir ein paar kraftvolle Atemzüge durch die Achse. Nach kurzer Zeit des Übens reichen schon ein, zwei Atemzüge durch die Achse, damit wir wieder zentriert sind. Die Lebensenergie fließt augenblicklich stärker und macht uns stabiler und bewusster. So zentriert sind wir auch maximal präsent für den Alltag.

Weil wir durch den Achsenatem im Alltag kraftvoller und bewusster werden, gewinnen wir auch Zugang zu unserer schöpferischen Kraft. Es entsteht für uns die Möglichkeit, unser Leben selbstbestimmt und kreativ zu gestalten.

Ich möchte es noch einmal betonen: Wenn Sie den Achsenatem täglich praktizieren, wird Ihre Achse mit der Zeit durchlässiger und kraftvoller. Sie spüren sich zentral und sind mit sich selbst in Kontakt. So werden Sie klarer, selbstbewusster, ausgerichtet. Sie fühlen genug Rückhalt in sich, um in der Außenwelt bestmöglich und situationsangemessen zu handeln. Gleichzeitig nehmen Sie Ihr Zentrum ein, von dem aus Sie Ihre Innenwelt erobern können. Sie öffnen sich für sich selbst. Sie können sich verändern. Sie werden sich weiterentwickeln.

Ich hoffe sehr, dass ich Ihnen die ersten vier Schlüssel als Grundlagen des inneren Weges in die Ganzheit bisher so nahebringen konnte, dass Sie ihre Inhalte sowohl verstehen als auch ausprobieren und erfahren konnten. Vielleicht beginnt ja der bewusste Atem schon fast unmerklich, Veränderung in Ihnen zu erzeugen?

Bitte verzagen Sie nicht, wenn es nicht auf Anhieb funktioniert, und haben Sie etwas Geduld und viel Entdeckergeist. Es ist Erfahrungssache. Bitte seien Sie auch nicht verwirrt, falls Ihnen noch nicht ganz klar ist, wie Sie die Schlüssel anwenden können. Bisher sammeln wir ja noch die Schlüssel als Verständnisgrundlagen für Ihren inneren Weg in die Ganzheit. Im vierten Teil ab Seite 269 werden wir sie erst zusammensetzen. Wäre es nicht wunderbar, wenn Sie den guten Zustand der fünf Schlüssel dann auch wirklich spüren könnten?

In den nächsten drei Kapiteln möchte ich Sie auf Ihrer Entdeckungsreise weiterführen und Ihnen zeigen, wie Sie sich in Ihrem Körper angekommen und zu Hause fühlen können. Während der weiteren Lektüre dieses Buches haben Sie die Gelegenheit, in den Übungen immer wieder den Achsenatem auszuprobieren. Nur Mut, Sie können wirklich nichts falsch machen! Probieren Sie spielerisch aus, was Sie über Ihren Atem herausfinden.

Freuen Sie sich jetzt aber auf den fünften und letzten Schlüssel. Er bietet Ihnen noch einmal eine stärkende und praktische Fortsetzung Ihrer Reise in die Ganzheit. Bevor Sie weiterlesen, unterbrechen Sie bitte Ihre Lektüre für einen Moment und organisieren Sie sich ein kleines Utensil. Es handelt sich um ein Stück Paketschnur. Wenn möglich, mindestens acht bis zehn Meter lang. Ein gleich langes Stück Wäscheleine oder Kordel, Geschenkband oder Ähnliches ist genauso geeignet. Dieses Hilfsmittel wird Sie dabei unterstützen, auf Ihrem Weg in die Ganzheit etwas ganz Wichtiges zu verstehen: nämlich dass Sie ein Energiefeld und eine Energiefeldgrenze haben.

Der fünfte Schlüssel

Innerhalb der Energiefeldgrenze sicher und geborgen sein

Stellen Sie sich vor, Sie befinden sich in einem Aufzug – oder, wenn Sie prinzipiell nie in Aufzüge einsteigen, an einem anderen Ort, an dem sich fremde Menschen kurzzeitig überraschend nah begegnen, zum Beispiel in der U-Bahn oder im Bus. Wie fühlen Sie sich, vor allem, wenn viele Leute mitfahren und die Türen sich geschlossen haben? Kennen Sie es, dass Sie sich etwas komisch fühlen? Schauen Sie Ihrem Gegenüber auf die Schuhspitzen? Ziehen Sie sich ein bisschen zusammen? Finden Sie es irgendwie nicht ganz angenehm? Atmen Sie flacher? Machen Sie sich kleiner?

Das seltsame Gefühl, das Menschen in einem überfüllten Aufzug überkommt, ist ein klassisches Beispiel dafür, dass andere Leute sich ungebeten in Ihrem Energiefeld aufhalten. Denn wie wir es schon besprochen haben, haben wir nicht nur einen physischen Körper, sondern in und um unseren physischen Körper herum verläuft ein Energiefeld. Das Energiefeld ist sehr feinfühlig. Wenn wir es gewohnt sind, darauf zu achten, hat es eine bestimmte Grenze, innerhalb derer wir uns wohlfühlen.

Unser individuelles Energiefeld: Eigenraum und Wohlfühlgrenze

Wenn ich Ihnen jetzt die Hand schütteln könnte, dann würden unsere ausgestreckten Arme den Abstand bestimmen, den unsere Körper in etwa als Wohlfühlabstand halten möchten. Der Abstand ist ziemlich kongruent zur Wohlfühlgrenze unseres Energiefeldes. Das heißt zwar nicht, dass unser Feld da schon zu Ende ist. Aber die Dichte unseres Feldes ist hier noch so groß, dass wir diesen Raum naturgemäß für uns selbst beanspruchen. Es fühlt sich an wie: Dieser Raum gehört mir. Innerhalb der Wohlfühlgrenze spüren wir uns selbst. Wenn andere Leute sich in unserem dichten Energiefeld aufhalten oder es bedrängen, ziehen wir uns instinktiv zusammen und fühlen uns eingeengt.

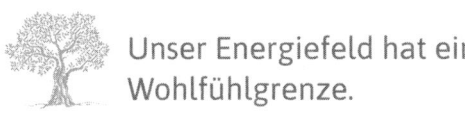 Unser Energiefeld hat eine Wohlfühlgrenze.

Jetzt bitte ich Sie darum, ein Experiment durchzuführen. Ich bitte Sie, Ihr Seil, die Schnur oder das Band herbeizuholen, die Sie am Ende des letzten Kapitels bereitgelegt hatten. Es geht darum, Ihre Wohlfühlgrenze oder auch Ihr dichtes Energiefeld kennenzulernen. Über das Seil möchte ich Ihnen eine direkte Erfahrung vermitteln. Von meinen Kursteilnehmern weiß ich, dass die Erfahrung mit dem Seil ihnen eine bleibende Orientierung vermittelt.

Sind Sie bereit? Dann gehen Sie an den Start. Zuerst aber zeige ich Ihnen, wie Sie sich richtig setzen.

Übung 8: Der richtige Sitz

Setzen Sie sich auf ein etwas dickeres Kissen auf den
Boden oder auch auf einen Stuhl. Um Sie herum sollte
Platz sein. Bitte sitzen Sie mit aufrechter Wirbelsäule.
Wenn Sie im Schneidersitz oder mit den Beinen seitlich
angewinkelt auf dem Boden sitzen möchten, dann schieben Sie das Kissen so unter Ihre Sitzfläche, dass Sie erhöht
sitzen. Ihre Hüftknochen sind also höher als Ihre Knie.
Auch wenn Sie auf einem Stuhl sitzen, sollten Ihre Hüftknochen unbedingt höher als Ihre Knie sein. Das ist die
wichtigste Voraussetzung dafür, dass Sie voll atmen
können. Denn nur so kann Ihre Wirbelsäule aufgerichtet
sein und Ihnen genug Platz und Freiheit für das Füllen
Ihrer Lungen bieten.

Spüren Sie es jetzt selbst, wie Freiraum zum Atmen
entsteht, wenn Sie sich aufrichten. Wenn Sie es lieber
mögen, können Sie auch stehen. Aber bitte nicht im
Hohlkreuz! Gehen Sie etwas in die Knie und kippen Sie
das Becken leicht nach vorne.

Es wird Sie entscheidend stärken, wenn Sie Ihre Wohlfühlgrenze
kennen. Da der Zustand Ihrer Wohlfühlgrenze energetisch ist,
möchte ich Sie jetzt so an ihn heranführen, dass Sie ihn hoffentlich
direkt spüren können. Wir versetzen uns deshalb in eine Situation,
in der wir unsere Wohlfühlgrenze leicht spüren können. Dafür
machen wir eine kleine Fantasiereise im Aufzug.

Übung 9a: Den Atemraum kennenlernen

Spüren Sie Ihren Atem.
Schließen Sie Ihre Augen, und stellen Sie sich nun vor, dass
Sie in einem vollen Aufzug fahren. Sie stehen jetzt *mitten*
im Aufzug unter vielen fremden Menschen. Wenn es
Ihnen gelingt, sich die Situation lebendig vorzustellen,
fühlen Sie sich wahrscheinlich etwas eingeengt oder
bedrängt. Vielleicht merken Sie sogar, dass Sie flacher
atmen? Oder dass Ihre Haut sich zusammenzieht? Beachten Sie bitte, dass Sie im Aufzug nicht am Rand stehen,
sondern tatsächlich *in der Mitte*. Das ist hier wichtig.

Wie viel Platz hätten Sie gerne um sich herum, damit Sie
sich in dieser Situation entspannen und voll atmen können?

Nun bitte ich Sie um Folgendes: Nehmen Sie genau wahr,
wie viel Raum um sich herum Sie brauchen würden, damit
Ihr Atem frei fließen kann. Damit Sie sich in der Mitte
vom Aufzug unter allen Leuten entspannen können …
Diesen Freiraum, den Sie brauchen, um frei zu atmen,
nenne ich Ihren Eigenraum oder auch Ihren Atemraum.
Schließen Sie die Augen, um ihn zu spüren.

Übung 9b: Die Energiefeldgrenze festlegen

Fühlen Sie noch einmal genau: Wie viel Raum brauchen
Sie um sich herum, damit Sie jetzt frei atmen können?
Schauen Sie mit Ihrem inneren Auge 360 Grad um sich.

Legen Sie den Abstand, den Sie um sich herum haben möchten, an jeder Stelle fest.

Jetzt legen Sie Ihr Seil so um sich herum, dass es den Raum genau markiert, den Sie im Aufzug brauchen, um sich entspannen zu können. Sie nehmen jetzt Ihren Eigenraum ein. Es interessiert Sie nicht, ob die anderen Leute noch genug Platz haben. Lassen Sie sie zurücktreten.

Haben Sie mehr oder weniger einen Kreis um sich herum gelegt? Probieren Sie gegebenenfalls verschiedene Distanzen aus.

Ihre Energiefeldgrenze:
Bitte setzen Sie sich zurück auf Ihr Kissen. Oder auf Ihren Stuhl. Oder stehen Sie. In der Mitte Ihres Grenzkreises. Im richtigen Sitz oder Stand.
Sind Sie in der Mitte Ihres Kreises angekommen?

Schauen Sie sich um. Schauen Sie sich das Seil genau an, das um Sie herum liegt. Es definiert einen Außen- und einen Innenraum.

Spüren Sie: Ist es so?

Falls nicht, legen Sie das Seil bitte entsprechend kreisförmig um sich herum aus. Nun stellen/setzen Sie sich wieder in Ihren Grenzkreis.

Atmen Sie bewusst, und spüren Sie Ihre Füße auf dem Boden. Sie nehmen Ihre Sitzfläche wahr, die Kissen oder Stuhl berührt.

Sehen Sie sich Ihr Grenzseil an, während Sie atmen. Niemand ist innerhalb Ihres Eigenraumes außer Ihnen selbst.

Welchen Zustand vermittelt Ihnen dieser Raum? Wie fühlen Sie sich?

Bitte nehmen Sie sich jetzt Zeit. Bleiben Sie innerhalb Ihres Grenzseils, und *fühlen* Sie den Raum um sich herum. Ihren Eigenraum. Ihren Atemraum. Ihren Freiraum.

Die Leute im Aufzug stehen alle außerhalb Ihres Grenzseils. Fühlen Sie genauer: Könnte es sein, dass Sie etwas wie Sicherheit erfahren?

Füllen Sie den Raum mit Ihrem Atem.

Fühlen Sie Ihre Energiefeldgrenze.

Der Raum innerhalb des Seils gehört ausschließlich Ihnen. Wenn der Raum exakt stimmt, das heißt, wenn er Ihrem dichten Energiefeld entspricht, sodass es genug Raum zum Schwingen hat, dann bringt er Sie in einen freien Zustand: Es ist der Zustand, in dem Sie sich unter Menschen entspannen und frei atmen können.

Diesen Raum nenne ich Ihren Eigenraum oder Atemraum. Er wird definiert durch Ihre Wohlfühlgrenze oder auch Ihre Energiefeldgrenze.[7]

Da Ihre Energiefeldgrenze ja eigentlich dreidimensional ist und nicht nur auf dem Boden um Sie herum liegt, ist sie mit einer wunderschön schillernden Seifenblase vergleichbar. Es ist deshalb hilfreich, so lange eine Seifenblase um sich herum zu visualisieren, bis Ihnen die Wahrnehmung Ihres Energiefeldes vertrauter wird. Ihre Seifenblase oder Ihre Energiefeldgrenze entspricht also Ihrem dichten Energiefeld, das frei schwingt und in dem Sie sich dadurch wohltuend selbst spüren können. Jetzt können Sie sich wohlfühlen. Auch wenn Sie am Anfang Ihr Energiefeld noch nicht direkt spüren, erfahren Sie über das Grenzseil sofort die Wirkung Ihrer Energiefeldgrenze, weil Ihr Energiefeld sich entspannt. Sofort atmen Sie freier und tiefer, spüren sich selbst viel deutlicher in Ihrem Eigenraum und sind maximal präsent.

Es ist wichtig, dass Ihre Energiefeldgrenze Ihrem dichten Energiefeld den nötigen Raum gibt, denn dann kommt es zu einer tiefen Entspannung im psycho-energetischen System, und das hat Wirkungen: Wenn Sie sich Ihres Eigenraumes und Ihrer Energiefeldgrenze wirklich bewusst sind, kennen Sie Ihr Recht auf Ihre Bedürfnisse und auf Ihr selbstbestimmtes Leben. Frei zu entscheiden und zu äußeren Zwängen »Ja« und »Nein« sagen zu können wird Ihnen in diesem Energieraum möglich, der ganz zu Ihnen gehört. Im Eigenraum innerhalb Ihrer Energiefeldgrenze wird es Ihnen bewusst. Wenn Sie Ihren Eigenraum definieren, entspannen Sie, weil Sie nicht mehr eingeengt sind. Jetzt erleben Sie Sicherheit. Ja, liebe Leserin und lieber Leser, das möchte ich noch einmal betonen: Im Bewusstsein Ihrer Energiefeldgrenze fühlen Sie sich stark und sicher.[8]

Hätten Sie geahnt, liebe Leserin und lieber Leser, dass Sie über ein spürbares Energiefeld verfügen? Erkennen Sie möglicherweise sogar, dass Sie eine eher eingeengte Wohlfühlgrenze haben? Vielleicht gar keine? Fühlen Sie sich schnell unterdrückt und spüren sich selbst zu wenig? Ist Ihr Körper dauerhaft verspannt?

Viele Menschen haben noch nie gespürt, wo sie selbst aufhören und wo andere Menschen anfangen. Können Sie ahnen, zu welchen heillosen Verstrickungen in den zwischenmenschlichen Beziehungen das führt?

In jedem Fall haben Sie die Möglichkeit, sich Ihrer Wohlfühlgrenze bewusst zu werden. Sie können Ihre Energiefeldgrenze als Ihren Eigenraum anerkennen. Sie können die Entscheidung treffen, Ihren Eigenraum mit allen stärkenden Eigenschaften für sich in Anspruch zu nehmen.

Eigentlich müsste es »selbst-verständlich« sein: Denn wenn Sie sich »selbst verstehen«, wird Ihnen bewusst, dass Sie Ihre Energiefeldgrenze als Lebensrecht in sich tragen. Sie ist in Ihrem Energiefeld abgebildet, das Sie aus höheren Schwingungsdimensionen mitbringen.

Wenn Sie Ihre Wohlfühlgrenze bisher noch nicht eindeutig wahrnehmen oder fühlen konnten, hilft es Ihnen möglicherweise, wenn Sie sich vorstellen, Ihr Chef oder jemand, den Sie nicht unbedingt nah bei sich haben möchten, steht mit seinen Füßen *an* Ihrem Grenzseil (nicht darüber). Können Sie jetzt noch im Kontakt mit sich selbst bleiben, sich spüren und frei atmen? Wenn nicht: Machen Sie Ihre Grenze etwas größer!

Unsere Wohlfühlgrenze definiert, wie viel Raum wir um uns herum brauchen, um in Anwesenheit anderer Menschen
- im Selbstkontakt zu sein und uns zu spüren,
- frei zu atmen,
- zu entspannen,
- uns selbstbewusst und stark zu fühlen,
- selbstbestimmt zu sein und frei zu entscheiden.

Konnten Sie Ihre Energiefeldgrenze jetzt spüren? Falls nicht, besteht wahrscheinlich noch eine Einschränkung. Viele Menschen haben Schwierigkeiten damit, sich die Erlaubnis zu geben: Vielleicht empfinden Sie zum Beispiel, Sie hätten kein Recht auf Ihren Eigenraum und müssten immer Rücksichten auf andere nehmen.

Fühlen Sie sich egoistisch? Oder haben Sie Angst, dass Sie innerhalb Ihrer Wohlfühlgrenze isoliert wären, getrennt von anderen, dass Sie anderen nur nah sein können, wenn Sie sich selbst aufgeben? Auf Seite 272 finden Sie im Kapitel »Seien Sie anwesend im eigenen Leben!« eine Übung zum BAG-Zustand, die Ihnen weiterhelfen kann.

Wenn ja, ist es wahrscheinlich, dass sich einschränkende Überzeugungen in Ihnen festgesetzt haben. Manche meiner Teilnehmer empfinden, dass ihre Energiefeldgrenze so riesig sein müsste, dass der Kursraum dafür nicht reicht. Aber sie wollen eigentlich nur Rückzug und Schutz. Es hat nichts mit der tatsächlichen Wahrnehmung ihrer Energiefeldgrenze zu tun. Anderen fehlt ihr Existenzgefühl. Hierzu kommen wir im Kapitel »Unser nacktes Dasein« (siehe Seite 202).

Sie müssten also zuerst Ihre zugrunde liegenden Überzeugungen erkennen. Aber selbst dann ist es wahrscheinlich noch nicht gleich möglich, sie wirksam zu verändern. Denn vermutlich sind Sie noch nicht an dem inneren Ort angekommen, wo der Ursprung Ihrer Überzeugungen sitzt, nämlich im Datenspeicher Ihres Unterbewusstseins. Hier gilt es also, tiefer zu gehen. Im Kapitel »Das kleine Beben: Unserem wahren Wesen begegnen« zeige ich Ihnen, wie das geht (siehe Seite 247).

Vielleicht hat es aber auch nur damit zu tun, dass Sie es nicht gewohnt sind, sich selbst wahrzunehmen. Führen Sie ein hektisches Leben? Schauen Sie sehr oft aufs Display Ihres Smartphones, hat das Gedankenkarussell Sie im Griff, oder spüren Sie sich aus anderen Gründen nicht?

In meinen Kursen brauchen viele Menschen erst einmal genau das: Sie müssen lernen, sich wieder selbst wahrzunehmen. Selbstwahrnehmung ist übrigens gar nicht so kompliziert. Man lenkt seine Aufmerksamkeit auf sich selbst, in die eigene Körperstruktur. Jetzt wendet man den bewussten Atem an. Solange man ein funktionierendes Nervensystem hat, wird man über kurz oder lang beginnen, sich selbst zu spüren.

Selbstwahrnehmung ist Gewohnheitssache. Taubheit im seelischen und körperlichen Fühlen wird durch den bewussten Atem langsam wieder aufgeweckt. Es macht den meisten Menschen Freude, sich für sich selbst zu öffnen, die eigene Energie kennenzulernen und wieder empfindsamer zu werden. Es ist eine Art von Üben, die guttut, die »voller« macht, entspannt und den Entdeckergeist anregt.

Wann immer Sie eine Einschränkung erleben, gibt es für Sie mehr von sich selbst zu entdecken und zu verstehen. Wenn Sie beginnen, sich selbst wahrzunehmen, machen Sie einen großen Schritt in Richtung Ihrer inneren Freiheit.

Die Energiefeldgrenze ist für unseren inneren Weg zur Ganzheit entscheidend. In ihr finden wir uns selbst und unser inneres Zuhause. Nur wenn wir in uns selbst wohnen, können wir uns den tieferen Räumen der Ganzheit öffnen.

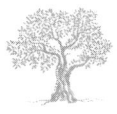 Unser Eigenraum innerhalb der Energiefeldgrenze entspricht unserem inneren Zuhause. Von hier aus finden wir zum wahren Sein.

Mein Kursteilnehmer Christof stellte mir folgende Frage: »Wie kann es sein, dass du uns unseren Eigenraum als inneres Zuhause vermittelst, wobei wir aber oft in Situationen sind, in denen dafür gar kein Platz ist? Im Aufzug zum Beispiel stehen doch jede Menge Leute herum, die ich nicht wegschicken kann. Und wie funktioniert das auf Partys mit ganz vielen Menschen im Raum?«

Ich möchte Ihnen weitergeben, was ich Christof geantwortet habe: Die Energiefeldgrenze ist nicht territorial, auch wenn der Eindruck durch das Seil entstehen kann. Durch das Seil definieren wir am Anfang jedoch nur den Raum um uns herum, den wir in dem Moment brauchen, um den Eigenraum kennenzulernen oder erneut einzunehmen. Denn die meisten Menschen kennen den Zustand ihres entspannten Energiefeldes überhaupt nicht und können ihn daher aus sich selbst heraus nicht abrufen.

Es wird noch verständlicher, wenn Sie, lieber Leser und liebe Leserin, sich daran erinnern, dass Sie Ihren Liebsten ziemlich sicher gerne nah sein möchten: Wollen Sie dafür aber auf Ihren freien Atem, Ihre Entspannung, Ihr Wohlgefühl, Ihr Lebensrecht, Ihre Bedürfnisse, Ihren freien Willen, Ihre Kraft, Ihre Entscheidungsfreiheit oder gar Ihr Selbstbewusstsein verzichten? Nein? Es wird deutlicher, dass unser Bewusstsein der Energiefeldgrenze ein *Zustand* ist. In dem Zustand nehmen wir unser Energiefeld und seine stärkenden Eigenschaften bewusst ein. Unser psycho-energetisches System entspannt. Und da unser Energiefeld eng mit der Zellebene verwoben ist, spüren wir es unmittelbar im ganzen Körper. Der Eigenraum ist nicht fixiert. Jeden Tag empfinden wir ihn etwas anders. Manchmal fühlen wir uns müde und haben weniger Energie. Dann sind unser Atemraum und unsere Energiefeldgrenze kleiner. Manchmal haben wir viel Kraft. Unser Energiefeld ist ausgedehnt, unsere Energiefeldgrenze weit.

Am Anfang werden wir den entspannten Zustand unserer Wohlfühlgrenze auf der Party, im Fahrstuhl oder beim Chef wahrscheinlich noch nicht ganz aufrechterhalten können. Aber die Energiefeldgrenze wird stärker. Sie wird uns mit jedem Mal vertrauter, wo wir unseren Eigenraum einnehmen. Und so wird sie in immer mehr Lebenssituationen umsetzbar.

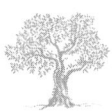

Unser Eigenraum innerhalb der Energiefeldgrenze ist ein Bewusstseinszustand und ein Körpergefühl.

Sind wir uns unserer Energiefeldgrenze nicht bewusst, wird unser Körper überaktiv. Da wir uns ohne Eigenraum im Leben nicht sicher fühlen können, spannt der Körper sich an. Er schottet uns ab, um die fehlende Grenze zu ersetzen. Der Körper wird in Dauerabwehr eng, dicht und fest, und wir sind ständig verspannt. Im Bewusstsein unserer Wohlfühlgrenze hingegen fühlen wir uns nicht mehr eingeengt. Jetzt können wir uns entspannen und tief durchatmen. Langsam wird unser Körper sich sicherer fühlen und seine Anspannung wieder loslassen. Deshalb entspannen sich Menschen so tief innerhalb ihrer Wohlfühlgrenze.

Im entspannten Zustand Ihrer Energiefeldgrenze können Sie Ihre Lieben wunderbar umarmen. Sie können anderen Menschen tatsächlich nah kommen, sehr nah sogar. In der Tat können Sie, wenn Sie Ihren Atemraum als persönlichen Freiraum bewusst einnehmen und körperlich spüren, andere viel näher an sich herankommen lassen, als Sie es gewohnt sind. Und Sie können ihnen entspannt, selbstbewusst, kraftvoll, sicher und frei begegnen. Sie geben sich nicht für andere auf. Sie bleiben selbstbestimmt und präsent.

Wenn Sie im Zustand der Wohlfühlgrenze entspannt sind, können Sie daher offen bleiben. Sie bewohnen Ihren Eigenraum. Sie brauchen keine Abwehr. Diese Sätze lege ich Ihnen ans Herz:

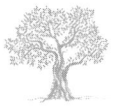

Innerhalb unserer Energiefeldgrenze sind wir entspannt und sicher. Wir können offen bleiben und brauchen keine Abwehr.

Im Zustand der Energiefeldgrenze können Sie sich im Fahrstuhl oder auf einer Party aufhalten und sich wohlfühlen, auch wenn es um Sie herum eng ist. Sie bleiben entspannt und durchlässig, auch wenn andere Ihnen nahe kommen. Denn Sie geben Ihren Eigenraum und Ihren inneren persönlichen Freiraum nicht auf. Ihr Körper bleibt entspannt. Das gilt übrigens auch für unangenehme Situationen. Zum Beispiel wenn Sie Ihrem Chef Bericht erstatten oder einen Gerichtstermin wahrnehmen müssen. Es gilt für jede Situation, in der es Ihnen eng werden könnte. Es gilt für jeden Moment Ihres Lebens.

Wie aber ist das möglich?

Es ist sinnvoll, sich immer wieder an den Atemraum zu erinnern und ihn einzunehmen. Im gleichen Moment haben Sie sich die Erlaubnis gegeben, sich innerhalb Ihrer Wohlfühlgrenze aufzuhalten.

Übung 10: Die Energiefeldgrenze im Alltag

Die Energiefeldgrenze lässt sich im Alltag immer wieder erfahren und herstellen. Geben Sie sich dafür als Erstes die Erlaubnis.

Erlaubnis:
> Ihre Energiefeldgrenze ist Ihr Lebensrecht. Sie geben sich die Erlaubnis, Ihren Eigenraum innerhalb Ihrer Wohlfühlgrenze mit seinen stärkenden Eigenschaften einzunehmen.

> *Vor Ihrem inneren Auge sehen Sie das Seil um sich herum.*

Um diesen Wohlfühlraum körperlich zu spüren, atmen Sie jetzt bewusst.

Atem:

> Um das Körpergefühl herzustellen, atmen Sie bewusst.
> *Sie sehen das Seil um sich herum und fühlen sich als Mittelpunkt Ihrer Seifenblase.*
> Mit der Zeit wird Ihr Körper tiefer entspannen.

Falls Sie hier schon den Achsenatem anwenden können, wäre das großartig. Aber Sie können auch mit Ihrer gewöhnlichen Atmung üben. Nicht, dass es Ihnen zu viel auf einmal wird! Wollen Sie es noch einmal ausprobieren?

Unsere Umwelt wird es sehr genau spüren, wenn wir unser Energiefeld bewusst einnehmen und dadurch *selbst-bewusst* sind. Hierin liegt das Geheimnis, ob wir von der Außenwelt respektiert werden oder nicht. In der Energiefeldgrenze sind wir in der Lage, für uns einzutreten. Wir können selbstbestimmt handeln, anstatt auf unsere Umwelt zu reagieren. Wir empfinden auch weniger Drang, uns wehren zu müssen.

Noch viel zu wenige Menschen sind sich der Eigenschaften ihres Energiefeldes und seiner Bedeutung für unser alltägliches Leben bewusst. Aber wenn wir unser Energiefeld nicht beachten, haben wir keine Kontrolle über das, was mit uns geschieht. Was mit unseren Energien passiert, wird dann von den Datenspeichern im Unbewussten und von der Außenwelt gesteuert. Im Zweifel werden wir zu viel Energie verlieren und uns schnell unwohl, müde oder geschwächt fühlen. Unsere kostbare Lebensenergie wird von anderen aufgesaugt, in unnötigen Diskussionen verbraten oder in Abwehr verbrannt. Ist uns tatsächlich bewusst, warum wir bestimmte kraftraubende Aktionen starten?

Entscheidend ist, dass unsere Energien immer in Bewegung sind. Werden sie nicht beachtet, verteilen und verstreuen sie sich in der Umwelt. Wir treten in Kontakt mit anderen und lassen Anteile unserer Energie bei ihnen zurück, ohne es zu merken. Wir verausgaben uns und kriegen es viel zu spät mit. Wie oft sagen Leute: »Ich bin alle.« Das wäre anders, wenn wir uns unseres Energiefeldes bewusst wären.

Seitdem ich menschliche Kontakte auf der Ebene des Energiefeldes wahrnehme, ist es für mich beeindruckend deutlich geworden, dass wirkliche Klarheit ohne die Wahrnehmung des Energiefeldes eigentlich gar nicht hergestellt werden kann. Ich sehe, dass so gut wie alle kommunikativen Probleme, mit denen wir ja wirklich genug zu tun haben, hier ihren Ursprung haben.

Wie schnell übertreten wir die Energiefeldgrenzen anderer Menschen, weil wir unser eigenes Energiefeld nicht kennen, und haben keine Ahnung, wie sich das für sie anfühlt und was wir da ausgelöst haben? Aber wie sollten wir auch, wenn die Leute nicht die Selbstwahrnehmung entwickelt haben und die Fähigkeit, ihre Erfahrung zu formulieren? Allenfalls wundern wir uns darüber, dass wir von anderen abgewehrt werden, wo wir doch unseres Erachtens gar nichts getan haben.

Denken Sie auch an Mitmenschen, die einem ständig zu nahe treten, ohne es zu merken. Haben Sie schon bei anderen geklammert oder gefordert, weil Sie Zuwendung wollten? Geben Sie sich vielleicht für einen Partner auf? Wenn wir tatsächlich fühlen würden, was dabei in unserem und dem Energiefeld des anderen geschieht, würden wir vermutlich erschrecken.

Menschen mit Burn-out-Syndrom sind ein Beispiel für die destruktiven Folgen, die unsere Unkenntnis der energetischen Grundlage unseres Daseins haben kann. Sie leiden unter einem starken »Auslaufen« ihrer Energie. Aufgrund der unbewussten Überzeugungen in ihren Datenspeichern können sie sich ein kraftvolles, selbstbestimmtes Leben nicht ermöglichen. Sie müssten die Ursachen erkennen und sich ihres Energiefeldes und der Flüsse ihrer Lebensenergie bewusst werden.

Wenn ich in meinen Seminaren den Eigenraum und die Energiefeldgrenze vermittle, verwende ich gerne die folgende Analogie des Hauses, weil ich finde, dass sie unseren tagtäglichen Selbstverlust und die Energiefeldgrenze als unser inneres Zuhause ziemlich gut beschreibt.

Stellen Sie sich vor, Sie hätten ein Haus. Ihr Haus hat einen hübschen Vorgarten, einen Zaun, und jenseits des Zauns liegt die belebte Straße. Überwiegend halten Sie sich allerdings außerhalb Ihres Besitzes, auf der Straße, auf: Sie joggen, fahren mit dem Auto weg, führen den Hund Gassi, erledigen Einkäufe, fahren Fahrrad, plaudern mit den Nachbarn und gehen auf Partys. Die meiste Zeit sind Sie außerhalb Ihres Hauses beschäftigt, befinden sich also im Selbstverlust.

Der Vergleich entspricht der Alltagssituation, in der sich die meisten Menschen wiederfinden, die wenig Selbstkontakt haben und kaum den Zustand kennen, in sich selbst zu Hause zu sein.

Leider entgeht es Ihnen deshalb, wie es sich anfühlt, sich innerhalb Ihres Energiehauses, bei sich selbst, aufzuhalten. Was Sie allerdings merken, ist, dass Sie angespannt und gestresst sind. Irgendwann haben Sie nun tatsächlich die Nase voll von dem Gerenne. Es wird ihnen zu anstrengend. Sie finden es irgendwie sinnlos, und allmählich sind Sie erschöpft und fühlen sich ausgelaugt. Eigentlich wollten Sie ja schon lange etwas ändern, aber jetzt wollen Sie es wirklich tun.

Sie beschließen, sofort umzukehren. Jemand erklärt Ihnen den Weg. Sie laufen schnell zurück und stehen vor Ihrem Haus. Sie schließen die Gartentür auf und betreten Ihren Besitz, Ihre Energiefeldgrenze. In meinem Vergleich kommen Sie sich selbst jetzt nahe. Im Vorgarten entlang der Blumenbeete ist es schon ruhiger. Sie schließen die Haustür auf und betreten das Innere Ihres Hauses. Ihr Bewusstsein kehrt also in Ihren physischen Körper zurück. Sie gehen in den großen Hausflur, einen zentralen offenen Bereich, der über mehrere Geschosse nach oben und nach unten verläuft – dieser Bereich, liebe Leserin und lieber Leser, entspricht Ihrer Achse auf den Ebenen ihrer Energiezentren.

Sie sehen sich um. Es fühlt sich schön an hier und heiter: groß, hell, weit, ruhig und geborgen. Den Straßenlärm hören Sie nur noch aus der Ferne. Sie atmen tief durch. Ihr Körper entspannt sich. Sie fühlen sich sicher. Sie spüren, dass das Haus wirklich zu Ihnen gehört und wie sehr zu Hause Sie sich hier fühlen. So geborgen möchten Sie sich eigentlich immer fühlen. »Was soll eigentlich das ständige Herumstressen draußen (im Selbstverlust), wenn ich mich drinnen in meinem Haus so wohl und sicher fühlen kann?«, fragen Sie sich. Sie beschließen, erst mal hier zu bleiben. Sie tanken auf. Und Sie entspannen tief. Sie sind im Bewusstsein Ihres Eigenraums innerhalb Ihrer Energiefeldgrenze. Sie atmen tief und spüren Ihre Achse.

Nun schauen Sie sich um. Sie entdecken Türen in Ihrem Haus. Irgendwie hatten Sie auf diese Türen noch nie geachtet. Und darauf, dass die Türen in Räume führen. Diese Räume möchten Sie gerne entdecken. In meiner Analogie können Sie innerhalb Ihrer Energiefeldgrenze die Türen in die Räume der Ganzheit also langsam erkennen. Aber das soll später drankommen. Ihnen ist klar, dass Sie zuerst in Ihrem Haus sesshaft werden möchten, bevor Sie die Räume hinter den Türen tiefer gehend erforschen.

Sie stellen einen gemütlichen Sessel in den zentralen offenen Bereich und entfachen ein wärmendes Feuer im Kamin. Hierhin wollen Sie ab jetzt immer wieder zurückkehren. Später werden Sie das tiefer gelegene Untergeschoss Ihres Unterbewusstseins und die einzelnen Räume Ihrer Ganzheit öffnen und entdecken. Das luftige Dach kommt zum Schluss. Das Dach entspricht den lichtvollen höheren Bewusstseinszuständen.

Das Haus, liebe Leserin und lieber Leser, steht für Ihr individuelles Energiefeld. Wie eine Schnecke leben Sie geborgen in Ihrem Energiehaus, wohin Sie in Ihrem täglichen Leben auch gehen.

Die Grundlage unseres Lebensgefühls

Da ich weiß, wie ein Mensch aussieht, der seine wunderschöne Energiefeld-Seifenblase lebt und in sich zu Hause ist, muss ich es Ihnen hier leider sagen: Die meisten Menschen unserer Kultur haben ein eingeengtes Energiefeld. Es ist also eher wenig Platz vorhanden, in sich selbst zu Hause zu sein. Wir empfinden unsere alltägliche Eingeschränktheit und körperliche Anspannung allerdings als völlig normal. Wir sind in der Tat so daran gewöhnt, dass wir das Körpergefühl einer uns entsprechenden Energiefeldgrenze, ihrer entspannenden und befreienden Eigenschaften und unseres inneren Zuhauses fast nicht mehr kennen. Dabei sprechen wir hier von der Grundlage unseres Lebensgefühls!

Unser grundlegendes Lebensgefühl ist jedoch das Ergebnis der Einschränkungen unserer Geschichte. Und es ist durch unsere Identität fixiert. Unnötigerweise bleiben wir eingeengt. Nur weil wir es so gewohnt sind! Wenn wir hingegen lernen, unserer natürlichen Ausdehnung wieder den Raum zu geben, würde uns das zutiefst befreien. Deshalb erleben wir einen so großen Zugewinn an Lebensenergie und Lebensfreude, wenn wir unser Energiefeld wieder entspannen und es sich entfalten lassen.

Wenn Menschen mit ihrer Energiefeldgrenze, dem Raum, der nur ihnen gehört, zum ersten Mal in Übereinstimmung kommen und ihr inneres Zuhause betreten, sind sie tief erleichtert. Wie oft höre ich die Sätze:»Hätte ich nie gedacht!« oder»Das kann ich kaum fassen!« Ihr befreites Lebensgefühl wird direkt als Präsenz spürbar. Die Menschen erfahren einen unmittelbaren Kraftzuwachs. Körperliche Anspannung, Einengung und Abwehr hören in dem Moment auf. Denn plötzlich spüren sie ihren Körper und seine Substanz. Plötzlich sind sie ganz da. Die Veränderung passiert buchstäblich im selben Moment, und sie ist für alle Anwesenden sichtbar. Gesichter entspannen sich. Augen strahlen. Die Veränderung ist magisch. Im Zustand ihrer Energiefeldgrenze fangen Menschen an, fühlbar und reell stärker zu werden. In dem Moment, in dem sie ihr Energiefeld bewusst einnehmen, sind sie befreit.

Unsere Seele hat den tiefen Wunsch und den natürlichen Drang, sich zu befreien. Sie will weit und lebendig sein, frei fließen und ihre wahre Natur erfahren. Deshalb wäre ich froh, wenn Sie, liebe Leserin und lieber Leser, das Gefühl bekommen haben, dass es sich lohnen könnte, Ihre Energiefeldgrenze und dadurch Ihren Eigenraum kennenzulernen. Ich würde mich aufrichtig für Sie freuen, wenn Sie es als wertvoll ansehen könnten, ihre Qualitäten zu entfalten und es immer wieder zu probieren.

In diesem Zusammenhang komme ich noch einmal auf den Tango zurück: Der Tango läuft nämlich keineswegs immer harmonisch ab. Alle Auseinandersetzungen, die ein Paar nur haben kann, werden in diesem Tanz sichtbar. Auch Auseinandersetzungen auf der Tanzfläche haben mit der Einengung der Energiefeldgrenze zu tun. Menschen fühlen sich unwohl und schnell bedrängt, wenn ihre Energiefeldgrenze zu klein und der Körper verspannt ist, und gerade im nahen Körperkontakt, wie beim Tanzen, kommt das hervor. Ich sah schon Tanzpartner auf der Tanzfläche wütend werden und regelrecht gegeneinander kämpfen. Komische Vorstellung, nicht wahr? Denn weder Kampf noch Selbstaufgabe haben beim Tanzen etwas zu suchen. In der körperlichen Nähe des Tangos die eigene Achse und die Wohlfühlgrenze wirklich bewusst zu fühlen und einzunehmen erfordert *Selbst-Bewusstsein*. Aber nur so können zwei Tänzer sich wirklich begegnen. Und genauso ist es im Leben.

Vom Lebenskampf zum Leben

Üblicherweise gehen wir davon aus, dass es immer wieder nötig ist zu kämpfen, um im Leben zu bestehen. Wenn wir uns jedoch verteidigen oder selbst zu Angreifern werden, dann verlieren wir im selben Augenblick einen Großteil der Kraft, die wir aus dem Bewusstsein der Energiefeldgrenze gewinnen. Das gilt, wenn wir *gegen* Menschen kämpfen, und es gilt genauso, wenn wir *für* Ziele und Projekte kämpfen. Was geschieht da energetisch?

Ob wir gelernt haben, anzugreifen und offensiv zu kämpfen, oder ob wir eher den Lebenskampf von Rückzug, Verweigerung oder Selbstaufgabe aufgenommen haben, eines ist klar: Wenn wir glauben, auf irgendeine Art und Weise kämpfen zu müssen, dann muss ein Angreifer da sein. Und wenn ein Angreifer da ist, erwarten wir, irgendwann angegriffen zu werden. Bewusst oder unbewusst nehmen wir deshalb an, dass wir uns verteidigen müssen. Kein Kampf ohne Verteidigung. Kein Lebenskampf ohne die Anstrengung von permanenter Habachtstellung und entsprechender Verteidigungsbereitschaft.

Auf welche Weisen unsere Verteidigungsbereitschaft wirksam ist, erkennen wir oft gar nicht. Für uns ist dieser Zustand gewohnt. Wir finden es normal, dass wir angegriffen werden. Denken Sie an den Autofahrer, der Ihnen im Straßenverkehr einen Vogel zeigt. Denken Sie an Vorwürfe, die Ihnen gemacht wurden, weil Sie etwas vergessen hatten oder zu spät kamen. Kennen Sie es, dass Sie sich immer wieder, manchmal sogar reflexhaft verteidigen? Dass Sie sich schon im Vorfeld Geschichten bereitlegen, damit Sie nicht angegriffen werden? Dass Sie dazu neigen, lange Erklärungen abzugeben, warum Ihnen ein Fehler unterlaufen ist, und dass Sie in Wahrheit doch gar nichts dafür konnten? Dass Sie gleich losschießen, bevor der andere es tut? Kennen Sie es, dass Sie aggressiv werden, wenn jemand an Ihnen Kritik übt? Dass Sie dichtmachen und nicht genau wissen, warum?

Wenn Sie jetzt sagen: Nein, das alles kenne ich nicht, dann schüttele ich Ihnen voller Bewunderung die Hand. Denn die Erfahrung der meisten Menschen ist anders. An dieser Stelle muss ich an den Dalai Lama denken, den ich sehr verehre. Irgendwo, leider finde ich die Quelle nicht mehr, habe ich von ihm einen Satz gelesen, den ich Ihnen hier sinngemäß wiedergeben möchte:

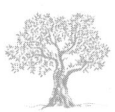

»Es existiert erst dann Frieden in der Welt, wenn du keine Feinde mehr hast.«
Dalai Lama, sinngemäß wiedergegeben

Den Satz muss man sich auf der Zunge zergehen lassen. Es ist nicht damit gemeint, dass wir potenzielle Feinde ausschalten, wie man vielleicht missverständlich meinen könnte. Nein, es geht um eine innere Erfahrung. Ich fände es wunderbar, wenn wir am Ende der nächsten beiden Kapitel ein tieferes Verständnis für diesen Satz finden könnten.

Energie folgt dem Bewusstsein

Was geschieht mit unserer Energie, wenn wir angreifen oder uns verteidigen? In dem Moment, in dem wir angreifen oder uns verteidigen, sind wir mit unserem Bewusstsein beim vermeintlichen Gegner. Oder bei der Sache, für die wir kämpfen. Wir treten also mit Anteilen unserer Lebens- und Gefühlsenergie aus unserem Energiefeld heraus. Unsere Aufmerksamkeit und unsere Energie verlassen unsere Innenwelt, unsere Achse und damit uns selbst: Wir sind »nicht mehr bei uns«. Wir sind beim anderen. Wir sind beim Gegner, im Außen, beim Projekt.

Und dafür zahlen wir einen hohen Preis: Ein Großteil der Energie, die unsere Kraft und Lebendigkeit ausmacht, ist von uns weggeflossen.

Meist ist uns gar nicht klar, dass wir den anderen, den Gegner oder das Projekt regelrecht mit unserer kostbaren Energie füttern. Nur wenn wir mit unserer Aufmerksamkeit bei uns bleiben und *selbst-bewusst* sind, bleibt unsere Energie in ihrer Fülle in unserem eigenen Energiefeld. Denn Energie folgt dem Bewusstsein.

Genauso ist es, wenn wir uns verteidigen. Ein Großteil unserer Energie verlässt unsere Achse. Meist bleibt die Energie nicht einmal innerhalb unserer Energiefeldgrenze. Sie fließt dahin, wo unser Bewusstsein sich aufhält: Wenn wir aggressiv sind und angreifen, schießt unsere Energie nach vorne. Wir fixieren unseren Gegner, wollen einschätzen, welche Gefahr von ihm droht. Wir versuchen, ihn zu kontrollieren. Wir beobachten ihn, seine Handlungen und Impulse. Sie kennen das sicher auch. Unsere Energie ist dann beim Gegner. Bitte machen Sie sich das noch einmal klar.

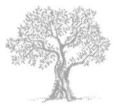 Wenn wir kämpfen oder angreifen,
fließt unsere Energie zum Gegner.

Bitte, lieber Leser und liebe Leserin, lassen Sie sich jetzt auf ein kleines Experiment ein, und finden Sie selbst heraus, wie Ihre Energie sich verändert.

Übung 11: Sich der Bewegung der Energie bewusst werden

Sitzen Sie im richtigen Sitz, und nehmen Sie gleich mehrere Achsenatemzüge hintereinander:
Sie ziehen die Atemluft von unten im Strohhalm hoch, und Sie schieben sie im Strohhalm wieder hinunter.
Der Atem endet, wenn die Lungen beim Einatmen voll sind, beim Ausatmen leer. Genau hier ist jeweils der Umkehrpunkt im Strohhalm. Etablieren Sie das Atemmuster.

Versetzen Sie sich jetzt in eine Situation, in der Sie sich bedroht fühlen, angegriffen oder ungerecht behandelt, so als ob das genau jetzt geschehen würde. Sie verteidigen sich. Wie tun Sie das? Verbal? Wie kontrollieren Sie Ihren Angreifer?

Beobachten Sie nun, was mit Ihrer Energie geschieht: Ist sie noch in Ihrer Achse zentriert? Oder wie und wohin bewegt sie sich?

Aber wohin fließen denn unsere Energien, wenn wir angreifen oder uns verteidigen? Die Energieströme, deren spannende Bewegung wir jetzt erkunden möchten, sind unsere Bewusstseinsenergie und unsere Lebensenergie, besonders die stark reagierenden wolkigen Bioplasma-Ströme unserer feinstofflichen Gefühlskörper. Ich nenne sie kurz »unsere Energie«. Sind Sie schon einmal in einen Raum eingetreten, in dem »dicke Luft« herrschte? Dann wissen Sie, wie die Dichte »unserer Energie« sich anfühlt und wie klar wahrnehmbar sie ist. Sehen Sie es auf den folgenden Seiten selbst.

Die Verteidigung nach vorne

Wenn es Ihr bevorzugtes Muster ist, anzugreifen, um sich zu verteidigen, bewegt sich Ihre Energie nach vorne. Es gibt viele Möglichkeiten, sich nach vorne zu verteidigen: »Nach-vorne-Verteidiger« sind schnell wütend, werden aggressiv, greifen an und kämpfen. Wenn Leute nicht ganz so feurig gestimmt sind, beschränken sie sich in ihrer Verteidigung nach vorne vielleicht darauf, bedrängend, nachsetzend oder rücksichtslos zu sein. Sie kontrollieren, manipulieren oder sind rechthaberisch. Auch der Größte sein zu wollen und anzugeben zählen zur Verteidigung nach vorne. Und natürlich der Perfektionismus. Vielleicht denkt die Person: »Ich muss die Sache noch besser machen. Es liegt nur an mir!«

Kennen Sie, liebe Leserin und lieber Leser, Menschen, die sich für andere aufgeben? Das entspricht ebenfalls der Verteidigung nach vorne. Ist das nicht interessant? Prüfen Sie einfach, wohin die Energie dieser Leute fließt: genau, nach vorne, immer zu ihren Mitmenschen. Sie sagen automatisch Ja, ohne sich selbst zu beachten. Sie funktionieren. Sich selbst, ihren Energiezustand und ihre eigenen Bedürfnisse nehmen sie nicht mehr wahr.

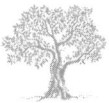 In der Verteidigung nach vorne fließt unsere Energie weg von uns nach vorne. Wir greifen an.

Als ich während meiner Facharztausbildung wissenschaftlich arbeitete und begann, Vorträge zu halten, stand ich eines Tages auf der Jahrestagung unserer kieferorthopädischen Fachgesellschaft und sprach vor 1200 Menschen. Es war das erste Mal für mich, und ich war perfekt vorbereitet, doch als ich das Rednerpult betreten hatte und in das riesige Auditorium blickte, war ich regelrecht »futsch«. Ich funktionierte nur noch. Ich spulte meinen Vortrag herunter, ohne das Publikum wahrzunehmen oder mich selbst spüren zu können. Anscheinend funktionierte ich perfekt. Alles stimmte, die Sprache, die Dias, das Timing.

Hinterher gratulierten mir viele Menschen zu meinem äußerst gelungenen Vortrag, auch viele, die ich nicht kannte. Das machte mich total traurig, denn ich hatte von meinem großen Ereignis nichts, aber auch gar nichts mitbekommen. Als ich nach diesem besonderen Tag abends im Bett lag, dachte ich: »Wenn ich doch die Chance hätte, es gleich noch einmal zu machen, dann würde ich es diesmal bestimmt spüren und erleben können …«

Vielleicht ahnen Sie, wogegen ich mich verteidigt habe, indem ich perfekt wie ein Uhrrädchen funktionierte? Ich hatte verständlicherweise Angst bekommen, vor diesem riesigen Publikum zu versagen und von ihm abgelehnt zu werden. Ich habe danach noch viel innere Arbeit mit meiner Nach-vorne-Verteidigung gegen Ablehnung gemacht, um später bei Vorträgen ganz präsent bleiben zu können.

Die defensive Verteidigung

Fühlen Sie sich zu schwach zum Kämpfen und verdünnisieren Sie sich lieber, fließt Ihnen die Energie nach hinten weg. Nehmen Sie wahr, was mit der Kraft der Lebensenergie in Ihrem Zentrum geschieht? Sicher wird sie schwächer. Werden Sie innerlich sogar leer? Fühlen Sie Ihre Energie als eine feinstoffliche Dichte hinter sich, außerhalb Ihrer Mitte? Außerhalb Ihrer Energiefeldgrenze?

Defensive Menschen sind schnell beleidigt. Sie weichen der Nähe aus, ziehen sich zurück und schmollen. Gerne machen sie sich klein oder auch abhängig. Als ob ihr Gegner sie dann nicht angreifen könnte. In der Tierwelt halten unterlegene Tiere dem Gegner ihre Kehle hin. Mit der defensiven Verteidigung geht auch die Abhängigkeit von ständiger Bestätigung einher. Unaufhörlich müssen sich die »defensiven Verteidiger« versichern lassen, dass der andere sie nicht angreift oder ihnen schadet, indem er sie verlässt. Kriegen sie nicht, was sie haben wollen, um sich in ihrer Schwäche abzusichern, können sie aber auch ihrerseits unterbrechen, abschneiden oder trennen. Ganz nach dem Motto: »Ich verlasse dich, damit du mich nicht verlassen kannst.«

Wenn das alles nicht funktioniert und die absichernden Verhaltensweisen beim anderen nicht fruchten, können defensive Menschen sehr enttäuscht sein. Sie fallen in tiefes Selbstmitleid und reagieren, indem sie sich in Erschöpfung oder Hoffnungslosigkeit flüchten.

Kommt es so weit, haben sich ihre Energien schon recht weit von ihnen entfernt. Es wird schwieriger, sie zurückzuholen. Im Extremfall kann die defensive Verteidigung auch so weit gehen, dass Menschen sich ganz aufgeben. Ohnmachtsgefühle oder handfeste Depressionen können entstehen. Sie haben sehr viel, zu viel Energie verloren, um ihren Alltag noch wie bisher bewältigen zu können.

Menschen mit einer solchen Energieverlust-Struktur sind weit weg von sich selbst. Sie haben meist wenig Selbstwahrnehmung und fühlen nicht, wie sie ihre Energie bei sich behalten können. Dass sie energetisch chronisch »auslaufen«, ist ihnen nicht bewusst.

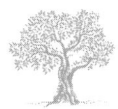 In der defensiven Verteidigung
fließt die Energie nach hinten von uns
weg. Wir geben auf.

Den Körper verlassen

Haben Sie, liebe Leserin und lieber Leser, schon einmal das Gefühl gehabt, dass Sie abdrehen, »ausspacen« oder dass Ihnen »Hören und Sehen« vergeht? Ihre Energie bewegt sich dann nach oben hinaus, verlässt Sie über den Kopf. Der Körper wird taub und gefühllos. Ihnen wird vielleicht sogar schwindelig, Sie fühlen sich neblig und haben einen glasigen Blick.

Eine Variante davon, den Körper zu verlassen, um nichts mehr zu spüren, ist es, sich vom Körpergefühl abzuschneiden. In dieser Variante werden der Körper und sein Fühlen abgestellt und durch Denken ersetzt.

Schon als Kinder versuchten wir viel zu früh, ungute Situationen durch Denken zu bewältigen. Nicht selten sind wir als Erwachsene dann im Hamsterrad des Planens und Denkens gefangen. Hierzu gehören notorische Selbstzweifel, mit denen wir uns erfolgreich davon abhalten, selbstwirksam zu sein. Wir bleiben sozusagen im Schutz des Misserfolgs. Wenn wir niemandem durch unseren Erfolg gefährlich werden, wird uns doch sicherlich auch niemand angreifen, nehmen wir hoffnungsvoll an. Kennen Sie Leute, die immer ein Konzept haben müssen? Leute, die immer wissen, wie es geht? Auch bei ihnen ersetzt das Denken und Planen die vertrauensvolle Hingabe an das Leben und die Sicherheit, im eigenen Dasein geborgen zu sein.

Wenn Sie beispielsweise »neben sich stehen«, fließt Ihre Energie zur Seite hinaus. Neben sich stehen ist eine Erfahrung, die viele Menschen gut kennen. Ich habe mit einem neunjährigen Jungen gearbeitet, dessen Grundgefühl es war, neben sich zu stehen. Es dauerte lange, bis er das Vertrauen aufbringen konnte, mir von seinem Gefühl zu erzählen. »Wenn die anderen spielen, spiel ich auch«, sagte er. »Aber irgendwas ist komisch. Irgendwas ist da bei mir. Ich bin da nicht drin. Ich fühl nix. Die haben Spaß, aber ich lach nicht. Ich tu nur so. Ich kann nicht richtig mitmachen. Ich steh daneben, als ob ich denen zugucke. Ich will ja mitmachen, aber es geht nicht.«

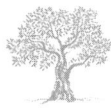 Ist es unsere Verteidigungsstrategie, den Körper zu verlassen, fließt die Energie nach oben oder seitlich von uns weg. Wir denken.

Den Körper nicht einnehmen

Wenn Menschen nicht die Lebensumstände vorgefunden haben, um sich in ihrem Körper sicher fühlen zu können, hat sich vielleicht bei ihnen die Strategie entwickelt, »kein Bein auf den Boden« zu kriegen.

Wenn man fest auf dem Boden steht und für sich eintritt, wird man existent und damit angreifbar, nicht wahr? Es ist, als ob diese Menschen unbewusst sagen würden: »Der Boden dieses Planeten ist mir nicht sicher genug. Ich gehe nicht ganz runter auf die Erde. Ein Teil von mir bleibt im Himmel. Das ist mir sicherer.«

Vielleicht kennen Sie sehr liebe und naive Engelchen-Mitmenschen. Diese Menschen haben wirklich etwas von einem Engel. Denn die erdenden Energiezentren sind bei ihnen nur wenig aktiv und entwickelt. Fehlender Realitätsbezug, fragil oder flatterig zu sein sind Möglichkeiten dieser Verteidigungsform. In der Negativvariante wären es Unzuverlässigkeit, Haltlosigkeit oder auch die Neigung, »ein Fähnchen im Wind« zu sein. »Was kümmert mich mein Geschwätz von gestern?«, sagt vielleicht ein zu wenig geerdeter Mensch, der sich gegen sein Dasein auf dem Planeten verteidigt.

Andere Menschen wiederum haben sich zwar in den Körper gewagt und bewohnen ihn, verlieren aber schnell »den Boden unter den Füßen«, weil ihre Energie bei einer Bedrohung sofort nach unten »abdüst«, um sie zu verteidigen. Meine Wortwahl klingt ein wenig schnodderig, aber ich möchte Ihnen mit diesen Worten das Gefühl für die Energiebewegung nahebringen. *Fühlen* Sie es ruhig, was ich schreibe.

Die Chaoten gehören auch in diese Verteidigungskategorie, denn ihnen fehlt die Struktur, die eine gute Erdung mit sich bringt.

Wenn sich Menschen dieser Kategorie noch weiter von sich selbst entfernen und noch extremere Verhaltensformen an den Tag legen, wird es destruktiv. Erstarrung, Selbsthass und Selbstzerstörung sind die Ausdrucksformen, wenn sich die Verteidigung dagegen, im Leben, auf der Erde oder im Körper zu sein, so stark auswirkt, dass sie ins Lebensfeindliche kippt.

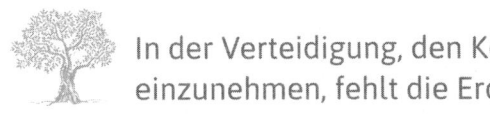 In der Verteidigung, den Körper nicht einzunehmen, fehlt die Erdung.

Verteidigung ist eine Sackgasse

Vielleicht ist Ihnen aufgefallen, dass Sie wahrscheinlich mehr als nur eines dieser vielen Muster kennen und anwenden. Es ist die allgemeine Erfahrung, dass wir unsere Verteidigungsstrategien wechseln. Je nach Situation reagieren wir aus allen vier Kategorien heraus unterschiedlich. Sicherlich fallen Ihnen, lieber Leser und liebe Leserin, noch weitere Muster und Verhaltensweisen der Selbstverteidigung im Lebenskampf ein.

Was aber bewirken diese vielfältigen Formen von Verteidigung im Lebenskampf?

Fragen Sie sich selbst: Was ist mit Ihrer Achse geschehen, die Sie eben noch in der Übung 11, »Sich der Bewegung Ihrer Energie bewusst werden«, eingenommen hatten? Wohin hat sich Ihre Energie bewegt, als Sie sich verteidigt haben?

Etwas ganz Entscheidendes ist nämlich allen Formen von Verteidigung im Lebenskampf gemeinsam:

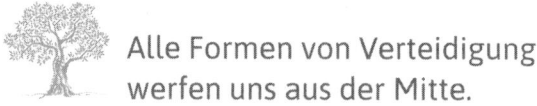

Alle Formen von Verteidigung
werfen uns aus der Mitte.

Das klingt erst einmal simpel. Und das ist es auch. Allerdings haben wir uns daran gewöhnt, in der Verteidigung im Lebenskampf zu stehen. Wir sind tatsächlich aus unserer Mitte herauskatapultiert worden, und die Konsequenzen sind uns gar nicht klar.

Energetisch sind Sie beim anderen. Energetisch füttern Sie den Gegenstand Ihrer Verteidigung mit Ihrer Energie. Wenn Sie Ihre Energiefeldgrenze nicht mehr haben, haben Sie Ihren Eigenraum, Ihren Sicherheitsraum aufgegeben. Sie haben sich verloren. Sie selbst sind unsicher. Es ist niemand da, der Ihren Eigenraum und seine Bedürfnisse vertritt und angemessen *für* Sie handelt. Ihr Körper wird jetzt versuchen, Sie zu verteidigen. Er wird sich anspannen und Sie abschotten.

Und dieses Phänomen finden wir ganz normal. Schon seit erstaunlich langer Zeit. Wenn Sie sich im Lebenskampf verteidigen, haben Sie keinen Eigenraum. Ihre Lebensenergie fließt von Ihnen weg zum Gegenstand Ihrer Verteidigung.

Meine Kursteilnehmerin Sandra, 28 und frisch verheiratet, war enttäuscht, dass ihr Mann sich ungewöhnlich zurückhaltend zeigte. Als Kind war sie schon von ihren Eltern alleingelassen worden. Die Eltern hatten ihr kaum Zeit und viel zu wenig emotionale Zuwendung geschenkt, und sie hatte sich schmerzhaft einsam und allein gefühlt. Natürlich ging Sandra davon aus, dass ihr Mann ihr auch nach der Eheschließung weiterhin so viel Aufmerksamkeit wie in der Zeit der ersten Verliebtheit entgegenbringen würde, mehr als ihre Eltern es jemals getan hatten. Jetzt, wo sie verheiratet war, dachte sie, würde alles gut sein. Endlich hatte sie jemanden für sich. Jemanden, der *sie* meinte. Einen Mann, der sie geheiratet hatte. Endlich würde ihr jemand verlässlich die Zuwendung geben, die sie ihr Leben lang so schmerzlich vermisst hatte. Er würde jeden Tag auf sie zukommen. Und er würde sie verwöhnen. Er würde ihr alles geben, was sie immer schon gebraucht hatte. Dafür würde sie auch alles für ihn tun. Sie würde total für ihn leben.

Aber schon die ersten Tage nach den Flitterwochen ließen sie unbefriedigt zurück. Wieso kam er wegen seines Jobs so spät nach Hause, obwohl sie doch mit ihm auf dem Sofa schmusen wollte? Wieso umarmte er sie flüchtiger, als sie es für stimmig hielt? Wieso kam er nicht viel mehr auf sie zu, wenn sie ihn drängte? Wieso entzog er sich ihren Fragen? Den ganzen Tag wartete sie sehnsüchtig auf ihn. Sie konnte kaum an etwas anderes denken als daran, wie er abends seine Arme um sie legen und ihr bestätigen würde, dass sie das Allerwichtigste auf der ganzen Welt für ihn war. Sie wollte ihn dann nur noch ganz, ganz nah haben, so wie in der Anfangszeit ihrer ersten Verliebtheit …

Die Lebenskampf-Verteidigungsstrategien

In meinen Seminaren lege ich einen raumgroßen Kreis auf den Boden, der eine große Energiefeldgrenze symbolisiert. Jeder Kursteilnehmer nimmt in Bezug auf diese Gruppen-Energiefeldgrenze den Platz ein, der seiner Hauptverteidigungsstrategie entspricht. Instinktiv gehen die Leute an die Orte, die ihren Hauptverteidigungsstrategien entsprechen, und sofort wird erkennbar, dass die Verteidigungspositionen, die eingenommen werden, überwiegend außerhalb der Gruppen-Energiefeldgrenze lokalisiert sind. Kaum einer kommt auf die Idee, sich innerhalb dieses Raumes aufzuhalten. Männer im Geschäftsleben gehen oft ganz selbstverständlich nach vorne. Sie stellen sich außerhalb der Grenzlinie nach vorne in die Position der aggressiven Verteidigung. Wenn ich sie dann bitte, ihre Hauptverteidigungsstrategie körperlich auszudrücken, indem sie eine entsprechende Körperhaltung einnehmen, kann das ganz schön furchterregend aussehen. Manche gehen zum Beispiel in eine Angriffsposition, vergleichbar mit der von Boxern. Ihre Gesichter drücken Härte oder wilde Entschlossenheit aus. Ich habe auch schon Pistolen, Lanzen und Schwerter zuschlagen gesehen.

Frauen und manchmal auch Männer, die sich mit ihrer Lebensenergie nach vorne verteidigen, opfern sich gerne für die anderen: Ich bin immer für dich da, ich tue alles für dich, ich bin unersetzlich für dich, ohne mich geht gar nichts, und dafür bekomme ich deine Zuwendung ... Auch sie finden sich weit vor der Gruppenachse und meist außerhalb der Grenzlinie. Ihre Gestik ist deutlich erkennbar für ihr Muster: Arme werden nach vorne gestreckt, und das Herz wird angeboten, die Augen flehen. Imaginäre andere Menschen, die sich im Umfeld außerhalb der Gruppen-Energiefeldgrenze befinden, werden gestützt, und dafür verlassen sie den Raum vollständig und lassen damit ihre Lebensenergie nach vorne entweichen. Natürlich gibt es auch Frauen in offensiven Kampfpositionen mit Haltungen, die sich in nichts von den Männern unterscheiden.

Im Rückzugsbereich oder in der Defensive, überwiegend außerhalb der Gruppen-Energiefeldgrenze, sieht es ganz anders aus: Leute liegen am Boden, sind zu schwach, um handlungsfähig zu sein, kauern sich zusammen, nehmen nichts und niemanden wahr, versinken im Selbstmitleid. Hier regiert die Schwäche. Ohnmacht und Hoffnungslosigkeit sind das Extrem. In der horizontalen Ebene nach links oder nach rechts schwanken Menschen herum. Ihre Haltung ist wackelig, verunsichert, außer Balance. Sie betonen eine Körperhälfte stärker als die andere. Sie stehen gekrümmt oder verkrampft, um das Gleichgewicht nicht völlig zu verlieren. Vielleicht zeigen sie, dass ihre Energie nach rechts oder links entweicht oder ihnen entzogen wird. Es ist immer wieder eindrücklich für mich, wie genau Menschen, wenn sie sich darauf einlassen, spüren, was mit ihrer Lebensenergie tagtäglich passiert.

Sehr eindrücklich stellt sich auch die vertikale Ebene dar: Wir erkennen Menschen, die nicht richtig im Körper angekommen sind. Da gibt es Hans-guck-in-die-Lufts, flatternde Engelchen, Himmelsforscher, Träumer und Verrückte. Wenn Menschen keinen richtigen Bezug dazu bekommen, das Leben auf unserem Planeten ganz anzunehmen oder wirklich hier sein zu wollen, sind die unteren Energiezentren nicht offen.

Manche Menschen können auch im Körper angekommen sein, verlassen ihn aber sofort, wenn es sich für sie brenzlig anfühlt. Dieses Verhalten ist auch nicht gerade unterstützend dafür, Vertrauen ins Hiersein und zu sich selbst zu gewinnen.

Die Wege, wie Menschen ihren Körper verlassen, sind unzählig und höchst individuell. Sicher haben Sie auch schon den Unterschied gespürt zwischen einer präsenten Person und einer Person, die gerade »abgespaced« ist. Sie nehmen einen abwesenden Blick wahr oder eine nebulöse Energielosigkeit, obwohl das Gegenteil vonnöten wäre.

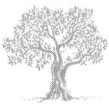 **Unsere Verteidigungspositionen lenken uns aus unserer Energiefeldgrenze heraus.**

Wenn Sie sich auf die Energiewelt ein wenig einlassen, können Sie schnell wahrnehmen, wohin im Raum sich die Lebensenergie von Menschen bewegt hat. Neben sich, über sich, nach vorne, nach hinten oder aus verschiedenen körperlichen Regionen heraus. Manche laufen auch nach unten aus, zum Beispiel am Beckenboden.

In jedem Fall geht uns viel von unserer kostbaren Energie verloren. Hier liegt der unsichtbare Grund dafür, dass wir uns machtlos, erschöpft oder geschwächt fühlen. Wir sind »durch den Wind«, »fix und fertig« oder »komplett alle«. Selbst dann, wenn wir scheinbar gesiegt haben, wenn wir das letzte Wort hatten, wenn wir uns erfolgreich verteidigt haben – um welchen Preis ist das geschehen? Unsere Lebensenergie ist trotzdem von uns weggeflossen. Obwohl wir gesiegt haben, fühlen wir uns innerlich hohl und leer.

Kennen Sie die Situation, dass Sie sich wundern, warum ein Sieg im Streit sich so schal anfühlt? Warum Sie nach einem Projekt leer und alle sind und Sie sich kaum freuen können? Halten Sie möglicherweise schon Ausschau nach dem nächsten Kampf, dem nächsten Projekt, dem nächsten Ziel?

Kommen wir jetzt zurück zu Sandra und stellen uns die Frage, welches Verteidigungsmuster sie lebt und warum ihr Mann gleich nach der Eheschließung so ungewöhnlich zurückhaltend geworden ist.

Sie haben es sicher schon erkannt! Die energetische Verteidigung, die Sandra lebt, ist die Verteidigung nach vorne. Niemals mehr möchte sie sich allein und verlassen fühlen. Die Eheschließung scheint ihr endlich die ersehnte Sicherheit zu versprechen. Sie wird alles dafür tun, die alten schmerzhaften Gefühle abzuwehren, die vielleicht gerade jetzt hochkommen könnten, wo sie sich wieder in einer Familiensituation vorfindet, fast wie damals. So schickt sie ihre Energien in das Energiefeld ihres Mannes, will über ihn leben. Sie spürt sich selbst nicht. Im Ausgleich braucht sie seine Energie. Er ist von ihr überflutet. Er kann ihr deshalb seine Energie nicht entgegenbringen. Er muss sich schützen und zieht sich zurück. Das erscheint Sandra als Zurückhaltung. Je mehr er sich zurückzieht, desto mehr aber verteidigt sie sich vor der alten Verletzung des Alleingelassen-Seins. Umso mehr schickt sie ihre Energie in sein Feld, kämpft, drängt ihn und fordert. Immer mehr verlässt sie sich selbst. Sie können sich sicher vorstellen, wie sich die junge Ehe der beiden entwickeln wird, oder?

Was ist also dran an dem Satz: »Das Leben ist ein Kampf«?

Auf diese Frage, liebe Leserin und lieber Leser, antworte ich Ihnen umgehend: Für mich ist dieser Satz lebensfeindlich. Früher oder später wird ein tiefes Gefühl des Mangels in demjenigen aufkommen, der diese Überzeugung hat. Was, vermuten Sie, sind denn überhaupt die Ursachen für unsere vielfältigen Verteidigungsstrategien? Eben. Es sind die alten Erfahrungen, die in unseren Datenspeichern im Unbewussten abgelegt sind. Aber wir kommen ja noch nicht einmal auf die Idee, sie zu erforschen, solange diese eine ganz bestimmte Überzeugung in uns wirksam ist:

die unbewusste Überzeugung, dass wir kämpfen und uns verteidigen müssen.

Das große Missverständnis

»Ich kenne keine Feinde«, sagt der Dalai Lama zu seinem Freund und Interviewpartner Franz Alt in seinem Appell an die Welt.[9] Jetzt ahnen Sie, wovon der Dalai Lama spricht. Aus welchem Bewusstsein von Ganzheit er so zu uns spricht. Da wir Menschen dieser Kultur von Ganzheit überwiegend noch getrennt sind, sind wir innerlich angstvoll und verunsichert. Deshalb glauben wir, kämpfen und uns verteidigen zu müssen, und stehen im Lebenskampf. Dieser Irrtum führt uns aber in die Negativspirale. Wir haben es ja gesehen, in der Außenorientierung des Lebenskampfes verlieren wir unsere Energie: unsere Achse als Lebenszentrum, unser Energiefeld als unseren Eigenraum, unseren Atem, der uns wieder verbindet, und unsere Lebenskraft. Darum stimmt der Satz: »Wer kämpft, hat (sich) schon verloren«.

Was für einen seltsamen Konsens teilen wir in dieser Kultur, dass wir uns unseres Eigenraums oder Lebenszentrums nicht mehr bewusst sind, dass wir uns selbst verlassen haben, ohne es zu merken, und dass unsere Energie nach vorne, hinten, oben, unten oder zur Seite torkelt? Oder in den Kopf, der sich alle drei Minuten in Richtung Smartphone oder iPad wendet? Der »likes« zur notwendigen Bestätigung sammelt und »postet«, um sich »Freunde« und Nähe einzubilden? Dass wir den Zustand kaum mehr kennen, in dem wir entspannt und sicher in uns selbst ruhen? In dem unser Körper loslässt? In dem wir frei atmen? Und mit uns selbst erfüllt und zufrieden sind? Und nachdem wir uns derart verloren haben, dass wir den Boden, das Urvertrauen, die Anbindung an das Ganze und unsere wahre Heimat nicht einmal mehr erinnern, uns so verunsichert fühlen, dass wir das Leben als Überlebens-kampf verstehen – und selbst das kaum mehr bemerken? Warum kämpfen wir eigentlich? Was wäre denn, wenn wir es wagen würden, offen zu sein? Wenn wir uns selbst *ganz* gewinnen würden? Gäbe es dann noch Feinde für uns? »Offen sein ist ge-fährlich.« Immer wieder höre ich Menschen das sagen – davon mehr im nächsten Kapitel. Aber wir können nicht wiederfinden, was wir verloren haben, solange wir glauben, kämpfen und uns verteidigen zu müssen.

Ahnen Sie, was wir verloren haben?

Sich einsetzen, um zu gewinnen

Sie haben gesehen, liebe Leserin und lieber Leser, wie weit ich den Begriff des Lebenskampfes fasse. In meiner psycho-energetischen Definition bin ich im Lebenskampf, sobald ich meine Energiefeldgrenze und meine Achse verloren habe. Denn was bleibt uns übrig, wenn wir nicht bei uns sind?

Genau: Angriff und Verteidigung.

Sich aufgeben ist kämpfen. Aushalten ist kämpfen. Angreifen ist kämpfen. Vorne oder hinten, oben oder unten, zur Seite: Die Energierichtungen der Verteidigung im Lebenskampf spielen keine Rolle. Der Verlust besteht darin, dass wir im Verteidigungszustand leben müssen. Und das geschieht dann, wenn wir keinen Eigenraum mehr haben. Verstehen Sie?

Wir haben unseren Eigenraum aufgegeben. Fehlt uns die Sicherheit unserer Energiefeldgrenze, geraten wir automatisch in den Verteidigungszustand.

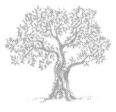 Unser Lebenskampf entsteht aus dem Verteidigungszustand, in den wir automatisch geraten, wenn wir unseren Eigenraum nicht einnehmen.

Das verlorene Königreich

Weil Sie sich ohne das Bewusstsein für Ihre Energiefeldgrenze schnell eingeengt und bedrängt fühlen, werden Sie viel schneller aggressiv, können Sie das bestätigen? Achten Sie einmal darauf, wie rasch Sie sich angegriffen fühlen. Wie rasch getroffen oder verletzt. Wie rasch Sie loslegen, um sich zu verteidigen. Wie rasch Sie sich zurückziehen. Oder haben Sie sich ein dickes Fell zugelegt? Und warum haben Sie das getan?

Wenn wir unsere Energiefeldgrenze nicht im Bewusstsein haben, vermissen wir die Sicherheit, die unsere Körper-Seele in unserem Eigenraum erfährt.

Wir haben unser Königreich verloren!

In der energetischen Wirklichkeit befinden wir uns auf potenziell feindlichem Terrain. Heimatlos und ohne Schutzraum. Von anderen bedrängt. Unbewusst oder gezielt kämpfen wir daher, wenn es uns nötig erscheint. Und das wiederum auf Kosten unserer Lebensenergie, und, hier nehme ich es vorweg, unserer Existenz. Ja, so weit geht es, liebe Leserin und lieber Leser. Denn um uns existent und sicher zu fühlen, müssen wir unseren Eigenraum innerhalb unserer Energiefeldgrenze erleben und das Körperbewusstsein, das uns darin zugänglich wird.

Aber was ist es denn überhaupt, was wir mit dem Kämpfen zu gewinnen hoffen?

Natürlich, wir wollen unser Leben gewinnen! Sicherheit, Existenz, Wohlgefühl. Wir kämpfen gegen andere, um uns sicher zu fühlen. Wir kämpfen um etwas, was uns fehlt, was wir brauchen, um uns vollständig zu fühlen. Wir wollen Zuwendung erkämpfen und sogar Liebe.

Um das alles zu erfahren, kämpfen wir jedoch am falschen Ort! Wir kämpfen darum, das, was uns fehlt, von der Außenwelt zu bekommen. Aber unsere Existenz und die damit einhergehende Sicherheit sind nur *innerhalb* unseres Eigenraumes zu finden, und zwar genau dann, wenn wir *nicht* kämpfen!

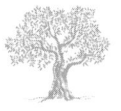 Je mehr wir etwas im Außen erkämpfen, desto mehr verlieren wir, was wir ersehnen.

Eine neue Lebensausrichtung

Falls einige von Ihnen jetzt nach Luft schnappen, würde ich es Ihnen nicht verübeln. Meine Teilnehmer sagen: »Das haut mich um. Ja, wie soll man denn da rauskommen? Ich will schließlich nicht aussteigen, ich will in meinem Leben bleiben ... Und ich will meinen Job nicht verlieren. Ich habe Kinder!«

Ich verstehe diese Bedenken sehr genau.

Wir werden in den nächsten Kapiteln langsam vertiefen, was ich mit dem *inneren* Weg in die Ganzheit meine. Es geht in Wirklichkeit um eine Lebensausrichtung, um einen roten Faden, der Sie Schritt für Schritt auf Ihr Zentrum zuführt. In den inneren Ort, an dem Sie Ihr Dasein unmittelbar fühlen und erfahren, sodass Sie Ihre Existenz als Wahrheit und als Sicherheit erleben. Der Ort ist innerhalb Ihres Eigenraumes. Ein Zustand, in dem Sie aufhören können zu kämpfen und sich und Ihren Körper stattdessen entspannen.

Ich kann Sie also beruhigen, liebe Leser, denn Sie brauchen nicht aus Ihren äußeren Lebensumständen auszusteigen. Trotzdem können Sie aus dem Lebenskampf aussteigen, und das geschieht einfach nur dadurch, dass Sie das Energiefeld Ihres Eigenraumes entwickeln. Das geht nach und nach, in kleinen Schritten. Ich nenne es *das innere Aussteigen*.

Es kann also um eine neue Ausrichtung gehen, in der Sie sich Ihres Energiefeldes bewusst werden und Ihre Energien zu sich zurückholen. Sie lernen, sich zu zentrieren. Sie lernen, Ihre Energien zu steuern. Und das setzen Sie im Alltag um. Diese neue innere Ausrichtung kann Sie auch weiterführen und der Beginn von Ihrem Weg in die Ganzheit sein. Eine Ausrichtung, die Ihnen Orientierung, inneren Halt und Sicherheit gibt.

Frei von der Leber weg: Es geht tatsächlich um eine neue Grundsatzausrichtung: von außen nach innen.

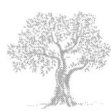 Um aus dem Lebenskampf auszusteigen, richten wir uns neu aus: von außen nach innen.

Weil es so wichtig ist, lassen Sie es uns bitte noch einmal wiederholen: Sobald wir *gegen* jemanden sind, haben wir unsere Achse nicht mehr und verlieren unsere Energiefeldgrenze. Ein Großteil unserer Energie ist beim vermeintlichen Gegner gebunden. Und denken Sie daran: Wir sprechen von unserer kostbaren Lebensenergie!

Vom kleinsten Verteidigungsangriff bis hin zum Lebenskampf verlieren wir unsere Achse und damit unser Lebenszentrum. Wir sind nicht mehr im Gleichgewicht. Um sich das klarzumachen, probieren Sie einmal aus, über längere Zeit auf einem Bein zu stehen. Wie fühlt sich das an? Und weil Sie irgendwann umkippen, stellen Sie sich auf das andere Bein. Nach kurzer Zeit ist das ebenso mühsam, oder?

Genauso aber bestimmen uns unsere Abwehr- und Verteidigungsstrukturen. Wenn wir nicht mehr können, rutschen wir in die nächste Position und verausgaben uns dort weiter. Je stressiger das ist, desto hektischer und panischer werden wir, desto häufiger wechseln wir die Positionen und Strategien. Es wird immer wilder.

Wir toben herum. Wir ticken aus. Nur in unsere Achse, in unsere Energiefeldgrenze, in unseren Eigenraum, in unser inneres Zuhause finden wir nicht mehr zurück.

Das große Paradox

Das große Paradox ist, dass wir die fixe Idee haben, wir würden den Lebenskampf führen, um unser Leben zu gewinnen! Diese Überzeugung entspricht einer langen Konvention. Das stellen wir nicht einmal infrage.

Aber was Sie jetzt erkennen, nachdem Sie Kenntnis von Ihrer Energiefeldgrenze und Ihrer Lebensenergie gewonnen haben, ist: Ihr lebendiges Dasein, das Sie fühlen und erfahren können, ist nicht im Außen zu finden. Es ist *in* Ihnen. *Im* Energiefeld Ihres Eigenraumes. In der Achse finden Sie Ihr Zentrum. Ihr Herz. Innerhalb der Energiefeldgrenze Ihr dichtes Energiefeld. Darin ist tiefer Raum. Das heißt: In Ihrem Körper und seinem Energiefeld finden Sie die Lebensenergie, Lebenskraft und Fülle, die Sie vermissen. Ihr Körper könnte frei und vollkommen lebendig sein. Diese Lebendigkeit finden Sie *innerhalb* Ihrer Energiefeldgrenze. Es ist das Energiefeld Ihres Eigenraumes selbst, das vollkommen lebendig ist. Sie müssen sich also auf den Rückweg zu sich selbst machen. Wenn Sie Ihr Leben wirklich erfahren wollen, haben Sie keine Wahl.

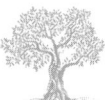 Im Energiefeld unseres Eigenraumes finden wir unser lebendiges Dasein und unsere Lebenskraft.

In den vielen Jahren des Lebenskampfes ist die Lebendigkeit in uns verschüttet worden. Wir sind getrennt von den frei fließenden

Energien der Ganzheit. Unsere innere Lebendigkeit wieder offenzulegen bedeutet daher auch, einen Weg zu gehen. Den inneren Weg zur Ganzheit.

Wir leben im Verteidigungszustand, weil wir unseren Eigenraum aufgegeben haben. Im System von Angriff und Verteidigung haben wir den Anschluss an das wahre Leben in unserem Inneren verloren.

So einfach, so wahr.

Deshalb sind wir so oft angestrengt. Verspannt. Überfordert. Verausgabt. Frustriert. Suchen nach Ersatzbefriedigung. Sind gierig, unzufrieden, getrieben und gestresst, haben Angst und vermissen den Sinn …

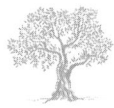 Der innere Weg in die Ganzheit bedeutet, aus dem Lebenskampf auszusteigen und unsere Lebendigkeit zu befreien.

Was sagen Sie dazu? Vielleicht genau das, was meine Kursteilnehmer jedes Mal nach der Übung mit den Hauptverteidigungsstrategien beschreiben: »Wie unglaublich anstrengend ist das denn eigentlich!«

Ella war eine höchst attraktive Enddreißigerin, die als Wirtschaftsprüferin in einer guten Wirtschaftskanzlei arbeitete und sich berechtigte Hoffnungen auf eine Partnerschaft machen konnte. Sie war eine Perfektionistin, wie es im Buche steht. Sie war übergenau und verbrachte viele Nächte am Schreibtisch, um zu kontrollieren, ob ihr im oft hektischen Tagesgeschäft keine Fehler unterlaufen waren. Sie war äußerst stolz darauf, dass ihr tatsächlich bisher noch nie ein Fehler passiert war. In der Übung stellte sie fest, dass sie in einer dauerhaften offensiven Verteidigungshaltung von Rennen-im-Hamsterrad, Perfektionismus und Kontrolle gefangen gewesen war.

Das allerdings war gekippt. Denn nachdem ihr letzter Bonus weit weniger glanzvoll ausgefallen war als erwartet, rutschte sie nach hinten in ihre defensive Position. Sie fühlte sich in ihrer Leistung nicht genügend anerkannt und bestätigt durch die Partnergemeinschaft. Sie fühlte sich gebeutelt und gefangen in heftigen defensiven Reaktionsmustern: Sie durchlebte starke Gefühle von Enttäuschung und Beleidigtsein, sie ging in den Rückzug und konnte aus dieser Haltung heraus im Kontakt mit ihrem Chef nur schnippisch reagieren. Zu ihrem großen Entsetzen wurde sie überraschend von starken Selbstzweifeln geplagt, die sogar in Attacken von Hoffnungslosigkeit mündeten.

Als sie zu mir kam, war sie völlig erschöpft, gebeutelt von ihren Gefühlen und kannte sich selbst nicht mehr. Sie sagte: »Wenn sich da nicht schnell etwas ändert, mache ich mir alles kaputt, was ich mir in den Jahren zuvor aufgebaut habe. Mein Verhältnis zu meinem Chef ist zurzeit schwer belastet, aber mit ihm könnte ich darüber niemals reden.«

In der Übung, in der die Gruppen-Energiefeldgrenze zur Verdeutlichung der Verteidigungsstrategien der Teilnehmer verwendet wurde, sprang Ella in der defensiven Position ständig hin und her zwischen Selbstzweifeln, Rückzug, Enttäuschung und Beleidigtsein. Dann hechtete sie wieder nach vorne in die offensive Position des Attackierens durch Schnippischsein. Die ganze Zeit der Übung lang tobte sie in den Außenpositionen außerhalb der Energiefeldgrenze hin und her. Nie zuvor war ihr bisher richtig klargeworden, wie wenig hilfreich und selbstunterstützend ihre Reaktionsweisen für sie waren. Sie sah, dass sie sich nur selbst geschwächt hatte. Ihr Energiesystem konnte einfach nicht in die Ruhe und Klarheit finden.

Meine Kursteilnehmer erleben es in eindrücklicher Weise, dass sie endlich einmal nach außen bringen und sichtbar machen können, was sie innerseelisch tagtäglich mit sich selbst tun. Auch in Ellas Gruppe bestanden Einsicht und Einvernehmen darüber, welche Anstrengung und Verausgabung die Verteidigungsstrategien im Leben der Teilnehmer bedeuteten. In der anschließenden »Diskussion« ließ ich die Gruppe nach Alternativen suchen. Allerdings handelte es sich um eine wortlose Diskussion. Keine Sprache. Die Energieebene hatte die Führung.

Und jetzt, liebe Leserin und lieber Leser, raten Sie bitte, für welche Alternative sich die Gruppe entschied, und zwar ausnahmslos? Natürlich wissen Sie es schon: Alle Kursteilnehmer nahmen nacheinander die Achsenposition ein und setzten sich aufrecht auf die Achse des Gruppen-Energiefeldes. Sie passten jeweils ein zweites Seil ihrem individuellen dichten Energiefeld an. Es ist für mich nach so vielen Jahren unverändert berührend, mitzuerleben, wie Menschen im Energiefeld ihres Eigenraumes beginnen, herunterzukommen und sich zu entspannen. Wie ihr Körper beginnt, sich zu entspannen. Wie sie innerhalb weniger Stunden zu einer ganz anderen Ausstrahlung finden.

Der innere Weg zur Ganzheit bedingt, dass wir unseren Eigenraum einnehmen und uns entspannen. Wenn Sie zuverlässig in Ihrer Achse zentriert sind, tolerieren Sie Dinge und Umstände, die Sie zuvor hätten völlig aus der Haut fahren lassen. Wahrscheinlich hätten Sie es auch niemals für möglich gehalten, dass Sie dabei so ruhig bleiben können.

Als Ella ihre Achse einnahm und sich endlich, endlich innerhalb ihrer Energiefeldgrenze in sich selbst hinein entspannte, kamen ihr vor Erleichterung die Tränen. Sie hatte nicht gewusst, dass sie sich selbst so voll und vollständig fühlen konnte, dass ihr in diesem Vollständigsein nichts fehlte. Sie hatte nicht gewusst, dass sie innerhalb ihres Eigenraumes so tief bei sich sein konnte, dass sie keine äußere Bestätigung mehr brauchte. Sie war *ganz* sich selbst.

Aus dem Kämpfen aussteigen

Ella saß innerhalb ihrer Energiefeldgrenze, eingenistet in ihren Achsenatem, und fühlte sich geborgen und voll. Sie strahlte. Ein Kursteilnehmer lief als ihr Chef um ihr Grenzseil herum und wedelte mit einem Papier vor ihrer Nase, das den viel zu klein ausgefallenen Bonus darstellte. Ella atmete in ihrer Achse und blieb völlig cool. Keine Aufregung. Keine Enttäuschung, keine Selbstzweifel.

Ella übte fleißig den Achsenatem und arbeitete daran, die Energiefeldgrenze im Alltag zu verinnerlichen. Jeden Morgen vor dem Büro bestärkte sie ihre Entscheidung, auf Gedanken des Selbstzweifels nicht einzusteigen. Stattdessen lenkte sie sofort den bewussten Atem in ihre Achse. Der zentrierende Atem nahm den alten negativen Gedanken die Macht, bis sie sie vergaß, weil sie etwas Wichtigeres zu tun hatte: nämlich atmen. Die Situation im Büro entspannte sich relativ schnell. Allerdings wollte Ella so wie bisher nicht mehr weitermachen. Sie hatte die Möglichkeit kennengelernt, dass sie sich selbst anders fühlen konnte. Sie wollte tiefer gehen. Sie wollte den Weg zur Ganzheit beginnen. Und die vielen Nächte am Schreibtisch wollte sie ohne Angst aufgeben können.

Was ist das Geheimnis, um zu mehr Ruhe, Ausgeglichenheit und Selbstvertrauen zu finden? Wie konnte Ella von einem auf den anderen Tag ihren Trigger, also den für sie viel zu kleinen Bonus, aushalten und nicht nur cool bleiben, sondern sich auch noch wohlfühlen?

Sie stieg aus dem Kämpfen aus.

Sie kämpfte gegen niemanden mehr, verteidigte sich weder nach vorne noch nach hinten, noch schwankte sie nach rechts oder links, oben oder unten. Sie ruhte schlicht in ihrer Achse. Innerhalb ihres Eigenraumes fand Ella die Fülle ihrer Energie und entspannte sich in sie hinein. Jetzt fühlte Ella sich ganz, rund und vollständig unabhängig im guten Sinne. Sie nahm wahr, dass sie sich selbst genügte und nicht mehr so viel äußere Bestätigung brauchte. Ellas Orientierung hatte die Richtung gewechselt: von außen nach innen. Sie hatte sich innerhalb ihrer Energiefeldgrenze zentriert und sich ganz und vollständig gefühlt.

An dieser Stelle möchte ich Sie, lieber Leser und liebe Leserin, Folgendes fragen: Was meinen Sie, wie ist es möglich, dass Ella sich im Eigenraum so wohl und ganz fühlte? Wieso brauchte sie plötzlich viel weniger Bestätigung von außen? Was machte ihr Gefühl von *Ganzsein* denn aus?

Ich hoffe wirklich sehr, dass Sie sich zu Hause diese Erfahrung ermöglichen können. Denn dass wir uns innerhalb der Energiefeldgrenze ganz und vollständig fühlen können, liegt daran, dass wir durch unsere zentrierende Bewusstheit unsere im Außen verstreuten Energien wieder in unser Energiefeld zurückholen. Im Achsenatem aktivieren wir unsere Lebensenergie und die stärkenden Qualitäten unseres energetischen Eigenraumes. Wir werden präsent. Wenn wir ein wenig Wahrnehmung auf der Energieebene entwickeln, merken wir schnell, wie die Fülle unserer Energie sich anfühlt.

Haben wir das Energiefeld unseres Wohlfühlraumes erst einmal kennengelernt, fühlen wir, wie schnell uns die Energie fehlt, wenn etwas davon aus diesem Feld wegfließt. Und umgekehrt: wie schnell wir uns wieder ganz und vollständig fühlen, nachdem wir uns zentriert und unsere Energie zu uns zurückgeholt haben.

Uns aus der Energiefeldgrenze heraus auseinandersetzen

Wenn wir aus unserer Zentriertheit heraus die Fülle unserer Energie zur Verfügung haben, stehen wir voll und stark im Leben. Von dieser inneren Basis aus begegnen wir den Herausforderungen im Leben, an denen wir wachsen und reifen. Es geht darum, uns auseinanderzusetzen und uns einzusetzen, für uns selbst, für andere, für eine gute Sache. Die Fülle unserer Energie zu kennen macht uns bewusst, wie kostbar das menschliche Leben ist. Wir möchten es bewahren, uns selbst und anderen seine Fülle ermöglichen. Es geschieht aus diesem vollen, angeschlossenen Zustand heraus, dass wir Verantwortung empfinden und unsere Lebenskraft konstruktiv einsetzen möchten. Aus unserer Zentriertheit heraus empfinden wir direkt, wie notwendig es ist, in unserem Leben aktiv zu sein und unser Umfeld und unsere Welt mitzugestalten.

Jetzt können wir für uns und eine Sache voll eintreten. Wir können uns mit ganzer Kraft für unsere Überzeugungen einsetzen. Falls wir angegriffen werden, können wir uns behaupten. Wo aber liegt der Unterschied zum Lebenskampf?

Spüren Sie nur einmal den Worten »Ich kämpfe« nach: Ich kämpfe gegen jemanden. Ich kämpfe für soziale Gerechtigkeit. Dagegen: Ich setze mich für den Kohleausstieg ein. Ich trete in der Diskussion für meine Überzeugung ein, ich behaupte mich, weil ich gemobbt werde, ich bringe mich in dieses Projekt ein, ich stehe mit meiner ganzen Kraft für meine Überzeugung gerade, ich drücke mich in der Welt aus, ich stehe zur Verfügung. Was macht hier den Unterschied aus: »Ich kämpfe gegen Glyphosat« und »Ich mache mich für eine glyphosatfreie Landwirtschaft stark«?

Ich vermute, Sie erkennen, das sich schon in der Wortwahl unsere Energiezustände spiegeln: Kämpfen treibt uns weg von uns selbst. Kämpfen wir, verlieren wir unsere Achse und unser Lebenszentrum. Im Selbstverlust stehen wir nun im (Über)Lebenskampf. Unsere Energie ist geschwächt, wir sind dadurch weniger sicher, mehr in die Verteidigungshaltung getrieben und befürchten Angriffe. Wir haben potenzielle Gegner. Auf diese Weise riskieren wir neuen Krieg in unserer Welt, auch wenn unsere Absicht positiv ist.

Aus der Perspektive der Ganzheit ist aber noch etwas anderes sehr wichtig: Kämpfen wir gegen das, was ist, weil wir vielleicht finden, dass die Realität, zum Beispiel Umweltverschmutzung oder Artensterben, schlecht ist, polarisieren wir und initiieren neue trennende Kräfte. Lehnen wir etwas im Außen ab, lehnen wir auf der Ebene der Ganzheit einen Teil von uns selbst ab. Wir kreieren eine Spaltung im großen Ganzen. Daher ist es in der Erfahrung von Ganzheit wichtig, nicht zu kämpfen.

Haben wir uns jedoch selbst und unsere ganze Energie, so dass wir aktiv aus der Fülle unserer Lebenskraft heraus handeln können, stehen wir stark im Leben und müssen Gegenkräfte nicht als feindlich erfahren. Aus unserer Zentriertheit heraus empfinden wir Verantwortung, wir setzen uns für unsere Überzeugungen ein und haben Teil an der Gestaltung unserer Umwelt. Darin sind wir präsent und friedvoll, denn wir finden keine Gegner vor, nur Andersdenkende. Werden wir angegriffen, behaupten wir uns mit der ganzen Kraft, die wir aus unserem Energiefeld und aus der Zentriertheit unserer Achse gewinnen. Andere Meinungen, Gegenkräfte, Haltungen von Ignoranz oder Unrecht, wir bekämpfen sie nicht mehr, polarisieren und schaffen dadurch neuen Krieg. Es wird möglich, uns für unsere Einsicht einzusetzen, zur Disposition zu stehen, so wie wir sind, und Frieden zu nähren.

Betrachten wir die Energiebewegungen, wird es noch einmal deutlich: Kämpfen wir gegen jemanden, geht mit dem Bewusstsein unsere Energie in das gegnerische Energiefeld. Das wird vom anderen als Übergriff erfahren. Ebenso ergeht es uns selbst, wenn jemand seine Energie in unser Feld schießt, denn wir fühlen uns eingeengt, bedrängt, verletzt und dadurch bedroht. Beim Kämpfen werden die Energien in der Horizontalen bewegt. Schon sind wir im Kriegszustand. Ich habe es zwanzig Jahre beobachtet: Auch meine Teilnehmer, die für etwas kämpften, haben ihre Energie horizontal bewegt. Die horizontale Energiebewegung entspricht unserer Konvention von Kampf.

Bleiben wir dagegen bei uns und treten für uns oder etwas ein, bleibt unsere Energie in unserem eigenen Energiefeld. Auch wenn wir das mit großer Kraft tun, bleibt die Energie innerhalb unserer Energiefeldgrenze. Wir könnten sogar mit dem Fuß aufstampfen, um uns Nachdruck zu verleihen, aber wir halten unsere Energie innerhalb der Energiefeldgrenze und achten darauf, dass sie sich vertikal bewegt. Auf diese Weise bleiben die Gewalt, der Übergriff aus und damit ein Angriff von unserer Seite. Wir schaffen Frieden. So hat Mahatma Gandhi einst den gewaltfreien Widerstand umgesetzt.

Um Frieden für uns selbst und andere zu schaffen, müssen wir die Energien aus der Horizontalen in die Vertikale lenken. Unsere Kraft wird dadurch nicht etwa weniger, sondern sie wird tatsächlich viel größer. Vor allem bleiben wir auf diese Weise an unserer Sache dran. Wir setzen nach, können auf freundliche oder deutliche Weise überaus hartnäckig sein, wenn nötig. Wahre Macht hat hier ihren Ursprung. Macht im Sinne von »machen«, bewirken, von größtmöglicher Wirksamkeit.

»Die stählerne Magnolie« nenne ich diese Haltung der vertikalen Energielenkung: stahlhart in der Vertikalen – und hier liegt die Macht –, aber eine weiße Blüte in der horizontalen Ausdrucksform anderen gegenüber.

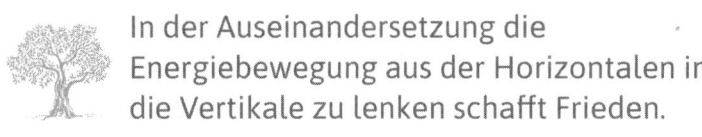

In der Auseinandersetzung die Energiebewegung aus der Horizontalen in die Vertikale zu lenken schafft Frieden.

In der eigenen Grenze unabhängig werden

Was geht in Ihnen vor, wenn Sie sich klarmachen, dass Sie genug Fülle und Lebensenergie haben, um sich innerhalb Ihrer Energiefeldgrenze offen, ganz und vollständig zu fühlen? Für Ella war es eine Offenbarung. Aber nicht immer können Menschen die energetische Fülle innerhalb ihrer Wohlfühlgrenze gleich für sich annehmen.

Karin, eine Kursteilnehmerin, sagte hierzu: »Ich habe Angst, dass ich dann keinen mehr brauche, wenn ich mir selbst genüge. Wie soll denn dann eine Beziehung funktionieren?«

Karin verwechselt leider Beziehung mit Abhängigkeit.

Wir alle haben früh gelernt, dass alles Gute von außen kommt. Am Anfang unseres Lebens war es schließlich unsere Mutter, die uns alles gab, was wir zum Überleben brauchten. So ticken wir unbewusst ein Leben lang weiter. Unsere tiefe Prägung aus dieser frühen Zeit lautet: »Das, was ich brauche und was mich vollständig macht, kommt von außen.« Erst wenn wir uns das wirklich klarmachen und es körperlich fühlen, können wir uns neu orientieren: von außen nach innen. Hier liegt das Geheimnis, erwachsen und eigenständig werden.

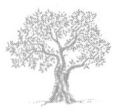

Alles Gute, was wir zum Leben brauchen, kommt von innen, nicht von außen.

Das Beispiel von Ella kann uns zeigen, dass wir nicht außenorientiert bleiben müssen, weil wir unbemerkt die frühkindliche Abhängigkeit von unserer Mutter wiederholen. Manche Menschen beharren allerdings hartnäckig darauf, dass alles, was ihnen fehlt, von außen kommen muss. Die tief in den Datenspeichern verankerte Forderung an die Außenwelt, ihre Bedürfnisse zu erfüllen, werden sie nicht von heute auf morgen abstellen können. Aber die Entscheidung für eine neue Ausrichtung von außen nach innen ist uns allen sofort möglich. Und wir können auf diese Entscheidung hin die Achse und die Energiefeldgrenze üben! Wenn wir jedoch auf unserer Außenorientiertheit beharren, werden wir abhängig bleiben. Wir werden keine Energiefeldgrenze haben und weiterhin im Lebenskampf stehen.

Für den Lebenskampf zahlen wir einen hohen Preis. Wir haben etwas verloren, an das wir uns nicht einmal mehr erinnern. Aber in unserer Getriebenheit ist der Verlust allgegenwärtig. Und unser Körper weiß es, denn er erinnert sich.

Außenorientierung und Lebenskampf oder den Weg nach innen gehen und innerhalb der Wohlfühlgrenze unser inneres Zuhause und unsere Ganzheit finden – das ist hier die Frage.

Übung 12: Innerhalb der Wohlfühlgrenze unabhängig werden

Bitte legen Sie die Kordel oder das Seil für Ihre Energiefeldgrenze bereit.

Nehmen Sie den richtigen Sitz ein, und denken Sie an eine Situation, in der Sie sich angegriffen oder ungerecht behandelt fühlen, sodass Sie verärgert sind und sich verteidigen wollen. Vielleicht ist es auch dieselbe Situation wie in der Übung 11. Was genau bringt Sie aus der Fassung? Wie heißt Ihr Trigger?

Schreiben Sie den Trigger, Angriff oder Übergriff auf ein Blatt Papier, so wie Ella den viel zu kleinen Bonus auf das Blatt notierte. Legen Sie das Blatt drei Meter von sich entfernt umgedreht auf den Boden.

Vergessen Sie, was Sie eben notiert haben, und nehmen Sie nun gleich mehrere Achsenatemzüge hintereinander durch Ihren Körper: Sie ziehen die Atemluft von unten im Strohhalm hoch, und Sie schieben sie im Strohhalm wieder hinunter.
Der Atem endet, wenn die Lungen beim Einatmen voll sind, beim Ausatmen leer. Genau hier ist jeweils der Umkehrpunkt im Strohhalm.

Jetzt legen Sie Ihr Grenzseil so um sich herum, dass es genau den Raum markiert, den Sie in diesem Moment brauchen, um sich zu entspannen. Sie nehmen jetzt Ihren Eigenraum ein, den Zustand, in dem Sie sich sicher und entspannt fühlen und frei atmen.

Nun drehen Sie das Blatt um und legen es, Text nach oben, außerhalb und nahe Ihres Grenzseils auf dem Boden ab. Nehmen Sie Ihren Eigenraum innerhalb der Energiefeldgrenze wieder ganz ein, spüren Sie sich selbst, und atmen Sie bewusst. Vielleicht können Sie jetzt auch durch die Achse atmen.
Schauen Sie das Blatt an, und nehmen Sie seinen Inhalt auf, ohne den bewussten Atem aufzugeben.
Vielleicht fühlen Sie Spannung, die im Körper ansteigt.

Vielleicht schlägt Ihr Herz schneller.

Atmen Sie konstant durch die Achse. Entspannen Sie sich!
Lassen Sie sich Zeit, sich an den Trigger *außerhalb* Ihrer
Energiefeldgrenze zu gewöhnen, *ohne* Ihren Achsenatem
aufzugeben.

Atmen Sie, während Sie Ihren Trigger wahrnehmen und
fühlen, so lange, bis Sie völlig ruhig sind. Bis Sie »entkoppelt« haben, so wie Ella es uns gezeigt hat.
Ihr Trigger hat nichts mit Ihnen persönlich zu tun!
Jetzt können Sie sich im Zustand Ihrer Energiefeldgrenze
in aller Ruhe überlegen – ohne den Achsenatem aufzugeben –, wie Sie mit Ihrem Trigger umgehen möchten.
Vielleicht gar nicht, wie Ella. Vielleicht möchten Sie aber
auch angemessen Stellung beziehen oder handeln, sodass
Ihre Aktion Ihnen dienen und die Situation in Ihrem
Sinne verbessern wird.

Experten der Ganzheit

Ja, liebe Leserin und lieber Leser, *Ganzheit* ist das Schlüsselwort.
Ich habe den inneren Weg zur Ganzheit immer wieder benannt.
Ganzheit – ein einfaches kleines Wort. Acht Buchstaben. Dahinter
jedoch verbirgt sich eine andere Welt, ein neues Universum. Es ist
eine spürbar veränderte Lebenserfahrung. Wir werden Zeit brauchen, um uns da heranzutasten.

Ella hatte nicht gewusst, dass sie sich selbst so voll und vollständig fühlen konnte. Dass sie in dieser Erfahrung bei sich war
und keine äußere Bestätigung brauchte. Sie war sie selbst und sich

selbst genug. Sie hatte nicht geahnt, wie erfüllend dieser Zustand sein würde. Und ich habe noch keinen Menschen in diesem Zustand erlebt, bei dem es nicht so war. Jetzt möchte ich Ihnen Menschen vorstellen, die Ganzheit *ganz* genau kennen.

Haben Sie, liebe Leserin und lieber Leser, schon einmal einem Neugeborenen in die Augen geschaut? Die Eltern unter Ihnen können sich sicherlich erinnern. Wenn Sie das nächste Mal die Gelegenheit haben, tun Sie es. Schauen Sie einem neugeborenen Baby in die Augen. Sie werden entdecken, dass der Blick des Babys leer ist. Es fokussiert Sie nicht, obwohl es Sie wahrnimmt. Falls es Ihnen gelingt, sich tiefer einzufühlen, empfinden Sie seinen Zustand besonders. Sie spüren, dass das Baby an einen großen Raum angeschlossen ist. Dies ist der Raum, den Sie in seinen Augen wahrnehmen. Sie können durch seine Augen direkt in die Leere und Weite eines großen Raumes eintauchen. Das Baby ist eins mit diesem Raum. Es ist verbunden und ungetrennt.

Das Baby weiß nicht, wer es ist. Es ist einfach nur da. Der große Raum, aus dem heraus das Baby da ist, ist der Raum des *Daseins*. Das Energiefeld des *Seins*. Der Raum der *Ganzheit*.

Das Baby spürt seinen Körper und sein Dasein unmittelbar. Es hat noch keinerlei Abwehr. Es ist vollkommen lebendig. Seine Lebensenergie fließt frei in seinem kleinen Körper und in seinem Energiefeld. Heißt das, das Baby hat eine Energiefeldgrenze? Jawohl. Das Baby hat eine energetische Grenze. Seine Energiefeldgrenze bringt es von Geburt an mit. Man könnte die natürliche energetische Grenze des Babys als seinen individuellen Anteil an der Energie des großen Raumes beschreiben, mit dem das Baby eins ist.

Wenn die Lebensumstände für das Baby gut sind, ist es einfach nur da, in einem verschmolzenen, süßen Glücksgefühl. *Eins* mit dem *Dasein*. Haben Sie wahrgenommen, wie das Baby atmet? Sein ganzer Körper atmet. Sie sehen zu, wie sich die Energiebewegung seines Atems ungehindert durch den ganzen Körper fortpflanzt. Das Baby atmet von den kleinen Zehen bis in die Haarspitzen. Der gesamte Körper des Babys ist von der geatmeten Lebendigkeit des großen Raumes durchströmt. Der große Raum ist das unmittelbare Leben, die Existenz selbst. Das Baby ist in dem Raum. Der Raum ist im Baby. Beide sind *eins*.

Das Baby kennt die Ganzheit.

Sie kennen die Ganzheit.

Auch Sie waren einmal dieses Baby.

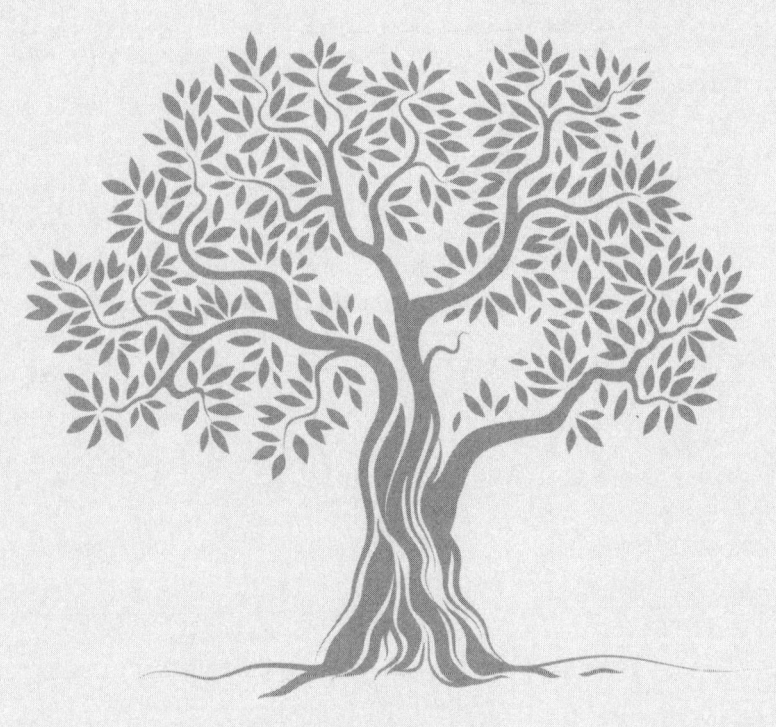

Teil drei

Die Trennung überwinden

Die Sache mit der Leere

Alle Menschen auf diesem Planeten haben ihr Leben gleich begonnen. Wir alle waren einmal das Baby in der Ganzheit. Auch wenn unsere Startbedingungen nicht ideal waren, zu irgendeinem Zeitpunkt haben wir Ganzheit erfahren. Da wir aus der Ganzheit kommen, kennen alle Menschen die Ganzheit.

Für uns Erwachsene ist es anders. Wir haben im ersten Teil des Buches vom Verlust der Ganzheit gesprochen. Wir haben erkannt, dass unser Lebenskampf die Folge vom Verlust ist, weil wir unseren Eigenraum und damit unsere Geborgenheit im Dasein verloren haben. Uns nach vorne, nach hinten, seitlich, oben oder unten zu verteidigen bedeutet ständige Aktivität. Wir haben das *Sein* verloren.

Es muss also etwas geschehen sein auf dem Lebensweg vom Baby zum Erwachsenen. Vielleicht ist es so, dass Sie, lieber Leser und liebe Leserin, jetzt denken:»Die Antwort ist ja wohl klar, es handelt sich um die Prägungen und Verletzungen aus meiner Vergangenheit. Das ist mir bekannt. Das hab ich sogar schon bearbeitet! Das wollen wir jetzt hoffentlich nicht noch einmal aufrollen.«

Das würde ich nur zu gut verstehen, und mir selbst ginge es in dem Fall wohl ähnlich. Da wir uns allerdings gemeinsam auf die innere Reise zur Ganzheit gemacht haben, kommen wir um den so entscheidenden Aspekt unserer Geschichte nicht herum. Denn es ist ja unsere Geschichte, die in den Datenspeichern unseres Energiesystems festgehalten ist. Sie hat Abwehr und Kontraktion in unsere Körper gebracht. Unsere Geschichte hat unsere Persönlichkeit geformt. Und sie ist es, die uns von der Ganzheit trennt.

Ich will aber versuchen, das Geschehen in diesem Buch anders, nämlich aus der Sicht der Ganzheit, zu beschreiben. Quasi schauen wir von der anderen Seite auf unsere menschliche Entwicklung. So als ob wir noch angeschlossen wären an den Zustand der Ganzheit. So als ob wir das wahre Sein noch nicht verloren hätten.

Sie werden es an meinen Beschreibungen merken: Ich nutze eine Sprache der Verbundenheit. Sie klingt anders. Versuchen Sie meine Worte mehr zu fühlen, als intellektuell zu erfassen. Versuchen Sie sich ein wenig auf das einzulassen, was meine Sprache transportiert. Dann werden Sie es fühlend verstehen. Denn der Verstand kann Ganzheit nicht erfassen. Ganzheit ist eine Erfahrung, die über den Verstand hinausgeht.

Übung 13: Reflexion

Auf der nächsten Seite beschreibe ich Ihnen, wer Sie aus dieser Perspektive heraus wirklich sind.

Überschlagen Sie diese Seite nicht zu schnell. Denn es steckt eine sehr tiefe Wahrheit darin. Atmen Sie lieber durch Ihre Achse, fühlen Sie sich präsent, und lassen Sie einige Minuten auf sich wirken, was Sie da sehen.

Sind Sie bereit? Ja?

So, jetzt blättern Sie bitte die Seite um.

Ja, liebe Leserin und lieber Leser.

So hat es angefangen. So haben wir alle angefangen.

Leere. Ein unbeschriebenes Blatt.

Frei fließende Energien. Keine Persönlichkeit.

Das ist die Situation am Anfang unseres Erdenlebens.

An diesem Punkt haben viele Menschen Einwände. Die Sache mit der Leere haben sie schon von den Buddhisten und aus anderen Zusammenhängen gehört, sagen sie mir. Und dass man sich befreien kann, wenn man etwas loslässt, verstehen sie auch. Was aber soll an der Leere erstrebenswert sein? Kriegen vielleicht auch Sie, lieber Leser und liebe Leserin, eher die Krise, wenn Sie sich das leere Blatt vor Augen führen? Sagen Sie mir, die Sache mit der Leere sei ja schön und gut, aber Sie würden doch lieber ein abgeschottetes Ich ohne Grenze zum Anfassen bleiben? Denken Sie sich, verloren sei immer noch besser als leer?

Ich fände Ihren Einwand sehr verständlich. Von meinen Seminarteilnehmern kenne ich die Vorbehalte gut, wenn sie sich tief öffnen, der Leere zu begegnen. Nur: Sie haben hier ein kleines Detail übersehen. Wir Menschen wissen nicht mehr, wie sich der Zustand der Ganzheit tatsächlich *anfühlt*. Und wovon die Leere *leer* ist. Wenn wir vor dem Neuen nicht zurückschrecken und die Erfahrung der Leere in dem Moment zulassen, machen wir nämlich eine erstaunliche Entdeckung: Wir entdecken, dass die Leere gar nicht leer ist.

Warum die Leere nicht leer ist? Schließlich wird sie Leere genannt! Komische Leere, die nicht leer ist, oder?

Aber die Leere enthält alles. Alles, was existiert. Alle Existenz. Die Leere ist die Existenz selbst. Die Leere ist also eigentlich voll. Ebenso voll wie leer. Die Leere wird von uns als Leere empfunden, weil sie von etwas ganz Bestimmtem leer ist. Dieses ganz Bestimmte sind die Verfestigungen aus den Mustern unserer Persönlichkeit – unsere Ich-Struktur also. Das dichte Gefühl, wenn wir uns selbst wahrnehmen. Menschen erfahren den Zustand der Leere erst, wenn sie sich so tief geöffnet haben, dass sich Anteile ihres »Ich«-Gefühls wieder aufgelöst haben. Lösen »Ich«-Anteile sich auf, empfinden wir im ersten Moment ihre Abwesenheit. Es ist die Abwesenheit von unserem gewohnten verfestigten »Ich«-Gefühl. Es fühlt sich leer an. Bis zu dem wunderbaren Augenblick, in dem wir bemerken, dass ganz viel da ist. Was ist da? Und wieso ist das Wohlgefühl so groß? Wovon kann die Leere voll sein?

Die Antwort lautet: Energie. Die Leere ist voll von frei fließender Lebensenergie und allen Energien der Ganzheit. Es ist also das *Sein* selbst, das wir in der Leere finden. Selbst unser fester Körper besteht aus der Leere. Er ist aus ihrer Energie zusammengesetzt. Im Körper schwingen die Atome, aus denen er zusammengesetzt ist, nur vergleichsweise langsam. Daher ist der Körper so dicht, dass wir ihn anfassen können. Einstein hat uns das schon im letzten Jahrhundert mit seiner berühmten Formel $e=mc^2$ gezeigt. Die radikale Wahrheit dieser Formel bedeutet, dass es, schwingt die Masse schneller, irgendwann keine feste Masse zum Anfassen, also keine Materie mehr gibt. Sie löst sich auf und wird feinstofflich. Alles und jedes ist aus Schwingung zusammengesetzt.

Exakt das ist es, was Energieheiler im Energiefeld wahrnehmen können.

Unsere feinstofflichen Körper schwingen schneller. Wir können sie nur mit einer erweiterten Wahrnehmung erfassen. Denn sie sind nur noch Energie und nicht mehr fest.

In der Leere erfahren wir zuerst aber eine Substanz, die in der Schnelligkeit ihrer Schwingung genau zwischen dem physischen Körper und seinen Energiekörpern angesiedelt ist. Sie ist nicht mehr körperlich, aber auch noch nicht energetisch. Sie hat verschiedene Erscheinungsformen und ganz viele Farben, man kann sie sich zähflüssig vorstellen, wie Honig. Diese Substanz ist unsere Wesensessenz. Sie ist unser wahres Wesen, unser inneres paradiesisches Land, in dem Milch und Honig fließt.

Unsere wahre Persönlichkeit

Wie es sich anfühlt, wenn die Lebensenergie frei in uns fließt und wir unsere Wesensessenz erfahren wie damals als Babys, das haben wir vergessen. Davon sind wir mittlerweile getrennt. Früher oder später werden wir alle getrennt. Es bleibt den wenigsten von uns erspart. Aber wenn wir uns an das wunderbare Wohlgefühl erinnern könnten, an das Gefühl von Verbundenheit, von Sicherheit, von Süße und Liebe, das die Wesensessenz uns vermittelt, dann würden die meisten von uns sich, so schnell es geht, auf den Rückweg machen.

Würden wir die Leere zulassen, wenn sie sich uns zeigt, dann würden wir mit der Wesensessenz eine andere Art von Persönlichkeit in uns entdecken. Es ist die Persönlichkeit unseres wahren Wesens. Sie ist aus vielen Eigenschaften der Ganzheit in individueller Weise zusammengesetzt. Unsere essenzielle Persönlichkeit ist offen, frei und durchlässig.

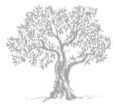 Unsere wahre Persönlichkeit besitzt die guten Eigenschaften der Ganzheit.

Unsere wahre Persönlichkeit ist vollkommen angeschlossen, verbunden und vertrauensvoll. Jetzt ahnen Sie vielleicht, warum viele Menschen eine unbestimmte Sehnsucht in sich tragen. Wir sehnen uns danach, mit den Eigenschaften unseres wahren Wesens wieder in Kontakt zu sein und sie in der Welt auszudrücken. Die meisten von uns fühlen sich nicht gesehen, wenn man unsere ursprüngliche Gutheit nicht anerkennt. Trotz aller Getrenntheit tragen wir eine vage Ahnung unseres wahren Wesens in uns. Ein Echo klingt in uns. Der Rückweg wäre deshalb so wichtig, weil … ja, weil unser wahres Wesen so wunderschön ist. Unser wahres Wesen ist voller Liebe, Vertrauen und Mitgefühl. Es ist auf seine individuelle Weise stark und kraftvoll. Es kennt die Freude und kann auch ganz verspielt sein. Es kann sehr klar, still und weit sein. Immer ist es offen. Es liebt die Wahrheit. Es hat Zugang zum Wissen der Ganzheit und es erkennt intuitiv. Unser wahres Wesen kennt seinen essenziellen Wert. In ihm ist Frieden, Sicherheit und ein tiefes Bewusstsein seiner Existenz, das Wissen, vollkommen da, ganz und frei zu sein.

Diese und viele weitere Eigenschaften unseres wahren Wesens fließen tief in unserem Körper, da, wo er sich in die Energieebene hinein öffnet.

Mein Traum von der Schilfrohrflöte

Als Kind war ich mir der Leere bewusst. Ich konnte es spüren, dieses unbeschreibliche Wohlgefühl, das pure Dasein. Als ich dann aber durch meine schwierigen Erfahrungen zunehmend eingeengt und innerlich von mir getrennt wurde, konnte ich mich nur noch an diese wunderbare Freiheit erinnern. Vielleicht hatte ich es irgendwo aufgeschnappt, aber ich fing an zu träumen: Ich wollte ein hohles Schilfrohr sein, innen ganz leer, und darauf sollte der liebe Gott seine Flöte spielen. Vielleicht wusste meine Seele damals schon, dass ich heute diese Arbeit machen würde … Der Achsenatem steht ja für das Blasen der Flöte. Er durchströmt unser inneres Rohr, und wir werden wieder frei. Es ändert nichts, dass ich das Schilfrohr heute Strohhalm nenne.

Solange wir im Selbstverlust sind, ist das innere Rohr verstopft. Die Lebensenergie fließt schwach hindurch, und wir sind innerlich eingeengt. Wir können aber bewusst atmen und erlauben, dass die Lebensenergie uns langsam wieder öffnet. Das innere Rohr wird weiter. Leere beginnt sich zu entfalten. Wenn wir der Leere in uns Raum geben, wird es die wunderschöne, strahlende Kraft unseres wahren Wesens sein, die eines Tages wieder in uns hervorkommt. Sie lässt uns selbstbewusste, liebende und verbundene Menschen sein. Die frei fließende Lebensenergie ist es, die unserem wahren Wesen die Türen öffnet, um wieder hervorzukommen und uns zu erfüllen.

Wie sich unser »Ich« gebildet hat

Zu Beginn unseres Lebens waren wir transparent für die Energieflüsse der Ganzheit. Nach und nach wurden wir von Lebenserfahrungen geprägt. Warum aber haben wir die Ganzheit verloren? Sehen Sie jetzt, wie Erfahrungen aussehen, die Babys, gerade auf der Erde angekommen, machen können.

Das neugeborene Baby Aaron hat das große Glück, sehr einfühlsame Geburtshelfer zu haben. In Schwerstarbeit hat Aaron sich durch den Geburtskanal gekämpft, wobei Mama nach Kräften mithalf. Alles ist gut gegangen, und endlich hat er das Licht der Welt erblickt. Erschöpft und zufrieden liegt er jetzt auf Mamas Bauch. Die Nabelschnur pocht noch. Mama hält ihn warm, und jetzt schauen sich beide in die Augen. Ein Moment tiefster Intimität. Es ist nicht so sehr das Sehen der Augen. Es ist das Sich-Erspüren. Das Erkennen der Energiefelder, das Wahrnehmen dessen, was schwingt. Ein Moment, der für das weitere Leben der beiden von entscheidender Bedeutung ist. Aaron erspürt Mama: Wie schwingt sie? Wie fühlt sie sich an? Ist sie voller Liebe? Was schwingt mit in der Art, wie sie mich anschaut? Erkennt sie, wer ich bin? Fühlt sie meine Seele? Welche Wellen fließen von ihr durch mein Sein? Ist es angenehm? Ist es süß? Ist es geborgen? Riecht es gut? Die Wellen fühlen sich warm an, sanft und geborgen, weich und weit. Aaron fühlt sich tief angenommen. Mama ist voller Liebe. Sie wird gut für ihn sorgen. Alles ist gut. Sein Körper ist voller Vertrauen, offen und völlig durchlässig. Alles fühlt sich sanft an und ruhig und süß und endlos weit und warm. Aaron schläft ein.

Patrizia wurde gleich nach der Geburt von Mama weggenommen. Eine Schwester mit kalten Händen hielt sie an den Füßchen, hängte sie kopfüber und gab ihr einen kräftigen Klaps auf den Po. Vor Schreck japste sie nach Luft – und schrie! Sie hatte sich noch gar nicht von dem Schock erholt, dass die Nabelschnur durchgeschnitten worden war. Sie dachte, sie muss sterben, so ruckartig wurde die vertraute Versorgung gekappt. Schwer nahm sie Luft in ihre kleinen Lungen auf. Kaum hatte sie sich an ein paar Atemzüge von dieser rauen Luft gewöhnt, wischte irgendjemand ihr die Augen aus. Es brannte. Patrizia schrie aus Leibeskräften. Es war ja unerträglich hier! Ihr kleiner Körper zog sich zusammen. Die Haut zog sich zusammen. Das Schreckliche wollte sie nicht fühlen müssen! Irgendwann fand sie sich in warmem Wasser wieder. Das kannte sie, ja, das war vertraut. Ein wenig entspannte sie sich wieder. Aber es war nicht dasselbe. Irgendetwas rieb auf ihrer Haut. Es drückte zu stark. Wieder zog sich etwas in ihr zusammen. Im Bauch war es viel besser gewesen. Dann wurde es noch schlimmer. Das Reiben auf ihrer Haut ging weiter, etwas schob und drückte und zerrte auf ihr herum; später würde man von ihr ein Foto machen in ihrem süßen Strampelanzug … Patrizia schrie. Wo war Mama?

Durchatmen, liebe Leserin und lieber Leser! Vielleicht nehmen Sie ein paar tiefe Atemzüge durch Ihre Achse, denn Ihnen wird gerade etwas klar, nehme ich an: Während Aaron entspannen und in seinem wunderbaren Zustand von Ganzheit bleiben durfte, wurde Patrizia jäh herauskatapultiert.

Um die für Patrizia unangenehmen und bedrohlichen Körpererfahrungen auszuhalten, zog sie sich zusammen. Ihre Lungen zogen sich im Schreien zusammen, ihre Haut spannte sich in Abwehr an, und der freie Fluss der Lebensenergie durch ihren kleinen Körper wurde schon in ihren ersten Minuten auf der Welt eingeschränkt. Am Nabel ist die unterbrechende Erfahrung so stark gewesen, dass sich ein Areal von energetischer Trennung gebildet hat. Hier drehen sich die Atome ihres Gewebes jetzt gegenläufig und langsamer. Energetisch sehe ich die Dichte des Nabelschocks in der feinstofflichen Ebene. Hier fließt die Lebensenergie nur noch eingeschränkt. Das Zellbewusstsein in diesem Areal ist getrennt von der Lebensenergie. Was wir über Ganzheit nun zu verstehen beginnen:

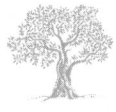 Ganzheit bedeutet, durchlässig zu sein für die Lebensenergie.

Wie anders die Realität von Kindern sich anfühlt: Wir haben es fast vergessen. Aber genau durch die Diskrepanz zwischen der kindlichen Erfahrungswelt und dem Ich-Gefühl der Erwachsenen entstehen die Prägungen und Verletzungen, die die Kinder aus dem freien Fluss der Ganzheit herausfallen lassen.

Babys sind am Anfang ihres Lebens offen, durchlässig und an die Energieströme der Ganzheit angeschlossen. Ihre Aufgabe ist es nun, mit der neuen Welt in Kontakt zu kommen und sich den Umständen anzupassen, die sie vorfinden.

Wir alle wissen, wie sensibel wir sind, wenn wir uns offen und verletzlich fühlen. Jemand braucht uns nur scharf anzugucken, und sofort, wie ein Reflex, schnürt sich alles in uns zusammen. Das ist auch bei Babys und Kindern nicht anders. Deshalb brauchen Kinder eine zarte, einfühlsame Umgangsweise. Ihr kleiner Körper möchte sich langsam mit den Gegebenheiten ihrer Umwelt anfreunden, ohne sich schützen und verschließen zu müssen. Denn im ganzheitlichen Zustand fließen die Energien frei im kindlichen Körper.

Ich möchte Ihnen jetzt beschreiben, welche Erfahrungen heranwachsende Kinder machen. Wenn wir uns ihr Erleben vor Augen führen, werden wir schlucken. Denn wir alle tragen ähnliche Kindheitserfahrungen in unseren Datenspeichern. Sie werden sehen, dass es keine extremen Geschichten sind. Es sind die Geschichten der inneren Trennungen, die wir alle erlebt haben, weil unsere Eltern ihr ganzheitliches Bewusstsein verloren hatten und unser am Anfang ganzheitliches Dasein nicht beantworten konnten.

Vielleicht nutzen Sie, bevor wir beginnen, die Gelegenheit, sich wieder im Achsenatem zu zentrieren und zu stabilisieren.

Übung 14: Den Achsenatem in unruhigen Momenten einsetzen

Setzen Sie Ihren Achsenatem gerade dann ein, wenn Sie unruhig, nervös oder emotional werden.
Wenn wir unruhig, nervös oder emotional werden, reagieren wir meistens in der Form, dass wir unser Bewusstsein nach außen wegschicken. Im gleichen Augenblick stehen wir aber im Lebenskampf und fühlen uns bedroht.

Dadurch verlassen wir uns selbst, und zwar gerade dann, wenn wir uns selbst am meisten brauchen: Wir brauchen uns, um uns selbst Halt zu geben, um uns zu stärken, zu beruhigen, um dem standzuhalten, was das Leben gerade von uns fordert und um bestmöglich für uns handeln zu können.

Atmen Sie daher jetzt durch Ihre Achse. Tun Sie es so lange, bis Ihr Achsenatem spürbar und kraftvoll fließt, *während* Sie nervös oder emotional sind.

Ziehen Sie die Atemluft von unten im Strohhalm ein, und schieben Sie sie im Strohhalm wieder hinunter.
Der Atem endet, wenn Ihre Lungen beim Einatmen voll sind, beim Ausatmen leer. Genau hier ist jeweils der Umkehrpunkt im Strohhalm.
Achten Sie darauf, die Atemluft wirklich auf den Strohhalm zu fokussieren.

Versuchen Sie, noch ein paar Achsenatemzüge zu nehmen, während Sie gleich weiterlesen. Falls Sie emotional werden, unterbrechen Sie Ihre Lektüre kurz, und atmen Sie wieder durch Ihre Achse, bis die Emotion durch Sie hindurchgelaufen und abgeebbt ist.

Wenn Sie die Erfahrungen der Kinder, die hier geschildert werden, traurig finden, ist es wichtig, sich Folgendes klarzumachen: Das, was uns in Wahrheit traurig stimmt, ist, dass wir die inneren Unterbrechungen mitfühlen, denn wir haben sie selbst erlebt. Aus der Sicht der Ganzheit begreifen wir die Trennung, die Kinder erfahren, und wir verstehen, dass sie wehtut. Aus der Perspektive der

Ganzheit wird uns somit das, was wir verlieren, plötzlich sehr deutlich. Es ist also der sich schrittweise vollziehende Verlust der Ganzheit selbst, der uns in Wahrheit traurig macht.

Senta ist 18 Monate alt. Senta wacht aus dem Nachmittagsschlaf auf. Sie schreit nach Mama. Eine Frau kommt. Sie riecht anders. Ihr Gesicht hat andere Merkmale. Senta erschrickt. Sie schreit. Mama muss sofort kommen. Sie nimmt alle verfügbaren Kräfte zusammen und schreit lauter. Ihre Stimme überschlägt sich, wird durchdringend und panisch. Wird Mama nie mehr kommen? Ihre Kraft lässt schon nach. Sie hat große Angst. Alles schlägt über ihr zusammen. Sie hat das bedrohliche Gefühl, sich aufzulösen. Irgendwann ist sie still. Sie findet sich auf dem Arm der Frau wieder. »Du kennst mich. Ich bin Tante Anne. Mama ist im Krankenhaus. Dein Brüderchen kommt früher als geplant.«

Was ist in Sentas Körper-Seele geschehen? Energetisch nehmen wir tiefe Veränderungen wahr: Die Lebensenergie des Kindes hat sich im Schreien verausgabt. Ihre Lungen, ihr Herz und ihr Bauch sind im Erleben der Panik stark beansprucht worden. Die Gewebe reagieren: Die Zellflüssigkeit in vielen betroffenen Zellen fließt nicht mehr. Sie ist erstarrt. In der Energiestruktur entstehen Unterbrechungen. Im atomaren Feld sind Schockareale entstanden, in denen die Atome sich jetzt gegenläufig und verlangsamt drehen. Energetisch sehe ich dichte Nebelwolken. Das Zellbewusstsein wurde hier von der Lebensenergie getrennt, und die betroffenen Zellen sind plötzlich von ihrer lebendigen Erfahrung abgeschnitten. Hier kann das Kind sich selbst nicht mehr spüren. Senta verliert die Verbindung zu ihrem wahren Wesen: Vorher war sie im *Sein*, angeschlossen, verschmolzen und sicher. Jetzt ist sie an diesen zellulär-energetischen Orten von sich selbst getrennt.

Nun wissen Sie so gut wie ich, liebe Leserin und lieber Leser, dass ähnliche Geschehnisse fortlaufend passieren. Niemand meint es in der Regel böse. Aber leider muss die empfindliche und unreife frühkindliche Seele viele trennende Erfahrungen machen. Dieselben Umstände, die Erwachsenen bei fehlendem Einfühlungsvermögen für die Welt ihrer Kinder völlig normal erscheinen, sind für ihre Kinder schmerzhaft, ängstigend und trennend.

Mittlerweile ist Senta sechs Jahre alt und geht in die erste Klasse. Mama soll sie von der Schule abholen. Senta steht vor der Toreinfahrt zum Schulhof. Alle Schüler sind schon weg. Sie steht allein da. Wann kommt Mama? Sie hat Angst. Sie weint. Sie denkt: Ich bin so allein. Niemand hat mich lieb. Mama hat mich nicht lieb. Ich bin kein gutes Kind. Warum bin ich nur nicht besser? Dann hätten sie mich lieb, und Mama wäre da, und ich wäre nicht so allein. Nach langer, langer Zeit kommt Mama im Auto an. »Da bist du ja«, sagt sie. »Ich hab zehn Minuten länger gebraucht, weil ich noch schnell zum Schuster gefahren bin, bevor der zumacht. Jetzt gibt's Mittagessen. Steig schnell ein!«

Ganze Areale in ihrem Körper-Energie-System haben sich über die wiederholte Erfahrung, alleingelassen zu werden, verschlossen. Verlassen zu sein ist ein extremer Stress für Senta. Wie jedes kleine Kind ist sie auf die lebenswichtige Liebe und Zuwendung ihrer Eltern angewiesen. Ihren trennenden Erfahrungen ist sie machtlos und hilflos ausgeliefert.

Irgendwann ist Senta von den entsprechenden Eigenschaften ihres wahren Wesens endgültig abgeschnitten. Senta hat keine körperlich fühlbare Verbindung mehr dazu, geliebt, verbunden und sicher zu sein.

Henry hat eine hektische Mutter. Sie spürt nicht, wie oft sie ihr Kind dadurch erschreckt. Henry wird mit der Wiederholung dieser für sein Nervensystem zu heftigen Reize von einem wunderbaren Grundgefühl der Ganzheit abgeschnitten: vom Gefühl der Sicherheit. Seine Zell- und Gewebsflüssigkeit erstarrt in vielen Regionen seines kleinen Körpers. Im Energiefeld sieht man hier ebenfalls erstarrte, getrennte Areale. Um diese Bereiche herum erkennt man Schockwolken. Hier drehen sich die Atome gegen den Uhrzeigersinn und sind dadurch viel langsamer. Das macht die Dichte an den verletzten Orten im Energiefeld aus. Das Zellbewusstsein ist hier von der Lebensenergie getrennt worden. Henry spürt sich dadurch selbst immer weniger. Seine Verankerung in sich selbst wird schwächer. Alles fühlt sich zunehmend unsicher an.

Henry ist ausgeliefert und ohnmächtig. Er kann seiner Mutter nicht sagen: »Stopp, erschreck mich nicht!« Er hat keine andere Wahl, als innerlich von sich selbst getrennt zu werden.

Unbewusst hindern wir die Lebensenergie daran, die Orte in uns zu durchströmen, deren Gefühle zu schmerzhaft für uns sind. Wir tun das, indem wir weniger und flacher atmen. Gleichzeitig spannen wir entsprechende Muskeln an, verhärten den Körper und machen uns dicht.

Die Lebensenergie wird so aus den Regionen im Körper verdrängt, wo sie unsere Gefühle bewegen würde. Die schwierigen Gefühle können nun nicht mehr feuern. Sie werden in uns stillgelegt und ins Unbewusste abgeschoben. Wir haben sie verdrängt und abgespalten. Im Körper, im Fühlen und im Denken ziehen wir uns auf diese Weise von schwierigen Erfahrungen zurück. Viele Male sind wir durch diese Art von Abwehr gegangen.

Und dann haben wir noch ein ganz besonderes Abwehrmuster entwickelt: das Denken.

Hanne, acht Jahre alt, ist überfordert. Ihre Eltern streiten sich ständig. Sie hat Angst, dass ihre Welt auseinanderbricht. Hanne grübelt und grübelt. Was kann sie nur tun? Wenn sie sich nur ganz viel Mühe gibt und sich noch mehr anstrengt, dann wird alles gut. Sie kann Mama und Papa zusammenhalten. Ganz bestimmt. Sie muss es nur richtig machen. Und sich ganz fest anstrengen.

Es tut Hanne im Körper und in der Seele weh, die ständigen verwirrenden Ausbrüche und Dispute ihrer Eltern ungeschützt zu spüren. Irgendwann startet sie eine Abwehr-Großkampagne: Sie verlässt den Ort des schmerzhaften Geschehens, den Körper. Hanne unterbricht ihren Kontakt mit dem körperlichen Fühlen und geht mit ihrer Aufmerksamkeit in den Kopf. Sie bewältigt ihre Not jetzt durch Denken. Das ständige Grübeln gibt ihr die Illusion, sie könne etwas tun. Tatsächlich aber erspart sie sich auf diese Weise das Fühlen ihrer Angst und ihrer schmerzhaften Erfahrung der elterlichen Auseinandersetzungen.

Gehen wir mit unserer Wahrnehmung in den Kopf, spüren wir unsere Körpererfahrung viel weniger. Ungute, im Körper spürbare Gefühle werden dadurch abgeschwächt und können unbeachtet bleiben. Indem sie aus der bewussten Wahrnehmung ausgeschlossen werden, werden sie langsam unbewusst. So werden der Körper und seine Gefühle abgespalten. Es scheint der beste Weg zu sein. Der Preis dafür aber ist, dass wir uns selbst nicht mehr spüren.

Kurz zusammengefasst, bedeutet dies: Zu starke Reize lassen in der Körper-Seele innere Brüche entstehen. Sie trennen die Vernetzung zwischen der Lebensenergie und dem Zellbewusstsein. Der Energiefluss in diesen Bereichen verändert sich, wird gegenläufig, verlangsamt, erstarrt. Solche inneren Orte fühlen sich hohl an und bohrend; diese Gefühle sind Ausdruck der Trennung von der Ganzheit und wirklich äußerst unangenehm. Jeder auch nur vorstellbare Mangel hat für uns Menschen genau hier seinen Ursprung. Weil es so extrem wehtut, oft auch einem wütenden Wundgefühl von Nervenenden ähnlich, zieht sich zum Schutz das angrenzende Gewebe zusammen. Verdichtungen bilden sich, Ausdruck unserer Abwehr. Die Lebensenergie kann auch hier nicht mehr frei fließen. In diesen Regionen besteht für uns jetzt keine Selbstwahrnehmung mehr. Die Verbindung zu uns selbst und zu unserem wahren Wesen ist verloren gegangen.

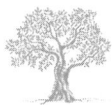 Wenn unser Körper sich zusammenzieht und abwehrt, verlieren wir die Verbindung zu unserem wahren Wesen.

Alex ist acht Jahre alt. Sie hat streichholzkurze Haare, trägt Jungenkleidung, ist ruppig, provoziert gerne und spielt am liebsten Fußball, wenn sie nicht gerade vor ihren Videospielen sitzt. Die Puppe, die sie vor ein paar Jahren geschenkt bekommen hat, liegt in einer Kiste im Keller. Papa ist der Größte. Das Tollste ist, wenn Papa sie am Wochenende auf den Fußballplatz mitnimmt. Da geht Mama nämlich nie mit. Und die kleine Heulsuse, ihre Schwester, erst recht nicht.
Papa ist tatsächlich ein bisschen stolz auf seine fußballbegeisterte Tochter. Obwohl er sich ja ursprünglich einen Jungen gewünscht hatte und erst mal ganz schön enttäuscht aus der Wäsche geguckt hat, dass ihm das passieren musste: zwei Mädchen! Wäre Alex ein Junge geworden, würde sie sicher mal besser spielen als er selbst. Echtes Talent hätte sein Sohn gehabt!

Sie erkennen schnell, liebe Leserin und lieber Leser, was in Alex vor sich geht. Uns allen würde es in ihrer Situation ähnlich ergehen.

Unser »Ich« formt sich, indem wir uns an unserer Umwelt orientieren. Das Wichtigste für Kinder ist es, denen zu gefallen, deren

Liebe sie dringend brauchen. Als kleine Kinder sind wir noch sehr durchlässig und dadurch sehr verletzlich. Wenn es dann geschieht, dass wir von unseren Eltern verletzt werden, sind wir dem völlig ausgeliefert. So wie wir individuell verschieden sind, können wir auch sehr unterschiedliche verletzende Erfahrungen machen: Wir erleben uns angegriffen, missachtet, verlassen, abgelehnt, ausgelacht, beschämt, manipuliert, unsere Grenzen werden überschritten. Wir haben keine andere Möglichkeit, mit solchen Ereignissen umzugehen, als unsere Körper-Seele abzuschotten, uns abzuschneiden und innerlich vom Erleben der für uns zu verletzenden Welt zurückzuziehen. Wir schätzen die Welt als feindlich und gefährlich ein. Die Welt, das sind zuallererst unsere Eltern. Aber auch diese Erfahrung muss verdrängt und abgespalten werden, denn als Kinder könnten wir es niemals aushalten, dass die Menschen für uns gefährlich sind, von deren Zuwendung unser Überleben abhängt.

Unsere wunderschöne lebendige Körper-Seele wird taub, rigide und verhärtet sich. Unsere energetische Durchlässigkeit geht dabei verloren.

Hinzu kommt, dass wir in unserem lebenswichtigen Bedürfnis nach Angenommensein alles bei uns selbst ablehnen, was unseren Eltern nicht gefällt und was uns ihre Ablehnung einbringt. So passen wir uns an die Eltern und die Umwelt an. Es formt sich daraus die Grundlage unseres »Ich«: unsere Identität, die Annahme dessen, wer wir sind.

Alex will für Papa der Junge sein, den er sich gewünscht hatte. Sie gibt sich wie ein Junge. Unbewusst lehnt sie das Weibliche in sich ab. So wird sie von vielen Eigenschaften der Ganzheit getrennt: von ihrem Selbstwert, ihrer wahren Stärke und ihren weiblichen Qualitäten wie Sanftheit, Empfänglichkeit, Intuition und Hingabe.

Lydia war 17 und die bewunderte Tochter ihrer Eltern. Sie hatte sich angekündigt, als ihre Eltern die Hoffnung auf ein lang ersehntes Kind schon aufgegeben hatten. Als die Schwangerschaft sich bestätigt hatte, war die Freude ihrer Eltern unbeschreiblich gewesen. Das hübsche Baby war bereits der Augapfel aller. Ihre Mutter vergötterte sie hemmungslos. Für beide Eltern war klar, dass ihre Tochter die süßeste, hübscheste, klügste und liebenswerteste Tochter auf der ganzen Welt war und viel wunderbarer als alle Kinder, die sie sonst kannten.

Weil Lydia dann auch noch eine gute Schülerin wurde und ihren Eltern keinerlei Probleme bereitete, war es ihr bald selbst klar, dass sie etwas ganz Besonderes sein musste. Sie war es gewohnt, dass man ihr jeden Wunsch von den Augen ablas. Da sie so hübsch war und ihre Augen so bezaubernd aufschlagen konnte, stand sie natürlich überall im Mittelpunkt. Sie wurde Klassensprecherin, und auch sonst gelang ihr einfach alles. Alle Jungs waren hinter ihr her.

Warum auch gute Erfahrungen uns von der Ganzheit trennen

Viele Menschen machen glücklicherweise überwiegend positive Kindheitserfahrungen. Trotzdem werden auch Kinder wie Lydia von der Ganzheit, vom wahren *Sein*, getrennt. Wie ist das möglich?

Vor ein paar Jahren kursierte eine wunderbar witzige Postkarte im Buchhandel. Diese Karte habe ich noch. Darauf sieht man drei große kräftige Männer mit Schiebermütze, die Hände in den Hosentaschen und breitbeinig im Machogang quer über die Straße schlendern. Drei Schritte hinter ihnen läuft ein kleiner Knirps. Er trägt eine Schiebermütze, hat die Hände in den Hosentaschen und schlendert breitbeinig im Machogang quer über die Straße.

Noch besser kann man Identifikation nicht sichtbar machen.

Es sind also nicht nur unsere Verletzungen, die uns von der Ganzheit trennen. Unsere Trennung beginnt schon mit dem Mechanismus der Identifikation. Wenn wir uns in der »Ich«-Werdung identifizieren, sagen wir: »Das bin ich.« Zum Rest der Ganzheit sagen wir natürlich damit: »Das bin ich nicht.« Und schon sind wir von Teilen der Ganzheit getrennt. Unsere »Ich«-Bildung durch Identifikation schafft Trennungen im Energiefeld. Sie beeinflusst und verändert dadurch auch den Fluss der Energien und damit den Zustand unserer Zellen. Im Gewebe entsteht Verdichtung.

Warum, lieber Leser und liebe Leserin, machen wir uns hier die Mühe, Identifikation zu verstehen? Wir müssen uns klarmachen, dass die Sache einen Haken hat. Es ist sogar mehr als nur einen Haken. Es ist eher eine Achillesferse. Denn Identifikation läuft unbewusst ab. Überwiegend haben wir daher keine Kontrolle darüber, womit wir identifiziert sind.

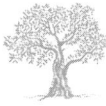 Wir identifizieren uns unbewusst.

Grundsätzlich erschaffen positive Erfahrungen positive Identifikationen. Sie bilden eine entsprechend positiv geformte Persönlichkeitsstruktur. Aber auch das bedeutet, dass sich Verdichtung bildet. Negative Erfahrungen erschaffen negative Identifikationen und eine negative Persönlichkeitsstruktur. Wir finden mehr Abwehr vor und eine stärkere Verdichtung.

Aber was ist es, das uns von der Ganzheit trennt?

Unabhängig davon, ob unsere Persönlichkeit eher positiv oder negativ geprägt wurde, ist es die Tatsache unserer Persönlichkeitsbildung selbst, die uns trennt. Trennend ist also allein die verdichtete Struktur, die in uns entstanden ist, weil wir eine Persönlichkeit entwickelt haben. Der Begriff »Person« leitet sich aus dem

Lateinischen von »persona« ab. Das entsprechende Verb »personare« erklärt uns den Zusammenhang eindeutig, denn es heißt »hindurch-klingen«. Das, was durch die Persönlichkeit hindurchklingt, ist *Ganzheit*. Da haben wir es also wieder! Wir sprechen deshalb auch von der Persönlichkeitsstruktur. Für unsere Trennung von *Ganzheit* ist es daher relativ egal, ob unsere Erfahrungen vorwiegend gut oder schlecht waren! Erstaunlich, oder?

Energetisch sieht die Persönlichkeitsstruktur für mich so aus, als ob die in den Energiekörpern frei fließende Energie von ganz vielen Spinnweben durchzogen ist. Hierin fängt sich vieles. Es gibt Knoten, Löcher, Nebelfelder, dunkle und helle Areale, Spalten, die Unterbrechungslinien werden dicker gesponnen, werden zu Seilen, werden zum Fischernetz, das sich überlagert. Das Netz wird fest und undurchlässig. Es trennt uns von den tieferen Energieströmen unseres wahren Wesens.

Wir denken unser Dasein

Ich habe Ihnen von Alex erzählt, die sich ins Denken geflüchtet hat. Aber sogar Lydia kann ihren Selbstwert nur noch denken und nicht mehr fühlen, obwohl sie doch ideale Lebensbedingungen hatte und von allen vergöttert wurde – kommt Ihnen das spanisch vor?

Zum Verdauen dieser Informationen lade ich Sie jetzt wieder zu einer Übung ein. Danach möchte ich etwas Brisantes ansprechen: Ich muss unsere heilige Kuh, die Daueraktivität unseres Denkens und Planens, als Abwehr entlarven und klarmachen, wie sehr das Denken unserem *Sein* im Weg steht und uns verhindert.

Übung 15: Ganz da sein

Nehmen Sie sich zehn Minuten Zeit, und sorgen Sie dafür,
dass Sie ungestört bleiben und dass das Telefon nicht
klingelt.
Sitzen Sie im richtigen Sitz, und nehmen Sie mehrere
Achsenatemzüge hintereinander:
Sie ziehen die Atemluft von unten im Strohhalm hoch, und
Sie schieben sie im Strohhalm wieder hinunter.
Der Atem endet, wenn die Lungen beim Einatmen voll
sind, beim Ausatmen leer. Genau hier ist jeweils der
Umkehrpunkt im Strohhalm.

Atmen Sie jetzt ganz normal weiter, oder auch im Achsenatem, falls er Ihnen schon vertraut genug ist.

Spüren Sie nun genau hin: Wie viel Raum brauchen Sie um
sich herum, damit Sie jetzt frei atmen können? Schauen
Sie mit Ihrem inneren Auge 360 Grad um sich. Sehen oder
spüren Sie den Abstand, den Sie um sich herum haben
möchten, an jeder Stelle, legen Sie also Ihre momentane
Energiefeldgrenze oder Seifenblase fest.
Spüren Sie Ihren Eigenraum innerhalb Ihrer Seifenblase,
während Sie bewusst atmen. Lassen Sie sich ganz auf Ihren
Eigenraum ein. Spüren Sie die Regungen und Bewegungen
im Raum innerhalb Ihrer Seifenblase, die Energieflüsse
innerhalb und außerhalb Ihres Körpers.
Spüren Sie das Feine, Feinstoffliche, das Sie in dieser
Wahrnehmungsebene sind.

Wenn Gedanken kommen, haken Sie nicht ein, und kehren Sie zu Ihrem bewussten Atem zurück.

Lauschen Sie in das hinein, was sich innerhalb Ihrer Seifenblase abspielt, in Ihrem Eigenraum.
Atmen Sie jetzt in die Seifenblase aus: Kann Ihr Atem sich wie Strahlen oder Wolken innerhalb Ihrer Seifenblase ausdehnen? Sie ausfüllen? Wird es Ihnen beim Ausatmen »wolkig« zumute?

Gedanken können da sein, aber Sie haken nicht ein und atmen, anstatt Ihre Gedanken zu beachten.

Lauschen Sie in die Energie in und um sich herum.
Alles schwingt.
Erlauben Sie sich einfach, da zu sein. So wie Sie jetzt gerade da sind. So wie alles gerade da ist.
Alles kann sein, wie es ist.
Ohne Anstrengung. Da sein. Atmen.

Gedanken sind gerade völlig uninteressant. Sie haken nicht ein und kehren zum Atem zurück.
Atmen Sie Ihr Dasein.
Es gibt nichts zu tun. Nur da sein. Ganz da.

Wie war es, liebe Leserin und lieber Leser? Kamen viele Gedanken? Konnten Sie zum Atmen zurückkehren? Oder haben Ihre Gedanken Sie davongetragen?

Ganzheit oder Dasein findet statt, wenn wir unseren Gedanken nicht folgen. Normalerweise sind wir nicht in Verbindung mit dem Dasein. Das Dasein ist für uns in den Hintergrund gerückt. Unser pausenloses Denken steht im Vordergrund. Deshalb erfahren wir auch das Energiefeld des Daseins nicht mehr unmittelbar. Unser Denken hat sich dazwischengeschoben. Und es hat leider überhandgenommen.

Wir können das Energiefeld des Daseins nicht mehr erreichen. Wir können nicht mehr in unser Dasein eintauchen. Wir sind getrennt. In unserer Körperburg haben wir diverse Falltüren heruntergelassen (Atmung eingeschränkt, viele Gewebe zusammengezogen, innere Mauern aufgebaut, Energieflüsse reduziert) und sind ins oberste Stockwerk, in den Kopf, geflüchtet (Daueraktivität Denken). Jetzt sitzen wir da oben drin, schauen aus dem Fenster und gucken zu, wie sich das lebendige Leben draußen auf der Straße tummelt. Uns bleibt nichts anderes übrig, als unsere spürbare Erfahrung des Daseins durch das Denken zu ersetzen.

Wir *denken* also unser Dasein. Wir denken: Ich bin da. Wir denken: Ich fühle. Wir denken: Ich bin lebendig. Aber wir erfahren es nicht mehr unmittelbar. Das ist der Grund, weshalb wir selten richtig »voll« oder erfüllt sind. Es fehlt etwas Wesentliches. Uns fehlt, dass wir im Kontakt mit dem Energiefeld vom Dasein unmittelbar erleben: Ich bin da. Ohne Denken.

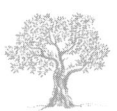

Solange in uns das Denken vorherrscht, können wir »Ich bin da« nicht mehr direkt erleben.

Das Dasein kann uns nicht mehr direkt berühren. Wenn die Gedanken sich zwischenzeitlich aber einmal beruhigt haben, dann können wir unser Dasein zwischen oder hinter den Gedanken erspüren. Als ob wir aus dem Turm schnell mal hinuntergestiegen wären. Jetzt könnten wir auch die Falltüren hochziehen und den

Körper wieder öffnen. So finden wir in unsere Lebendigkeit zurück. So erfahren wir unsere wahre Lebendigkeit. Das ist es, was Joseph Campbell in seinem Zitat in der Einführung gemeint hat.

Ich hatte Ihnen beschrieben, wie sich das Baby in der Ganzheit fühlt, voller Süße, weit und wohlig, offen, schmelzend und fließend, sicher und geborgen. Im Zustand, in dem wir Ganzheit oder das *Sein* direkt erfahren, fühlen sich aber auch die Erwachsenen sicher, voll, *ganz* und vollständig. Sie fühlen sich reich, denn sie empfinden keinen Mangel mehr. Sie wissen ohne Zweifel, dass alles, was sie brauchen, in der Ganzheit vorhanden ist. Sie sind im Raum hinter dem Denken angekommen. Hier tauchen sie ins Dasein ein und werden von ihm durchströmt und erfüllt.

Im Folgenden habe ich einige Mitschnitte meiner Kursteilnehmer in der direkten Erfahrung von Ganzheit zusammengestellt.

Antonia sagte am Folgetag ihrer ersten bewussten Erfahrung mit dem Raum der Ganzheit: »Als ich gestern nach Hause ging, hatte ich immer noch das Gefühl, ich bin tatsächlich mal da. So lange war ich nicht mehr anwesend. Ich war da. Ich wünsche mir sehr, da wieder hinzukommen. Aber allein diese Motivation ist für mich so viel wert. Allein das Gefühl davon zu haben, wie ich ohne Denken im Sein sein kann, macht mich so froh. Und ich hab für mich erkannt, dass sich was verändert hat. Was ich denke, wer ich bin und wie ich meinen Weg gehen will.«

Lothar am selben Nachmittag: »Wenn das Denken nicht zählt: Mir ist klar geworden, dass ich mir diese Fülle so nie hätte vorstellen können. Ich fühle mich immer noch hell in mir. Irgendwie anders. Ich wusste nicht, dass es so sein kann.«

Franz während der Erfahrung: »Kraft. Da ist Kraft.« Er atmet intensiv. Nach einer Weile frage ich ihn: »Hast du Kraft? Bist du Kraft?« »Ich *bin* Kraft ... Ich *bin* die Kraft ... so stark ... Ich *bin* Kraft.«

Und schließlich Melanie im Zustand der Ganzheit: Man spürt, dass sich der Raum um sie herum verändert. Irgendetwas wird sehr groß, aber auch still.

Sie schweigt. Spürt, vollkommen präsent. Atmet.

Nach einiger Zeit frage ich sie:»Was erlebst du gerade?«
»Alles ist so still ... Alles ist Stille ...«
Ich frage ganz vorsichtig weiter nach:»Und du?«
Lange Pause.»... Ich bin die Stille ...«
»Wie fühlt sich das an?«
»... Liebe ... da ist so viel Liebe ... so groß ...« Tränen fließen.
»Es ist so schön ...«

Wenn der Verstand einmal unbeachtet blieb, empfanden meine Teilnehmer sich als Liebe, als Kraft, als Freude, als Fülle, als Klarheit. Sie fühlten sich sicher und erfuhren sich als Sein, als Stille und existent. Und mit unwiderruflicher Sicherheit wussten sie, dass sie all das *sind*. Sie waren im *Sein* angekommen. Sie *waren* die Erfahrung, das *Sein* selbst. Der Verstand war still, der diese Erfahrungen kommentiert hätte. Der Verstand blieb unbeachtet, der sie von der unmittelbaren Erfahrung des *Seins* getrennt hätte. Warum trennt uns das Denken vom *Ganzsein*?

Lassen wir uns die Antwort auf diese Frage durch die selbstbewusste Lydia finden. Warum konnte selbst sie ihren Selbstwert nur noch denken?

Lydia erfüllte eine Funktion für ihre Eltern. Wenn wir in die Geschichte von Lydias Mutter Ilse hineinschauen, verstehen wir, warum sie ihre Tochter so unverhältnismäßig idealisiert hat. Ilse kam aus einer Familie mit fünf Kindern. Ihre Mutter hatte die tiefe Überzeugung gehabt, dass ihr Wert als Frau daran gebunden war, Kinder zu bekommen. Eine Frau ist dafür da, um Kinder in die Welt zu setzen, so hatte sie es in der Familie gelernt, und so hielt sie es selbst. Sie war stolz auf ihre drei Söhne, die es alle zu etwas gebracht hatten. Ilse als ihre Tochter würde ebenso einmal eine gute Mutter werden, das stand für sie fest. Ilse heiratete mit 19. Und musste erleben, dass 17 Jahre lang kein Kind kam! 17 Jahre lang kreiste ihr Denken wie besessen um das Thema Kinderkriegen, und sie fühlte sich unendlich nutzlos. »Wenn ich nur ein Kind hätte, dann wäre ich eine richtige Frau«, war ihr zwanghafter Gedanke.

Nun können Sie sich vorstellen, was los war, als Ilse mit 36 merkte, dass sie ein Kind bekommen würde! Das Kind Lydia wurde ihr Augapfel. Solange sie eine Tochter hatte und eine ganz besondere noch dazu, konnte sie sich als Frau endlich wertvoll erachten. Und je wunderbarer Lydia war, desto wertvoller war sie selbst als ihre Mutter.

Ilses Selbstwert hing von ihrer Tochter ab. Sie konnte ihren Selbstwert nicht mehr aus sich selbst heraus schöpfen. Wert ist ein Ausdruck unserer Wesensessenz. Wahrer Selbstwert kommt also aus der Ganzheit. Ilse war durch die Forderung ihrer eigenen Mutter von diesem Anteil ihres wahren Wesens abgeschnitten worden. Die Mutter hatte Ilse nicht um ihrer selbst willen als wertvoll empfunden, sondern nur in ihrer Funktion als zukünftiges Muttertier. So konnte Ilse bald ihren essenziellen Wert nicht mehr fühlen.

Weil das so schmerzhaft war, kämpfte Ilse 17 Jahre lang wie besessen darum, sich doch noch auf irgendeine Weise wertvoll fühlen zu können. Das Prinzip gilt für uns alle: Wenn wir von einer Eigenschaft unseres wahren Wesens getrennt worden sind, kämpfen wir darum, das Verlorene von außen zu ersetzen. Endlich kam für Ilse die lang ersehnte Möglichkeit, denn sie würde ein Kind haben. Das Kind würde ihr den verlorenen Wert wiederbringen.

Und was erlebte Lydia? Durch den Kampf ihrer Mutter war sie nicht frei. Der Druck wirkte tief in ihr. Sie identifizierte sich unbewusst mit dem Auftrag: »Ich bin dafür da, dass Mama ihren Selbstwert fühlt, indem sie eine besondere und wunderbare Tochter hat.« Lydias innere Trennung hieß: »Ich bin es nicht wert, um meiner selbst willen geliebt zu werden, ich bin für Mamas Wert auf der Welt.«

Lydia »erbte« die Trennung ihrer Mutter vom wahren Wert. Genauso wie sie wurde sie vom inneren Fluss ihres wahren Wesens abgeschnitten.

Um das bohrende Gefühl nicht zu spüren, kämpfte sie: Sie kämpfte darum, ihren eigenen verlorenen Selbstwert dadurch zu ersetzen, dass sie alles für ihre Mutter tat. »Wenn ich so bin, wie Mama mich haben will, dann bin ich doch wertvoll«, hoffte sie. Wie alle Menschen versuchte sie, die hohle, bohrende innere Energieleere von außen zu füllen. Lydia entwickelte sich entsprechend und wurde für ihre Mutter selbstbewusst. Sie verausgabte sich und spürte sich selbst immer weniger. Aber sie erreichte es, dass Mama und alle sie besonders und wunderbar fanden. Schließlich verankerte sich auch in ihr die Überzeugung, dass sie etwas Besonderes ist.

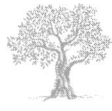 Wir ersetzen das Fehlende von außen.

Unsere Frage ist: Kann Lydia ihren Selbstwert fühlen? Kann sie es *fühlen*, von allen bewundert zu werden? Kann Lydias Mutter ihren Wert, den sie durch ihre Tochter bekommen zu haben glaubt, wirklich *erfahren*? Oder kann sie ihn nur *denken*?

Hierauf gibt es nur eine Antwort. Diese Antwort ist klar und eindeutig: Nein. Es ist unmöglich, dass beide Frauen den Selbstwert, für den sie so kämpfen, fühlen können. Die inneren Trennungen haben sich in ihren Persönlichkeitsstrukturen verdichtet.

Sie sind vom Wert ihres wahren Wesens getrennt. Sie erleben sich nicht mehr als wertvoll. Jetzt stehen sie im Lebenskampf. Beide verteidigen sich nach vorne. Darin sind sie außenorientiert und verausgaben ihre Energien. Sie fühlen sich selbst immer weniger.

Beide können ihre Erfahrung nur noch denken. Lydia denkt: »Ich bin wunderbar.« Sie fühlt es nicht mehr. Ilse denkt: »Endlich bin ich als Frau etwas wert.« Aber sie kann es nicht fühlen. Und solange Mutter und Tochter im Lebenskampf stehen und außenorientiert bleiben, werden beide nicht mehr zu sich selbst zurückfinden.

Ja, so ist es leider für die meisten Menschen. Unsere gesamte Kultur leidet darunter. Die innere Fülle ist verschwunden. Wir denken unsere Erfahrung. Unser Denken hat die Fülle vom wahren *Sein* ersetzt.

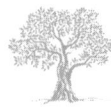 Im Lebenskampf kämpfen wir darum, den Mangel in uns durch die Außenwelt zu füllen. Die innere Getrenntheit besteht unverändert weiter.
Wahre Erfüllung wird unerreichbar.

Um ihren mangelnden Wert vor allen zu verstecken, stellen Lydia und ihre Mutter sich für die Außenwelt dar: Ilse als die wertvolle Frau und Mutter, Lydia als die wundervolle, selbstbewusste Tochter. Aber beide spielen eine Rolle und können sich nicht mehr spüren. Sie sind von der inneren Fülle ihres wahren Wesens abgeschnitten. Sie tun so, als *hätten* sie es. Sie tun so, als *wären* sie es. Aber innen sind sie leer.

Niemand weiß es. Das Einzige, was ihnen bleibt, ist, den schönen Schein vor sich selbst und allen anderen aufrechtzuerhalten.

Die grundlegende Erfahrung unserer Existenz

In meiner langjährigen Erforschung dessen, was Menschen leiden lässt, ist mir eine entscheidende Tatsache bewusst geworden. Diese Tatsache erweist sich für mich als zentraler Knackpunkt. Sie ist für mich Antwort und gleichzeitig auch Ursache. Seitdem ich sie erkannt habe, wird mir mit erstaunlicher Deutlichkeit klar, wie grundlegend sie das Leben der meisten Menschen bestimmt.

Wie oft treffe ich Menschen, die versuchen zu beschreiben, was ihnen fehlt, und es nicht sagen können? Sie fühlen genau, dass sie etwas dringend brauchen. Aber sie können weder das Gefühl benennen noch beschreiben, was es ist, das ihnen fehlt. Sie finden tausend Erklärungen oder Vermutungen. Aber was es wirklich ist, wissen sie nicht. Etwas fehlt. Etwas ist leidvoll. Etwas macht traurig, schwächt, verunsichert oder quält. Sie fühlen es deutlich und können es trotzdem nicht sagen.

Meistens vermeiden Menschen diese unangenehmen Gefühle. Sie verwandeln das, was fehlt, in den Lebenskampf: Leistung bringen, durchhalten und weitermachen, nicht nachdenken. Jeder findet damit seinen Weg. Und den meisten Menschen fehlt es.

Das Fehlen hat mit der Erfahrung zu tun, ganz da und existent zu sein. Dadurch dass mir dieses Fehlen so sichtbar geworden ist, spreche ich es mittlerweile oft schon am Anfang an. Und ich erlebe so gut wie jedes Mal eine erstaunliche Wendung.

Unser nacktes Dasein

Svenja, Mitte 30, kam in mein Institut, weil sie sich nicht mehr konzentrieren konnte. Sie hatte das Gefühl, dass ihr alles irgendwie entglitt. Sie war Hausfrau und Mutter von zwei Kindern, die schon in die Oberstufe gingen. Der Haushalt und ihre Mutterrolle nahmen sie ziemlich in Anspruch. Da beide Kinder noch keinen Führerschein hatten, kam viel Fahrerei hinzu. Ihr Mann war ein viel beschäftigter, selbstständiger Handwerker und kam abends oft spät nach Hause. Svenja war sehr unglücklich. Irgendwie erschien ihr alles so sinnlos. Die Kinder würden in drei, vier Jahren aus dem Haus sein, und ihr Mann würde bestimmt noch lange so weitermachen. Und sie? Irgendetwas in ihr fühlte sich leer an. Die Freude war ihr abhandengekommen. Wenn sie versuchte, mit ihrem Mann über ihre Gefühle zu reden, reagierte der genervt: »Was willst du denn jetzt schon wieder? Du hast doch alles. Es geht dir doch gut. Du hast nun wirklich keinen Grund, dich zu beklagen!«

Es gab einfach keine Möglichkeit, mit ihm zu reden. Als Svenja darüber sprach, flossen Tränen. Ja, das war es wohl vor allem, jetzt wurde es ihr schon deutlicher. Ihr Mann hatte überhaupt kein Ohr für ihre Gefühle. Und eigentlich war das schon immer so gewesen.

Ich fragte Svenja vorsichtig, ob das denn zu Hause mit ihren Eltern anders gewesen sei? Wieder flossen die Tränen. Sie sah plötzlich, dass ihr Vater ganz ähnlich gewesen war wie ihr Mann. Ebenfalls Handwerker, war der Vater nach harter Arbeit am Abend nach Hause gekommen und wollte nichts als seine Ruhe. Er trank sein Bier, schaute Krimis im Fernsehen und wollte nicht reden. Auch nicht mit ihrer Mutter.

Ihre Mutter erinnerte Svenja als still und sehr fleißig. Sie war mit ihren vier Kindern immer beschäftigt. Es war klar, dass die Mutter als Mädchen mit angepackt und sich den Notwendigkeiten angepasst hatte. Mit 17 hatte sie ihren Mann kennengelernt. Mit 19 war sie verheiratet und hatte das Elternhaus verlassen.

Eine ganze Stunde reflektierten wir Svenjas Situation, und ich spiegelte ihre Gefühle. Bis ich am Ende fragte: »Was sollte anders sein, Svenja?«»Mein Mann soll meine Gefühle ernst nehmen. Er soll mit mir reden. Ich will von ihm wahrgenommen werden!« Sie war zutiefst erstaunt, diesen Satz von sich selbst zu hören: »Ich will wahrgenommen werden!«

Es war eine wichtige Einsicht für sie. Sie erkannte, dass sie sich noch nie in ihrem Leben richtig wahrgenommen gefühlt hatte. Wahrgenommen werden! Sie konnte es kaum fassen. Sie war traurig. Aber auch erleichtert. Irgendetwas war schon anders. Ein klein wenig. Sie würde weitermachen. Etwas würde sich verändern. Das wusste sie jetzt.

Wahrgenommen werden. Für jeden Menschen ist es ein zentrales Thema. »Warum ist es für dich so wichtig, dass du von ihm wahrgenommen wirst, Svenja?«, fragte ich sie eine Zeit später.

»Wenn ich von ihm wahrgenommen werde, dann bin ich da.« Svenjas Antwort bringt es auf den Punkt. Wenn wir auf eine bestimmte Art wahrgenommen werden, fühlen wir uns vorhanden, existent. Warum ist es so entscheidend für uns, dass wir uns anwesend, in der Welt vorhanden und existent fühlen können?

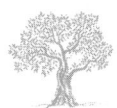 Wenn wir vollständig wahrgenommen werden, fühlen wir uns existent.

Um uns dem anzunähern, fragen wir uns, was es eigentlich heißt, existent zu sein. Was ist *Existenz*?

Übung 16: Der körperliche Ort des »Ich bin«

Setzen Sie sich in den richtigen Sitz. Etablieren Sie den
Achsenatem. Atmen Sie gut und kraftvoll zehn bis fünfzehn Mal durch die Achse ein und aus.

Legen Sie jetzt eine Hand auf Ihr Brustbein, und lassen Sie
sie genau drei Finger breit unterhalb der Kehle liebevoll
ruhen. Atmen Sie jetzt sanft durch die Achse nur im
Bereich unter Ihrer Hand hoch und hinunter.

Sie halten gerade den Ort, wo Ihre Seele sich im Herzen
ausdrückt.
Hier sind Sie Ihrem »Ich bin« sehr nah.
Lassen Sie den Atem sehr sanft, mit großer Achtung unter
Ihrer Hand hoch- und runterfließen.
Fühlen Sie jetzt größtmögliche Wärme und Wertschätzung
für den Ort Ihrer Seele, während Sie ganz sanft und weich
unter Ihrer Hand hoch- und hinunteratmen.
Sprechen Sie es leise aus: »Ich bin«. Tun Sie das mehrfach.

Bleiben Sie noch zwei bis fünf Minuten in Stille sitzen,
bevor Sie in Ihren Alltag oder zum Buch zurückkehren.

Der Existenz auf der Spur

Wie könnten wir nun gemeinsam versuchen, uns *in Existenz* einzufühlen? Es ist absolut unmöglich, *Existenz* mit dem Verstand zu
erfassen, denn *Existenz* kommt aus der Ganzheit.

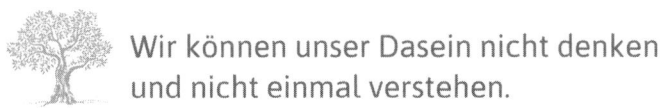

Wir können unser Dasein nicht denken und nicht einmal verstehen.

Um uns in die Tatsache unserer Existenz *einzufühlen,* müssen wir den Verstand deshalb ruhen lassen. Es geht darum, zu lernen, dem Verstand vorübergehend die Führung abzunehmen. Was ich an dieser Stelle ganz klarmachen möchte: Selbst wenn wir im Hier und Jetzt angekommen sind, auch dann, wenn wir Ganzheit erfahren, wird der Verstand weiterarbeiten. Er wird keineswegs aufhören zu denken. Er bleibt klug und schlau und fährt fort, Gedanken zu produzieren. Es ist eine tiefe Entwicklung nötig, bis der Verstand wirklich ruhiger oder sogar ganz still wird. Es ist also vollkommen in Ordnung, dass Gedanken auftauchen. Wenn wir jetzt dem Verstand vorübergehend die Führung abnehmen, bedeutet das nur, dass wir die Gedanken nicht beachten. Konsequent lassen wir die Gedanken vorbeiziehen. Wir steigen nicht auf sie ein, wir haken nicht ein. Wir nehmen dem Verstand lediglich vorübergehend die Führung ab, um dem *Sein* oder der Gegenwart den Raum zu überlassen.

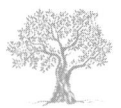

Wir können *Existenz* nur in der Gegenwart erfahren.

Wie können wir uns der Erfahrung von *Existenz* annähern?

Existenz ist ein Energiefeld. Wenn wir mit dem Energiefeld in Kontakt kommen und uns mit ihm verbinden, geraten wir in den Zustand, existent oder ganz da zu sein. Jeder Mensch hat immer wieder Kontakt zu diesem Feld. Wenn es passiert, erfassen wir es aber meist nicht. Wir erkennen den Zustand von *Existenz* auch dann nicht, wenn er hervorkommt und sich zeigt. Wir können *Existenz* nicht deuten. Wir verstehen sie nicht.

Wenn wir aber lernen, *Existenz* zu erkennen, wenn sie da ist, wird es möglich, sie zu erfassen. Und zu erkennen, wo sie ist. Ist sie in mir? Ist sie außen? Gibt es da eine Trennung? Wir können in uns hineinlauschen, der Anwesenheit von *Existenz* auf der Spur. Wir können uns erinnern, dass *Existenz* irgendwo in uns ist. Und auf uns wartet. Dass wir sie wie eine Zwiebel Schale für Schale in uns aufdecken und freilegen können. Und dass wir so den Zugang zum Feld der Existenz in uns wiederfinden können. Wir können uns für sie öffnen.

Toni, 32, Gesamtschullehrerin, hatte das Gefühl, kein Bein mehr auf den Boden zu bekommen, nachdem ein Schüler sie verbal extrem attackiert hatte. Sie brachte bei mir ihre tiefe Existenzangst zur Sprache, die sie ebenso wie ihre Eltern schon immer gefühlt und die sich auch durch ihren sicheren Beamtenjob nicht verändert hatte. Einige Monate später in einem Fortgeschrittenen-Seminar zum Thema Existenz konnte sie sich tief genug öffnen, um das Feld der Existenz kennenzulernen.

»Mir fehlen die Worte«, sagte sie leise während ihres tiefen Erlebens. Ich machte ihr bewusst, dass der Verstand und damit auch unsere Worte *Existenz* nicht erfassen könnten, und fragte sie, ob sie sich momentan als existent empfinden würde? »Ja. Präsent, existent, da gibt es keine Frage.« Ich fragte sie, was für ein Gefühl im Körper das für sie sei? Toni spürte meiner Frage lange nach. »Ich fühle eine Dichte. Eine Art Materie.« Sie machte wieder eine lange Pause, während sie tief in sich hineinspürte. »Es ist nicht so wie zum Anfassen. Es ist fein, durchsichtig … Nein, durchlässig.« Nach einer weiteren Pause: »Aber dicht. Nicht leer. Es ist voll.« Wieder spürte sie lange diesem Zustand nach. »Es ist so da. Es ist präsent. Es ist das, was da ist.« Sie schwieg lange, hellwach und vollkommen präsent, und plötzlich sagte sie. »Ich bin da.«

»Dein Dasein also ist da?«, fragte ich sie vorsichtig. »Ich fühle es als Dasein. Es ist stark«, antwortete Toni tief berührt. »Wo ist es?«, führte ich sie nach einer kleinen Weile weiter, in der Toni ihren Zustand von *Existenz* intensiv erlebte. Toni antwortete sofort: »Überall.«

Die Ursache von Existenzangst

Wenn wir das Dasein berühren, wird uns plötzlich klar, dass das gleichzeitig die Abwesenheit von Existenzangst bedeutet. Der Angst, die unserem Lebenskampf innewohnt.

»Mir wird das gerade so deutlich. Meine Existenzangst«, sagte Toni, als wir etwas später im Seminar über Existenzangst sprachen. »Meine Angst, nicht zu überleben. Die Existenzangst ist jetzt woanders.« »Wenn sie woanders ist, was ist jetzt hier?«, fragte ich noch einmal vorsichtig weiter. »Das Gegenteil«, antwortete Toni. »Was ist das Gegenteil?«

Toni brachte es auf den Punkt: »Wenn ich in die Angst komme, hab ich mich selbst verlassen. Ich fühle gerade den Unterschied so intensiv: so stark bei mir zu sein wie jetzt und wie ich weit draußen bin, außerhalb von mir, wenn ich in der Angst bin …«

Toni bringt diese tiefe Erkenntnis zur Sprache: Existenzangst fühlen wir nur, wenn wir von uns selbst getrennt wurden. Wir haben den Kontakt mit uns selbst verloren und uns daraufhin selbst verlassen. Wir sind nicht mehr im Sein geborgen.

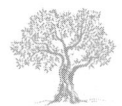 Wir erleben Existenzangst, weil wir von uns selbst getrennt sind.

Wenn wir unseren Eigenraum innerhalb unserer Energiefeldgrenze einnehmen und wenn wir in der Tiefe mit uns selbst in Kontakt sind, existiert Existenzangst nicht. Denn das, was tatsächlich in uns existiert, ist das Dasein! Existenz oder das Dasein ist überall. Vom Dasein können wir nur getrennt und abgeschottet worden sein. Aber das Dasein ist trotzdem da und überall. Sobald wir an die Existenz wieder angeschlossen sind, sind wir daher »da« und sicher. Toni beschrieb ihren Zustand von *Existenz* ein wenig später noch einmal so: »Ich bin in der Existenz total sicher. Total gut aufgehoben. Weil es da voll ist. Weil alles da ist. Weil ich da bin. Weil ich ganz geborgen bin.«

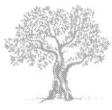 Wir erfahren *Existenz* als Sicherheit,
wenn wir tief mit uns selbst verbunden sind.

Die Grundpolarität des Lebens: verbunden – getrennt

Wieso erleben wir uns im Kontakt mit dem Energiefeld von *Existenz* so sicher? *Existenz IST.* Und während wir an das Feld vom Dasein angeschlossen sind, geschieht unsere Erfahrung aus diesem Feld heraus. Im Zustand von *Existenz* existiert nur *Existenz!* Im Dasein ist einfach alles da.

Für Toni ist das ganz klar, weil sie die energetische Dichte von *Existenz* gerade unmittelbar erfährt. Wenn wir mit dieser fast stofflichen Erfahrung von *Existenz* in Verbindung sind, existiert Existenzangst nicht. Angst ist nichts anderes als die Getrenntheit von *Existenz.*

Wir Menschen haben daher zwei grundsätzliche Alternativen: Wir sind an das Feld von Existenz angeschlossen und mit dem Dasein verbunden. Oder wir sind vom Dasein getrennt und fühlen Existenzangst in ihren vielfältigen Ausdrucksformen. Die Grundfrage unseres Daseins reduziert sich also auf diese Polarität.

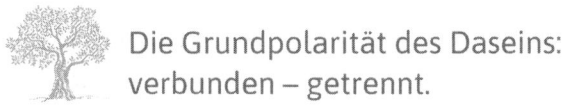

Die Grundpolarität des Daseins: verbunden – getrennt.

Jetzt verstehen wir noch tiefer, warum die meisten Menschen im Lebenskampf stehen. Auch können wir unsere eingangs gestellte Frage beantworten: Warum ist es so entscheidend für uns, dass wir uns anwesend, in der Welt vorhanden und existent fühlen können?

Unsere Getrenntheit von *Existenz* ist für uns existenziell. Die Gefühle, die mit unserer Trennung vom sicheren Feld der Existenz einhergehen, sind angstvoll und nicht einfach zu ertragen. Wir vermissen die Sicherheit und die Fülle der Existenz.

Wir haben uns klargemacht, dass wir viel Zeit unseres Lebens im Lebenskampf verbringen. Wir glauben, um alles Mögliche kämpfen zu müssen. Wir tun das, weil wir versuchen, uns sicher zu fühlen und das Verlorene im Außen zu finden. Aber mittlerweile erkennen wir, dass wir in dem Moment, in dem wir kämpfen, genau dadurch unsere Sicherheit verlieren und dass wir das Verlorene im Außen niemals finden können.

Es ist vermutlich etwas desillusionierend. Aber wir haben uns gemeinsam aufgemacht, den Verlust zu verstehen. Hier haben wir die ganze Antwort. Jetzt erkennen Sie, was genau wir verloren haben. Wenn wir sagen, wir haben die Ganzheit verloren, ist der schwierigste Aspekt davon: Wir haben den Kontakt zur Existenz, zu unserem *Dasein,* zu unserem *Sein* verloren.

Irgendwann hatten Sie's doch! Ja, auch Sie, liebe Leserin und lieber Leser! Und Ihre Nachbarin! Und der Gemüsehändler an der Ecke. Wir hatten es alle. Jede und jeder von uns hatte es. *Existenz.* Unser Dasein. Wir haben es erfahren. Es hat uns durchdrungen. Wir *waren* es! Wir waren angeschlossen. Wir flossen in diesem großen Feld der Existenz mit. Und dann haben wir es verloren. Zu irgendeinem Zeitpunkt. Irgendwann war es weg. Wir haben die Verbindung verloren. Unser natürliches, selbstverständliches *Ein-Teil-vom-Dasein-Sein.*

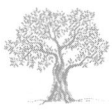 Wir haben unsere Existenz verloren. Unsere tiefe, selbstverständliche Verbindung zum Dasein.

Es war ein großer Verlust. Durch nichts zu ersetzen. So erging es uns allen.

Wenn wir uns heute unserem Dasein wieder annähern möchten, wenn wir verstehen wollen, wie wir wieder in Kontakt mit *Existenz* kommen können, müssen wir etwas in Kauf nehmen: Wir werden etappenweise an einen Schmerz geraten. Wir geraten an den Schmerz vom Verlust. Wir müssen die angstvollen Gefühle unserer existenziellen Trennung zulassen.

Toni erkannte: »Ich fühl das gerade. Denn ich sehe ganz klar, wo meine Existenzangst herkommt. Das tut weh. Niemand hat mir gesagt, dass ich da bin. Für meine Eltern war alles zu viel. Damals schon wusste ich manchmal nicht richtig, ob ich da bin. Ich stand regelrecht neben mir. So herumgeschubst. Ich wusste nicht, ob ich richtig da bin.«

Als Kind hat sie nicht die Bestätigung erfahren, dass sie da ist. So hat das Kind Toni den Kontakt zur Existenz in sich verloren. Dem Kind fehlte eine ganz bestimmte Zusicherung. Wenn die Mutter und auch der Vater Toni hätten spüren lassen können: »Ich fühle es in jeder Zelle, dass du da bist, und ich bin sehr froh darüber, dass du da bist«, wäre Toni an das Feld vom Dasein in sich angeschlossen geblieben.

Wenn Toni heute ihre verlässliche Verbindung zur Existenz wieder beleben möchte, muss sie ihre Abwehr auflösen. Während sie sich Zwiebelschale für Zwiebelschale zu ihrem wahren Wesen hin öffnet, wird sie auch immer wieder ihrem tiefen Schmerz vom Verlust begegnen.

Wenn unser Sein gesehen wird

Wenn wir die Erfahrung machen konnten, dass jemand unser wahres Wesen wahrgenommen hat, und wenn unser Dasein in der Welt grundlegend bestätigt wurde, bleiben wir weit und offen. Es ist wie in der Liebe, wir fühlen uns tief erkannt und angenommen. Es gibt keinen Grund dafür, dass wir uns verschließen müssten. Die Offenheit, die uns in unserem wahren Sein erkannt und bejaht hat, ist die Liebe selbst.

Weil wir in der Sanftheit der Liebe ungeschützt und offen bleiben können, bleiben wir körperlich und energetisch in der Weite. So behalten wir den Anschluss an das Feld vom Dasein. Wir bleiben fließend. Wir sind da. Wir haben die Zustimmung erhalten, ganz da und wir selbst zu sein. So erfahren wir uns als vollkommen angenommen. Wir erfahren uns bejaht darin, wer und dass wir *sind*.

Für unsere existenzielle Bestätigung ist es nicht genug, dass die Eltern oder unsere Bezugsperson zu uns gesagt hat: »Du bist ein braves Kind.« »Du bist ein toller Sportler.« »Du bist toll, weil du so viele Freunde hast.« »Du bist wunderbar, weil du so hübsch bist.« Egal, wie sehr sich kleine und große Menschen vielleicht geschmeichelt fühlen, wenn sie solche Sätze hören – das Wesentliche, ihr Dasein, ist in ihnen nicht berührt worden. So können ihnen diese Sätze niemals die Sicherheit und das Selbstvertrauen vermitteln, die wir in Verbindung mit dem Dasein erfahren.

Menschen können kämpfen, funktionieren, ackern, sich anstrengen, Lob einheimsen, Leistung bringen und Geld machen. Aber sosehr sie sich auch anstrengen, nichts von alldem wird ihnen das geben, was sie brauchen, um zu entspannen und sich wirklich sicher und anerkannt zu fühlen. Kein Erfolg und kein Geld der Welt werden dazu führen, dass sie die Fülle und sich selbst voll erfahren können. Sie sehen das heute klar an der Gier und Maßlosigkeit der Finanz- und Konzernwelt. Es ist niemals genug. Es muss immer weitergetrieben werden. Aber Sicherheit und Fülle ist darin für niemanden zu finden. Sicherheit und wahre Anerkennung kommen von einem anderen Ort. Die Erfahrung von *Existenz* wohnt in unserem *Dasein*. Und nur dort sind wir sicher.

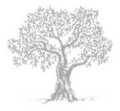 *Existenz* erfahren wir im *Sein*.
Nur dort sind wir sicher.

Wenn man diesen Zustand noch nicht direkt erfahren hat, kann man sich einfach nicht vorstellen, dass man sich im *Sein,* in der Existenz, sicher fühlen und sich selbst vertrauen kann. So ging es Uwe.

Uwes Geschichte: Ein Topmanager auf dem Weg zur Ganzheit

Uwe, 47, wurde vor einigen Jahren zu mir geschickt, nachdem er seinen Job verloren hatte, eine hoch dotierte, dem Vorstand direkt unterstellte Position in einem deutschen Großunternehmen. Seine bis dato glänzende Karriere schien beendet. Er war vollkommen verzweifelt, denn er hatte den Kampf eines Vorstandes gegen ihn nicht gewinnen können. Er war entlassen worden, obwohl andere im Vorstand ihn bestätigt hatten. Die Marktsituation in seinem Segment war hart umkämpft. Uwe war der sicheren Überzeugung, dass es aus sei. Nie wieder würde er in seinem Alter eine adäquate Tätigkeit finden können. Die Erfahrung stürzte ihn in eine schwere

Identitätskrise. Sein Selbstwertgefühl war so tief im Keller, dass er nicht wusste, wie er weiterleben sollte. Er schämte sich so sehr, dass er niemandem mehr begegnen wollte. Er hatte das Gefühl, dass er mit dem Kampf auch seine ganze Macht verloren hatte. In Gedanken spielte er mit Selbstmord. Er war kraftlos und zu keinem klaren Gedanken mehr fähig. Seine Familie war in heller Aufregung.

Welche Schritte ging Uwe, um fähig zu werden, in den Markt und in sein Leben zurückzukehren und sich erneut zu positionieren? Denn, Sie ahnen es schon, Uwe hat es geschafft. Allen Zweifeln, aller Verzweiflung und allen Unwahrscheinlichkeiten zum Trotz. Dreieinhalb Jahre später war er wieder auf dem Markt. Er hatte seine neue persönliche Überzeugungskraft und Wirkung so selbstbewusst eingesetzt, dass er unter Nutzung alter Kontakte eine sogar noch einflussreichere Position gefunden hat.

»Die Luft hier oben ist dünn«, sagte er mir einige Zeit später, »es gibt auch hier wieder viel Anfeindung und Konkurrenz, aber ich halte dem meinen neuen Selbstwert und meine Ruhe entgegen. Ich atme. Ich lasse mich davon nicht mehr schwächen. Ich habe das Gefühl, mich viel besser zu behaupten. Ich behaupte mich eigentlich, ohne zu kämpfen. Ich habe meine Angst verloren, obwohl auch diese Position nicht sicher ist. Aber ich kann meinen Job und habe jetzt das Vertrauen. Ich habe so eine eigenartige Sicherheit in mir, dass es gut gehen wird.« Es geht nun schon seit mehreren Jahren gut.

Uwes bisheriger Selbstwert hatte sich ausschließlich an seiner Leistung festgemacht. Das hatte er zu Hause so gelernt und verinnerlicht. In der inneren Arbeit wurde ihm seine tiefe Überzeugung bewusst, dass er schon als Kind Höchstleistung und Erfolg hatte bringen müssen, um sich die Liebe seiner Eltern regelrecht zu erarbeiten. Sicherheit als Lebensgefühl war ihm unbekannt.

Uwe war schon in der Schule ausgesprochen gut gewesen. Und im Basketball hatte er in der Jugendnationalmannschaft gespielt. Mit seiner Intelligenz hatte er schnell begriffen, wie viel er leisten kann. Er gab alles. Aber immer schon war die Panik da gewesen, es nicht zu schaffen.

Als er während seiner inneren Arbeit bei mir schon nach kurzer Zeit seine Panik verstand, begriff er, dass es die Angst war, nicht zu überleben. Diese Angst kannte er. Genauer gesagt kannte er nichts anderes. Denn die Angst hatten seine Eltern schon gehabt, die beide Flüchtlinge waren. Er war in dieser nie in Worte gefassten Gefühlswelt seiner Eltern aufgewachsen und hatte die atmosphärische Angst ungefiltert in sich aufgenommen. »Mein Sohn ist auch schon dabei, das von mir zu übernehmen«, kam ihm die erschreckende Einsicht. Er wollte also unbedingt neue Gefühle erleben und einüben. So schnell es ging. Sein Fühlen musste sich verändern.

Sein Fühlen verändern: Das ging nur über den Körper. Uwe hat mit aller ihm eigenen Konsequenz über Monate tiefe Körper- und Atemarbeit gemacht. Langsam begann er sich mehr zu entspannen. Die tieferen Gefühle und Prägungen stiegen in ihm hoch. Er musste sein Verhältnis zu seinem Vater durcharbeiten. Vor ihm nicht zu bestehen erschien ihm als die totale Katastrophe! Aber er sah auch klar, dass er, egal, wie weit er auf der Stufenleiter des Erfolgs hochgestiegen war, die Anerkennung nicht erhalten hatte, die er von seinem Vater so sehr ersehnte.

Diese Anerkennung, nach der Uwe in voller Verausgabung suchte, ist existenziell. Keine äußere Anerkennung könnte sie je ersetzen. Die Anerkennung, um die er sein Leben lang gekämpft hatte, war die Anerkennung für seine Existenz. Dafür, dass er da ist. So, wie er ist. Er hätte von beiden Eltern die Botschaft erhalten müssen:

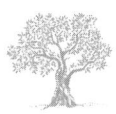

Ich erlebe in jeder Zelle und in meinem
Herzen, dass du da bist.
Ich bin so glücklich, dass du da bist!
Ich liebe dich für das, was du bist.
Nicht für das, was du tust.

Es war ein Schock für ihn, das zu erkennen. Und dann wurde er
sehr wütend. Wirklich außerordentlich wütend. Seine Wut über
die fehlende existenzielle Anerkennung und sein lebenslanges Leiden daran brachte Kraft und Hitze in ihm hervor. Neue Lebensenergie brach aus der Tiefe hervor.

Die Wut war ein kostbares Durchgangsstadium zu seiner existenziellen Anerkennung und wahrem Selbstwert, dem natürlichen
Wert, den er in seinem wahren Wesen erlebte. Er besuchte meine
Seminare für ganzheitliche Entwicklung und öffnete sich durch
viele Schichten tief im Körper. Er ging durch die heftigen Gefühlswellen hindurch, die in ihm hochkamen. Bis er es eines Tages endlich wusste, weil er es direkt in sich erlebt hatte: Er war da. Und er
war wertvoll, weil er existierte. Er hatte sich vollkommen existent
erlebt und war darin gesehen und anerkannt worden.

Sein Selbstwert war in seinem Dasein begründet und nicht in
seiner Leistung, das fühlte er jetzt. Er konnte und wollte Leistung
bringen, aber sein Wert war davon nicht mehr abhängig. Misserfolge würde er künftig verkraften. Sein Selbstwert war von seinem
Erfolg unabhängig geworden. Denn das Entscheidende fühlte er
jetzt: Er war da. Er spürte seine Lebenskraft. Und er spürte jetzt
ein *Ja* in sich zu seiner Existenz.

Im Geheimen wissen wir, dass uns etwas fehlt. Dass wir nicht ganz
und vollständig sind. Dass wir unsere Existenz und damit die
Ganzheit verloren haben, hat seine Ursache darin, dass schon un-

sere Eltern ihre Existenz nicht erfahren haben. Unsere Eltern haben denselben Verlust erlitten wie Sie und ich und wir alle. Uwe hatte von seinem Vater vorgelebt bekommen, dass man Höchstleistung bringen muss, um Bestätigung zu bekommen. Die Eltern waren Kriegsflüchtlinge und hatten viel durchgemacht. Sie konnten Uwe versorgen. Aber ihm Vertrauen in sein Dasein mitzugeben war ihnen nicht möglich. So wie Uwes Eltern konnten auch vielfach unsere Eltern unsere Existenz nicht bestätigen. Sie konnten uns Kindern nicht etwas weitergeben, was sie selbst nicht hatten.

Jeder Mensch hat Zugang zu dem großen Feld der Existenz. Es ist ja die Existenz selbst, die uns hervorgebracht hat. Ihr Geschenk an uns ist es, dass wir voll und ganz da sein sollen. Sie macht uns das Geschenk unseres lebendigen Daseins. Für uns alle ist der Raum des Seins unsere wahre Heimat.

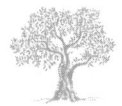 Das Sein ist unsere wahre Heimat.

Wenn unser Dasein gesehen und anerkannt worden ist, erfahren wir: *Ich bin da.* Wir nehmen uns selbst vollkommen wahr in unserem Dasein. Es ist ein voller, wunderbarer und erfüllender Zustand. Wir sind einfach da. Wir *sind* existent. Wir nehmen unser *Sein* wahr. Wir nehmen uns und unsere Lebenserfahrungen ganz wahr. Wir *sind* es. Denken Sie an die Sache mit dem Ei-Essen. Es ist dasselbe: Wir gehen auf in der unmittelbaren Erfahrung des Essens, des Seins.

Nur durch unsere Geschichte sind wir davon getrennt.

Wie wunderschön es aber ist, unser Dasein wiederzufinden, sagt uns zum Abschluss dieses Kapitels die mittlerweile tief entspannte Toni: »Gesehen werden, und ich nehme mich wahr – es beschäftigt mich schon so lange. Aber ich konnte es nicht fühlen.

Jetzt wurde ich von euch so tief gesehen. Ich bin in meinem Sein gesehen worden. Ich hab ein Freudenfeuerwerk gespürt. Wie eine Quelle. Es ist so friedlich jetzt. Es ist alles gut. Ich bin da.«

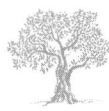 Für uns alle ist es möglich, uns existent zu fühlen, anerkannt und ganz da.

Die Persönlichkeit
und das wahre Wesen

Wir haben besprochen, wie unsere Persönlichkeit entsteht, dass sie aus unserer Anpassung an die Umwelt gebildet wird. Und weil das so ist, können wir uns leicht vorstellen, dass mit jeder Anpassungsreaktion die Persönlichkeitsstruktur dichter wird, die uns von der Ganzheit trennt. So werden wir von unserer tiefen Verbundenheit mit uns selbst und ihrer inneren Fülle abgeschnitten und suchen seitdem das Verlorene im Außen. Auch daraus entwickeln sich eigene Muster und Persönlichkeitszüge.

Die Muster unserer Persönlichkeit machen uns daher sichtbar, von welchen Anteilen der Ganzheit wir vornehmlich getrennt wurden. Da, wo wir suchen, da, wo wir kompensieren, da, wo wir Probleme haben, sind unsere Defizite, und genau hier liegt unser Weg zurück zur Ganzheit.

Unsere Persönlichkeit spiegelt uns die verlorenen Eigenschaften der Ganzheit

Helmut hatte eine Mutter gehabt, die allein für die Existenz der Familie sorgen musste, da der Vater chronisch krank war und nicht arbeiten konnte. Die korpulente Mutter arbeitete als Barfrau und war höchst resolut. Ihre überwiegend männlichen Kunden hatten ziemliche Manschetten vor ihr, denn sie konnte durchaus handgreiflich werden. Sie ließ absolut nichts auf sich sitzen und beförderte auch große Kerle an die frische Luft, nicht ohne ihnen eine ordentliche Ohrfeige oder einen Kinnhaken verpasst zu haben.

Der kleine Helmut wurde ihretwegen in der Schule gehänselt. Er war eigentlich ein sensibles, musisch veranlagtes Kind. Eines Tages, als er gerade neun Jahre alt geworden war und von zwei Jungs aus seiner Klasse wieder einmal ordentlich gepiesackt wurde, geschah es. Plötzlich schlug er zu. Ziemlich fest. Überraschend. Dem Größeren direkt auf die Nase. Der heulte auf vor Schmerz – und lief davon. Sein Kumpel gleich mit.

Helmut wusste kaum, wie ihm geschah, aber die beiden war er los. Und sie trauten sich danach auch nicht wieder an ihn heran, um ihn zu hänseln. Helmut begriff. Er lernte jetzt sehr schnell, seine Fäuste einzusetzen und in den Angriff zu gehen, wenn er sich bedrängt fühlte. Bald schon griff er auch an, wenn ihm einfach etwas nicht passte. Schnell kamen verbale Angriffe hinzu. Er hatte die Nach-vorne-Verteidigung entdeckt: angreifen, um sich zu schützen. Er wurde ein ausgesprochener Kämpfer und schlug jedes Mal zu, wenn er sich angegriffen fühlte. Niemand würde ihn von jetzt an noch hänseln, piesacken, kritisieren oder angreifen können, da wüsste er sich zu helfen!

Helmut vertrug überhaupt keine Kritik. Da er gelernt hatte, jede andere Meinung als Angriff zu verstehen, wurde es fast unmöglich, mit ihm ein persönliches Gespräch zu führen. Niemand durfte ihm etwas sagen. Er selbst griff jeden Gesprächsteilnehmer für seine Äußerung an, wenn sie nicht dem entsprach, was er hören wollte. Mit den Frauen hatte er besonderen Stress. Die wollten mit ihm reden, und jedes Mal gab es Streit. Helmut kam zu mir, weil er als notorischer Kämpfer immer schon schwere Kommunikationsprobleme mit seinen Partnerinnen gehabt hatte.

Alle hatten sie ihn verlassen. Jedes Mal war er ein Häufchen Elend gewesen. Elke, seine derzeitige Partnerin, hatte ihm einen schweren Vorwurf gemacht und ebenfalls gedroht, ihn zu verlassen, wenn sie nicht endlich einmal mit ihm reden und sagen könnte, was sie zu sagen hatte. Diese Frau hatte er tatsächlich gern. Er wollte auf gar keinen Fall, dass sie sich von ihm trennen würde!

Wie erklären Sie sich, liebe Leserin und lieber Leser, dass Helmut ein Angreifer wurde? Sehen Sie, in seinem wahren Wesen war Helmut ein sehr sensibler, musischer Mensch. Aber als Kind wurde er in seiner Familie nicht gesehen, nicht verstanden und nicht gespiegelt. Die Mutter fuhr ihm ständig über den Mund. Der Vater wollte nur eins: in Ruhe gelassen werden. Helmut erfuhr nicht die kleinste Bestätigung für das, was er ist. Die Unsicherheit wurde noch verstärkt, als er in der Schule gehänselt wurde. Und wieder gab es keine Unterstützung von zu Hause. Helmut fühlte sich schwach. Dann entdeckte er die Nach-vorne-Verteidigung. Wenn er angriff, würde er die schmerzhaften Gefühle von Unsicherheit, Schwäche und Unterlegenheit nie wieder spüren müssen. Nachdem das Angreifen als Bewältigung seiner schlimmen Erfahrungen einmal funktioniert hatte, lernte er schnell, es zu wiederholen. Für ihn stand fest: Er würde ein Kämpfer, und niemand würde ihn mehr angreifen. Er würde immer unantastbar sein, indem er angriff. Dass man aggressiv sein kann, hatte ihm schließlich auch schon seine resolute Mutter vorgeführt.

Betrachten wir das innerseelische Geschehen von Helmut aus der Perspektive der Ganzheit: Da Helmut in seinem sensiblen, musischen Wesen in der Familie nicht anerkannt und bestätigt worden war, verlor er die Verbindung zu seinem wahren Sein. Er wurde von den wunderschönen Eigenschaften seiner Sensibilität, Rezeptivität und Kreativität abgeschnitten.

So geschwächt kam er in die Schule und machte die schmerzhaften Erfahrungen, gehänselt und gepiesackt zu werden. Unbewusst schämte er sich, der Sohn seiner Mutter zu sein. Da die inneren Trennungen von seinem wahren Wesen und ihre Gefühle von Schwäche und Unterlegenheit in seiner Körper-Seele bohrten und schmerzten, entwickelte er Reaktionsweisen, um diese Schmerzen zu bewältigen: Er machte sich dicht und bildete eine Angreifer-Persönlichkeit aus.

Hätte Helmut zugelassen zu spüren, welche Gefühle in seiner Körperabwehr vergraben sind, wäre er seiner Unsicherheit, Schwäche, Unterlegenheit und Wertlosigkeit begegnet. Aber genau das wollte er niemals mehr spüren. Daher ist der Lebenskampf sein Weg geworden. Die Schwächung durch die innere Getrenntheit wurde durch Pseudo-Stärke ersetzt: durch Zuschlagen und Angreifen.

Helmuts Bewältigung entspricht seinem unbewussten Versuch, die Stärke seines wahren Wesens, von der er getrennt ist durch die Entwicklung seiner Kämpfer-Persönlichkeit, zu ersetzen.

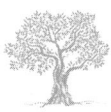 **Unsere Persönlichkeitsstruktur spiegelt wider, was uns fehlt.**

Dass Helmut etwas verloren hat, weiß er längst nicht mehr. Er hat sich mit dem Angreifer identifiziert. Insgeheim, in der Tiefe, ahnt er, dass ihm etwas fehlt, dass er sich im Innersten schwach und unterlegen fühlt. Aber diese Wahrheit soll niemals jemand erfahren. Auch er selbst will das nicht mehr wissen. Er führt aller Welt und sich selbst den Angreifer und den Kämpfer vor. Das, denkt er, ist, wer ich bin.

Erkennen Sie, lieber Leser und liebe Leserin, die Natur unserer Persönlichkeit? Was für eine Substanz hat denn eigentlich Helmuts ausgeprägte Angreifer-Persönlichkeit?

Sie hat tatsächlich keine Substanz. Denn sie ist nicht wirklich. Es ist fast nicht vorstellbar, aber in Wahrheit ist sie leer! Sie besteht nur aus seelischen Reaktionen und aus den körperlichen Antworten von Kontraktion, Verdichtung und Panzerung. Wenn Helmut seine Geschichte und Gefühle verarbeitet hat und sich die Abwehr und die Kontraktion im Körper wieder auflösen, was bleibt dann von seiner Kämpfer-Persönlichkeit übrig? Helmuts Persönlichkeit wie die aller Menschen besteht ausschließlich aus Identifikation und Abwehr! Sie ist im Innersten leer.

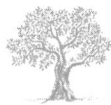 Unsere Persönlichkeit hat keine Substanz.
Sie ist im Innersten leer.

Ich höre Sie schlucken. Gerät Ihr Weltbild etwas aus den Fugen? Bitte atmen Sie jetzt tief durch. Vielleicht legen Sie kurz das Buch beiseite und probieren etwas aus: Sie können diese Information nämlich atmen. Die Information zu atmen hilft, sie zu verarbeiten. Es funktioniert ebenso wie bei Gefühlen.

Übung 17: Die Information atmen

Sie nehmen den richtigen Sitz ein und etablieren den Achsenatem: Sie atmen von unten im Strohhalm ein und atmen in den Strohhalm wieder aus.

Der Atem endet, wenn Ihre Lungen beim Einatmen voll sind, beim Ausatmen leer. Genau hier ist jeweils der Umkehrpunkt im Strohhalm.

Achten Sie darauf, die Atemluft wirklich auf den Strohhalm zu fokussieren.

Während Sie konstant und sanft atmen, bewegen Sie den Gedanken: »Meine Persönlichkeit ist im Innersten leer.« Fühlen Sie, was die Information in Ihnen bewirkt. Atmen Sie so lange in der Achse weiter, bis Sie sich an die Information gewöhnt und sich entspannt haben.

Wenn Ihre Persönlichkeit in Wahrheit nicht mehr ist als Ihre gesammelten Identifikationen und Reaktionsmuster als Antwort auf Ihre Lebensumstände, müssen Sie sich dann nicht frustriert fragen, ob Sie in Wahrheit leer sind? Starren Sie vielleicht innerlich auf die zwei leeren Seiten im Buch, die Ihnen vielleicht vorher schon nicht ganz geheuer waren? Liebe Leserin und lieber Leser, bitte seien Sie ganz beruhigt. Auch wenn Ihre Persönlichkeit in Wahrheit leer ist, sind *Sie* nicht leer!

Lassen Sie Ihr »Ich« los, und Sie erfahren, wer Sie wirklich sind

Ihre Persönlichkeit hat sich im Laufe Ihres Lebens aus unzähligen Identifikationen und Abwehrgefühlen zusammengesetzt und verdichtet. Was Sie spüren, wenn Sie »Ich« sagen, ist diese Verdichtung. Ja, aber wenn die Verdichtung sich wieder auflösen lässt und Ihre Persönlichkeit in Wahrheit leer ist, wenn Sie also nicht Ihre Persönlichkeit sind, *wer* sind Sie dann?

Sie werden es unweigerlich herausfinden, wenn Sie Ihre Abwehr, Ihre Identifikationen und Verletzungen wahrzunehmen und zu atmen beginnen. Sie entdecken körperlich, dass es nur Kontraktion war und dass die Verdichtungen sich wieder auflösen. Oder seelisch, dass es nur Muster waren, die sich durch Ihre Erkenntnis auflösen.

Das werden Sie übrigens als sehr angenehm empfinden, ähnlich wie wenn Ihr verspannter Nacken sich löst. Wenn Sie neugierig genug auf sich selbst sind, um mit Ihrer Selbsterkenntnis eine Weile weiterzumachen, dann taucht langsam aus der Versenkung in Ihnen etwas Strahlendes und Wunderbares auf: Ihr wunderschönes wahres Wesen kommt in Ihrer Tiefe zum Vorschein.

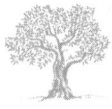 Wenn wir die Persönlichkeitsmuster durch Selbsterkenntnis wieder auflösen, kommt unser strahlendes wahres Wesen zum Vorschein.

Kommen wir zurück zu Helmut: Er brauchte viel Zeit, um sich an seine verdrängten Kindheitsgefühle heranzutasten. Es nahm intensive Übung und Erkenntnis in Anspruch, bis er seinen Abwehrreflex zu beherrschen lernte. Der Achsenatem und die Körperarbeit halfen ihm sehr. Unter der Oberfläche aus Aggression begegnete er den verletzten Gefühlen seines kleinen Jungen, der Schwäche und Unterlegenheit, die er als Kind erlebt hatte. Helmut schaffte es nur langsam, diese Gefühle zu spüren, auszuhalten und zu atmen. Er musste Mitgefühl für seinen kleinen Jungen entwickeln und lernen, ihm selbst die Anerkennung zu geben, die seine Eltern ihm vorenthalten hatten.

Stellen Sie sich einmal vor, dass Helmuts Mutter zu ihrem Sohn hätte sagen können: »Mein Junge, ich bin so froh, dass du da bist. Ich sehe dein wunderschönes Wesen. Ich freue mich an deiner Sensibilität und musischen Begabung, und ich tue alles, um dich in deinem Leben darin zu bestärken und zu unterstützen.« Als Helmut diese Sätze zum ersten Mal hörte, rannte er wie ein Verrückter im Raum herum und stöhnte. Seine sensible, musische Seele war direkt angerührt worden. Der viel geübte Achsenatem half ihm, diesen Realitätsschock zu verdauen. Jetzt fing er aber endlich an, Mitgefühl für seinen kleinen Jungen zu entwickeln. Mit der Zeit lernte Helmut, seinem kleinen Jungen diese Botschaften der Liebe so zu geben, als ob er selbst für ihn die liebende Mama wäre.

Helmuts Vater hätte zu ihm sagen müssen: »Ich stehe hinter dir, mein Sohn. Ich bin stolz auf dich. Ich bin bei dir. Du bist immer sicher, weil ich dich beschütze.« Als innerer »idealer Papa« lernte er dann, seinem kleinen Jungen diese Botschaften der Liebe der Ganzheit immer wieder zu sagen. Vor allem lernte Helmuts inneres Kind, diese Botschaften zu fühlen und tief im Körper aufzunehmen. Langsam begann er, sich zu entspannen.

Helmuts angespanntes Brustbein wurde nach einiger Zeit weicher. Hier speichern sich viele existenzielle Themen. In dieser Phase seines Prozesses kamen das erste Mal Tränen. Spontan entlastete es ihn zu weinen. Gleichzeitig aber war es außerordentlich schwer für ihn, denn seine Tränen schienen ihm Schwäche zu beweisen, und er konnte die heilende Wirkung der Tränen noch nicht wahrnehmen.

In dieser Phase mussten wir seine Widerstände sehr sorgsam beobachten und spiegeln, denn nicht nur einmal wollte er alles hinschmeißen, weil er doch nie wieder in die Schwäche kommen wollte! Zurück hielt ihn seine Sensibilität, die schon wieder hervorkam und ihm bei seinem Verständnis für sich selbst half. Konsequente Atem- und Energiearbeit lösten seine tiefen, im Körper gespeicherten Prägungen. Einige Zeit später konnte er seine Gefühle von Schwäche und Unterlegenheit fühlen, sie atmen und zulassen, dass ihm währenddessen die Tränen liefen.

Eines Tages geschah etwas Außergewöhnliches: Das war während eines Trainings, an dem Helmut teilnahm. In der Pause fing eine Frau an, heftig zu weinen. Sie war am selben Morgen von ihrem Freund verlassen worden. Helmut ging zu ihr, setzte sich hinter sie und hielt sie. Ich traute meinen Augen kaum, als ich sah, wie vorsichtig und zart er war. Als der Kurs nach der Pause weiterging, hatte sie sich ein wenig beruhigt. Alle saßen im Raum, als Helmut vor die Frau rutschte, sie anschaute und dann mit den Fingern seiner linken Hand unendlich behutsam über ihre Wange strich. Einmal. Und ganz langsam. Plötzlich hätte man eine Stecknadel fallen hören können, denn die Intensität war so groß. Wir alle waren bewegt. Da hatte eine Seele die andere berührt. Eine ganze Weile war es still im Raum. Helmut hatte sein wahres Wesen wieder gespürt und spontan ausgedrückt, seine wunderbare Sensibilität und sein Mitgefühl. Es war für alle ein berührender Moment.

Verstehen Sie, warum wir als Persönlichkeiten leer sind, solange wir nicht im Kontakt damit sind, dass wir ein wahres Wesen haben? Und dass unser wahres Wesen unser individueller Ausdruck der Ganzheit ist und durch uns hindurchstrahlt?

Eine Kursteilnehmerin hat noch Bedenken: »Ist ja alles gut und schön«, wirft sie ein, »das mit der Leere der Persönlichkeit und so. Aber wenn es ums Fühlen geht, kannst du nicht recht haben. Das Fühlen kann nicht leer sein, denn es kommt von außen. Es wird doch von den anderen gemacht. Vom Leben. Ich weiß, was ich fühle. Deshalb kämpfe ich auch gegen die anderen und wehre mich. Es hat mit meinen Gefühlen zu tun. Selbst wenn das leer ist und ich mich verausgabe: Meine Gefühle wenigstens muss ich doch gegen die anderen verteidigen, oder?«

Sagen Sie das vielleicht auch, liebe Leserin und lieber Leser? Ich rutsche ein wenig tiefer in meinen Stuhl und gehe ein bisschen in Deckung, bevor ich Ihnen antworte. Denn wenn ich Ihr Weltbild noch etwas weiter demontiere, sind Sie am Ende ... für den Moment leer? Dann wäre es ja gelungen, Sie mit der Ganzheit in Verbindung zu bringen!

Vielleicht hilft es Ihnen hier zu verstehen, dass es eine alte Technik spiritueller Lehrer ist, den Verstand »auszuknocken«, um Menschen für diese Zeit das Erleben der Ganzheit zu ermöglichen. Also seien Sie mir bitte nicht böse, wenn ich noch etwas mehr an unserer herkömmlichen Vorstellung der Realität herumschraube. Können Sie es für möglich halten, dass Ihre aktuellen Gefühle nicht von der Außenwelt verursacht sind? Dass Ihre Gefühle aufgrund von alten Erfahrungen Ihrer insbesondere kindlichen Geschichte in Ihnen schon vorhanden sind? Können Sie sich noch einmal bewusst machen, dass die Art und Weise, wie Sie die Welt fühlen und beantworten, durch Ihre Datenspeicher geprägt ist? Und wenn meine Beschreibung aus psycho-energetischer Sicht Sie noch nicht ganz befriedigt, dann könnten Sie sich auch auf die Ergebnisse der Hirnforschung verlassen, die die Speicherung unserer Erfahrungen durch die Bildung entsprechender Verschaltungen und Vernetzungen im Nervengewebe des Gehirns und Körpers nachgewiesen hat. Vertrauen Sie der Hirnforschung, die als Prägung beschreibt, dass unser Gehirn sich entsprechend seiner Nutzung ausbildet und demgemäß weiter genutzt wird?

Erinnern Sie sich bitte an die Erfahrungen der Kinder in diesem Buch. Es ist für uns leicht nachzufühlen, warum sich Patrizia, Senta, Henry, Hanne, Alex und Helmut angegriffen fühlen, oder? Denn auch den wohlmeinenden Eltern ist oft viel zu wenig klar, was für ihre Kinder seelisch notwendig ist. Können Sie also nachvollziehen, dass Sie heute kämpfen, weil Sie sich als Heranwachsende/r angegriffen erlebten? Was bis heute in Ihren Datenspeichern geschrieben steht? Und können Sie daher für möglich halten, dass Ihre Außenwelt, nachdem Ihre Grundprägungen angelegt sind, erst einmal nicht viel mehr tut, als auf Ihre Datenspeicher zu reagieren? Dass Sie also angegriffen *werden*, weil Sie angegriffen *sind*? Und dass Sie sich angegriffen fühlen, weil es so in Ihren Datenspeichern geschrieben steht? Gegen wen kämpfen Sie dann wirklich?

Wenn Sie deshalb kämpfen, dann wären Sie doch selbst Ihr wahrer Gegner! Die Wirklichkeit steht jetzt in einem völlig neuen Licht da. Welche Freiheit diese Einsicht in *Ganzheit* für Sie bedeuten kann, das möchte ich Ihnen im nächsten Kapitel zeigen.

Unser wirklicher Gegner

Wenn Sie diese umgedrehte Sichtweise aus der Perspektive der Ganzheit für möglich halten, liebe Leserin und lieber Leser, dann verstehen Sie, dass Sie in Wirklichkeit gegen sich selbst kämpfen, wenn Sie kämpfen. Denken Sie an die horizontale Energiebewegung des Kämpfens. Und erinnern Sie sich daran, dass Sie nur bei vertikaler Energielenkung für sich sein können, wie wir im Kapitel »Warum wir nicht kämpfen müssen: Sich einsetzen, um zu gewinnen« dargelegt hatten. Von diesem Standpunkt aus wird Ihnen schnell bewusst, dass auch Ihre Gegner in Wirklichkeit nur gegen ihre eigenen Erfahrungen kämpfen.

Wir werden uns dieser wichtigen Bewusstseinsstufe auf der inneren Reise zur Ganzheit mit Helenas Geschichte gleich tiefer annähern, jedoch möchte ich dem etwas Allgemeines vorausschicken, was Sie alle kennen dürften: das Gefühl, kritisiert zu werden. Hören Sie bitte einmal die an Sie gerichteten Sätze: »Das könnte man besser machen« oder »Sie haben etwas vergessen«. Hand aufs Herz: Fühlen Sie sich kritisiert? Stellen Sie sich nun vor, Sie würden, ohne sich rechtfertigen oder verteidigen zu müssen, einfach antworten können: »Oh ja, Sie haben Recht, das hätte man wirklich noch besser machen können«, oder: »Das hab ich doch tatsächlich vergessen, obwohl ich mir große Mühe gegeben habe, an alles zu denken!« Wenn Sie so nicht antworten konnten, haben Sie sich selbst angegriffen. Das wollen wir im Folgenden genauer verstehen. Erinnern Sie sich an die Sätze des Dalai Lama? Er verspricht uns Frieden, wenn wir diese Möglichkeit zulassen. Wir müssen ja nicht für immer bei dieser Sichtweise bleiben. Aber einmal ausprobiert, verändert sich trotzdem etwas. Denn wir sitzen der falschen Realität unserer Persönlichkeit nicht mehr so unausweichlich auf. Vielleicht erkennen wir auch mehr Sinn darin, uns selbst zu hinterfragen, anstatt unsere kostbare Lebenszeit damit zu verschwenden, uns über unsere Mitmenschen aufzuregen. Und vor allem, lieber Leser und liebe Leserin, werden Sie vielleicht aufhören wollen zu kämpfen? Bingo!

Wie Sie erfolgreich aus dem Kämpfen aussteigen können

Wie können wir es umsetzen, nicht gegen unsere eigenen Prägungen zu kämpfen und unser wahrer Gegner zu sein? Um auf diese Frage einzugehen, möchte ich Ihnen Helena vorstellen. Mit Helena arbeitete ich vor vielen Jahren. Die Arbeit mit ihr hat mich sehr berührt. Denn Helena war wahrscheinlich die erste Klientin, die ich darin begleitet habe, aus dem Kämpfen auszusteigen. Und es war ein besonders schwerer Kampf, aus dem sie ausstieg. Helena fand zur Ganzheit. Und ihren inneren Weg will ich Ihnen jetzt genau erzählen, denn so oder ähnlich könnte auch Ihr Weg aussehen.

Helena war eine starke Frau. Da sie eine soziale Ader hatte, war sie in der Projektentwicklung für Entwicklungshilfe tätig. Sie war viel auf Reisen und liebte ihre Tätigkeit. Vielleicht hatte sie deshalb erst spät geheiratet, denn als sie ihrem Mann Peter spontan das Jawort gab, war sie schon 49. »Ich hatte nicht erwartet, dass ich jemals heiraten würde«, sagte sie dazu, »aber diesen Mann, den liebe ich nun mal.«

Alles wäre gut gewesen, wenn der Mann sich nicht als Choleriker entpuppt hätte. Es passierte leider nicht selten, dass er aus dem Nichts heraus wütend wurde. Plötzlich polterte er los und griff Helena an. Er wurde dann enorm verletzend und warf ihr die schlimmsten Dinge an den Kopf. Als es die ersten Male geschah, glaubte sie ihren Ohren nicht zu trauen. Auch bei seinen weiteren Ausbrüchen war sie jedes Mal fassungslos und tief getroffen. Immer passierte dasselbe: Erst konnte sie es nicht begreifen, war überrascht, geschockt, manchmal fast erstarrt. Dann kam die Abwehr. Wie oft hatte sie sich zornig gesagt: »Das lasse ich mir nicht bieten, habe ich das nötig? Ich verlasse ihn.«

Helena trat in den Kampf ein, und ihr Kampf war der Rückzug. Sie zog sich zurück, war verletzt, enttäuscht und beleidigt. Es entstand eine tagelange, sogar wochenlange Funkstille zwischen den beiden. Und jedes Mal litt Helena. Sie wurde zu einem Schatten ihrer selbst. Aber sie verließ ihn nicht. Denn irgendwann kam er wieder zu ihr. Und wenn es dann wieder in Ordnung war, wenn sie ihm endlich wieder nah sein konnte, dann war es so gut! Er war der bezauberndste Mann, den sie je getroffen hatte, und so zärtlich. Wenn es gut war mit ihm, dann war es der Himmel auf Erden, so Helena. Als sie in mein Institut kam, weil sie in ihrer Situation Hilfe suchte, gab es noch ein Problem. Sie hatte ihren Mann gebeten mitzukommen. Der aber sagte ganz klar: »Nein.« Es gab für ihn keine Diskussion. Strikte Ablehnung. Da war nichts zu machen.

So lernte ich sie kennen, als eine verliebte Frau und ein Häufchen Elend zugleich. »Ich muss das ganz allein hinkriegen. Denn so geht es nicht weiter«, sagte sie. »Ist das überhaupt möglich?

Wenn ich gehen könnte, würde ich es ja tun. Aber ich leide dann genauso, als wenn ich bleibe ... Ich liebe ihn doch so!«

So oft ist es das Leid, das uns aufruft, uns auf den Weg zu machen, lieber Leser und liebe Leserin. Für Helena war Trennung keine Alternative. Ist es nicht verrückt, wie das Leben hier spielt? Im Außen gab es absolut keinen Weg für sie. Gehen war unmöglich, und so bleiben konnte es genauso wenig. Ich bin überzeugt davon, dass es unsere Seele ist, die uns in solche Situationen führt. Sie folgt dem Ruf unseres wahren Wesens, uns aufzuwecken und nach innen zu lenken, um ihm in unserer Tiefe zu begegnen.

Helena begann ihre innere Arbeit. Ich muss sagen, sie war wirklich hoch motiviert. Sie entwickelte die Achse, ihren Eigenraum und machte tiefe Körperarbeit. Sie gab ihrem inneren Kind viel Aufmerksamkeit und Heilung. Sie durchlief meine Seminare für ganzheitliche Entwicklung.

Es ging recht schnell, dass ihr Abwehrmuster sich veränderte. Ihre Rückzugsphasen wurden kürzer. Sie wartete nicht mehr, bis ihr Mann Peter endlich zu ihr kam, sondern rief ihn selbst an. Und sie probierte vieles aus. Es gibt in solchen Fällen ja keine Patentlösung, liebe Leserin und lieber Leser. Es ist nicht so, dass Helena einfach lernen kann: Wenn er dich anschreit, machst du das und das. Sie musste selbst herausfinden, was für sie die beste Verhaltensweise war.

Der Achsenatem war natürlich grundlegend. Aber wenn sie geschockt war und erstarrte, konnte sie diesen bewussten Atem oft nicht gleich einsetzen. Der Anfang ihrer schweren Übung war es deshalb, sich, so schnell es ging, an den Achsenatem zu erinnern und bewusst zu atmen. Als zweiten Schritt wollte sie alle möglichen Verhaltensweisen ausprobieren. Allerdings entdeckte sie, dass ihr hier ihre eigenen Gefühle im Weg standen.

Sie war viel zu getroffen und erstarrt, um Humor in die Situation zu bringen, um zu versuchen, ihren Mann zu beruhigen, den Raum zu verlassen, »Stopp!« zu sagen oder etwas anderes auszuprobieren.

Diese Erkenntnis führte Helena eine ganze Stufe tiefer zu sich selbst. Sie begann sich mit den Gefühlen, die durch die Situation in ihr ausgelöst wurden, auseinanderzusetzen. Wir schauten uns ihre Geschichte an: Ihr Vater war ruhig und sanft gewesen. Er war bescheiden, nicht ehrgeizig und führte ein stilles Leben mit Frau und Kind. Zwischen den Eltern hatte es fast nie ein böses Wort gegeben. Die Mutter war recht distanziert und fleißig. Sie engagierte sich ehrenamtlich in verschiedenen Zusammenhängen. Helena hatte das Gefühl gehabt, ihrer Mutter nicht nah sein zu können. Aber dafür hatte sie ja ihren Vater.

Helenas inneres Kind hatte eine gute Kindheit gehabt. Die fehlende Nähe zur Mutter hatte der Vater ausgefüllt. Helenas Erkenntnisse auf dieser Ebene waren für ihre Erstarrung nicht ergiebig.

Also forschten wir eine Stufe tiefer in Helenas Generationenlinie. Und jetzt wurde sehr schnell klar, warum Helena in den Schockzustand geriet, jedes Mal, wenn ihr Mann sie anbrüllte. Ihre Mutter hatte einen despotischen Vater gehabt. Der Vater ihrer Mutter hatte auf sein Recht bestanden. Nicht nur, dass niemand aus der siebenköpfigen Familie ihm jemals ein Widerwort geben durfte, er wusste natürlich auch, was für alle gut war. Und das setzte er durch. Zur Not mit körperlicher Gewalt. Und immer mit verbaler Gewalt.

Er verbot seiner Tochter ihr Wunschstudium. Helenas Mutter heiratete früh, um seinem Einfluss zu entkommen. Als ihr Vater gestorben war, holte sie einiges von dem nach, was ihr der Vater unmöglich gemacht hatte. Deswegen waren der Mutter ihre ehrenamtlichen Sozialaufgaben so wichtig. Helena trug den Schock ihrer Mutter in ihrer Zellinformation.

Als wir mit dem bewussten Atem tiefer in ihre Zellstruktur eintauchten, konnte sie ganz klar die Angst ihrer Mutter vor der Unterdrückung und Gewalt ihres Vaters spüren.

Helena selbst hatte ja in ihrem eigenen Leben nie eine vergleichbare Erfahrung gemacht. Sie erkannte, dass es der Schock ihrer Mutter war, der sie in den Situationen mit ihrem Mann so paralysiert sein ließ. Ihr Weg war es jetzt, den mütterlichen Schock in ihrem eigenen Körper-Seele-System aufzulösen.

Das Zwiebelschalenprinzip

Hier, liebe Leserin und lieber Leser, kommt noch einmal die Zwiebel ins Spiel. Es funktioniert nämlich nach dem Prinzip der Zwiebelschalen: Helena begann, ihre Gefühle zu atmen. Jedes Mal löste sich die ihrem Bewusstsein zugängliche Schicht auf. So kann man sich Zwiebelschale für Zwiebelschale durch die Gefühle durchatmen. Man atmet die Gefühle und die ihnen entsprechende Dichte in der Körperstruktur. Die geatmete Schicht kommt in Bewegung und löst sich auf. Wir tun das Schicht für Schicht bis zum Kern. Und was finden wir im Kern? Danke – den Raum unseres wahren Wesens, Ganzheit!

Nun können Sie sich vorstellen, dass Helenas Gefühle ziemlich tief in ihrem Körper-Seele-System saßen, da es sich ja um die verdrängten Gefühle des inneren Kindes ihrer Mutter handelte. Um den Zugang in solch tiefe Ebenen im Energiefeld zu ermöglichen, ist Energiearbeit ein fantastischer Beschleuniger.

Energiearbeit eröffnet den Zugang in tiefe Ebenen, indem sie Verkapselungen und Schutzmauern um alte Erfahrungen in uns auflöst. Sie kann sehr hochschwingend sein und Dichte und Gewebeschock auflösen. Sie bringt die atomare Ebene wieder in die regelrechte Drehrichtung. So verbindet sie das Zellbewusstsein wieder mit der Lebensenergie. Die Trennung ist rückverbunden. Ein Prozess wird dadurch enorm beschleunigt und bei großer Tiefe erst möglich gemacht.

Als Helena über Atem- und Energiearbeit tiefe Ebenen von mütterlichem Schock in sich aufgelöst hatte, konnte sie in den brenzligen Situationen mit ihrem Mann relativ ruhig und handlungsfähig bleiben. Jetzt konnte sie über ihren Achsenatem viel besser verfügen. Es stellte sich heraus, dass ein Verhalten, das sie einmal spontan ausprobiert hatte, wirkte: Für einige starke Achsenatemzüge wartete sie seine Entladung ab und sagte ihm dann: »Peter, ich bin nur Helena, die es macht, so gut sie kann. Und ich liebe dich.«

Er schaute sie wütend an, und in seinen zornigen Augen brach etwas. Er wurde stiller.

Helena hatte viel erreicht. Sie konnte ihr reaktives Kämpfen bleiben lassen, sich in der Achse zentrieren und die Situation positiv beeinflussen. Aber noch war es nicht gut. Auch wenn Helena die Situation schon wunderbar in den Griff bekommen hatte, tauchte etwas Tieferes in ihr auf. Sie konnte nicht verwinden, dass ihr Mann sich erlaubte, so mit ihr umzugehen. Das war für sie keine Liebe. Wenn er sie wirklich liebte, hätte er sie vor sich selbst beschützen oder wenigstens eine gute Beratung aufsuchen müssen.

Das wurmte sie so sehr, dass seine bezaubernde Seite kaum noch Wirkung bei ihr zeigte. Paradoxerweise würde sie ihn jetzt eher verlassen können. Zumal er sich in der Regel nicht bei ihr entschuldigte. Während sie weiter in ihrer inneren Arbeit blieb, konnte ich zusehen, wie der tiefere Schock sich langsam an die Oberfläche ihres Energiesystems hochschob. Darüber lagen die emotionale Verletzung und die Verdichtung ihrer Abwehr dagegen.

Erneut stellte sich Helena die Frage, ihn zu verlassen. Und jetzt geschah etwas sehr Besonderes: Sie fühlte ihre Liebe nicht mehr. Sie fühlte hauptsächlich die Verletzung. Und trotzdem sagte sie sich: Ich möchte erst meine Verletzung überwinden. Danach entscheide ich, ob ich gehen will.

Helena fühlte ihre Liebe nicht mehr und blieb trotzdem bei Peter, um ihrer selbst willen. Was ist denn das für eine Entwicklung, wie soll man so etwas einordnen?

Tatsächlich, lieber Leser und liebe Leserin, war Helena sehr geführt. Helena spürte, wie sehr ihre Verletzung sie trennte, abschnitt, schwächte und unfrei machte. Sie wusste, wenn sie gehen würde, würde sie es beibehalten, aus ihrer alten Verletzung heraus zu reagieren. Die Verletzung würde ihr Leben weiter bestimmen. Außerdem wusste sie auch nicht, ob ihre Liebe eventuell doch noch da war, selbst wenn sie sie zu der Zeit nicht mehr spüren konnte.

Während Helena die Entwicklungsmöglichkeit annahm und sich der tiefen Verletzung in ihrer Seele zuwandte, wurde sie wieder eine große Stufe näher zu sich selbst geführt. Wer hat sie geführt? Woher kam die Einsicht?

Vielleicht entdecken wir irgendwann, dass es die Ganzheit selbst ist, die uns ruft, in dem Moment, in dem in unserem Leben die Chance auftaucht, ihr näherzukommen. Wenn diese Stimme in uns hörbar wird, ist sie stärker als alles andere. Und umgekehrt: Wenn wir diese Stimme überhören und übergehen, wird unser Leben kompliziert.

Ich versuche nun kürzest möglich diese Phase von Helenas Weg in die Ganzheit zusammenzufassen. Helena war sich bewusst, dass ihr Mann sie immer wieder angriff. Sie kannte mittlerweile auch seine Geschichte und verstand, woher sein schwer zu ertragendes Verhalten kam. Obwohl sie zwischenzeitlich mit Peters Ausbrüchen recht gut umgehen konnte, fühlte sie sich tief verletzt.

Wir übten mit Helenas Energiefeldgrenze, um genau zu sehen, was psycho-energetisch mit Peters Angriff bei ihr geschah: Ließ sie den Angriff herein? Und wenn ja, wie tief? Und konnte sie ihre Energiefeldgrenze nach dem Angriff wiederherstellen? Was passierte mit ihrem Eigenraum? Es zeigte sich, dass Helena Peters Angriff energetisch bereitwillig in ihre Seifenblase aufnahm. Sie nahm den Angriff *an,* indem sie ihren Eigenraum kollabieren ließ und tief verletzt reagierte. Sie atmete zwar noch durch die Achse und konnte sogar beruhigende Worte an den imaginären Peter richten, aber ihre seelische Verletzung, die sich im Eigenraum zeigte, konnte dadurch nicht beeinflusst werden.

Diese Erkenntnis war für Helena ein großer Durchbruch. Sie nahm seine Angriffsenergie wehrlos in ihre Seifenblase auf und gab ihre Energiefeldgrenze auf. Die Angriffsenergie war drin, und sie war das Opfer, das tief verletzt wurde. Wenn das so war, ja, wer war es denn dann, der sie tatsächlich angriff? Könnte sie seinen Angriff auch *nicht annehmen* oder doch zumindest ihren Eigenraum behalten? Sie war fassungslos, als sie erkannte, dass sie selbst es war, die sich angriff, indem sie Peters Angriffsenergie in sich aufnahm, sich auslieferte und sich damit gegen sich wendete.

Diese Erkenntnis Helenas ist ein wesentlicher Moment für unser Thema. Auch Sie können gerade eine entscheidende Erkenntnis gewinnen: Wenn wir unseren Eigenraum einnehmen, dann haben wir die Macht über unsere Erfahrung. Wenn wir voll bewusst sind, haben wir es in der Hand, Angriffen standzuhalten. Es sind unsere eigenen Prägungen, die darüber bestimmen, was wir innerhalb unserer Energiefeldgrenze erleben. Und nicht zuletzt können wir uns entschließen, unsere Wohlfühlgrenze aktiv wiederherzustellen, nachdem sie verletzt wurde.

Während Helena mit ihrer Energiefeldgrenze übte und ein Körpergefühl dafür entwickelte, wie es sich anfühlte, sich dem Angriff emotional nicht auszuliefern, sondern in ihrem Eigenraum stark zu bleiben, stiegen tiefe Gefühle in ihr auf. Sie musste die Frage nach ihrem Selbstwert klären. Hier war die mütterliche Geschichte prägend gewesen. Die Mutter hatte sich der Gewalt des Vaters ohnmächtig ausgeliefert gefühlt und keinen Selbstwert entwickeln können. Unbewusst hatte Helena dieses Frauenbild übernommen. Es wird hochinteressant, liebe Leserin und lieber Leser, wenn wir an die Stufe in unserer Entwicklung kommen, auf der wir herausfinden, wie wir uns selbst angreifen. Wahre innere Befreiung muss an diesen Ort finden.

Übung 18:
Die Energiefeldgrenze wiederherstellen

Bitte legen Sie die Kordel oder das Seil für Ihre Energiefeldgrenze bereit.

Sitzen Sie im richtigen Sitz, und denken Sie an eine Situation, in der Sie angegriffen oder ungerecht behandelt werden, sodass Sie wütend sind und sich verteidigen wollen. Finden Sie ein großes Objekt, das den Übergriff symbolisieren wird, etwa einen Stuhl.

Vergessen Sie die Situation für einen Moment.

Nehmen Sie nun gleich mehrere Achsenatemzüge hintereinander durch Ihren Körper: Sie ziehen die Atemluft von unten im Strohhalm hoch, und Sie schieben sie im Strohhalm wieder hinunter.

Der Atem endet, wenn die Lungen beim Einatmen voll sind, beim Ausatmen leer. Genau hier ist jeweils der Umkehrpunkt im Strohhalm.

Atmen Sie im Achsenatem oder in Ihrem herkömmlichen Atemmuster weiter.

Jetzt legen Sie Ihr Grenzseil so um sich herum, dass es genau den Raum markiert, den Sie in diesem Moment brauchen, um frei zu atmen. Atmen Sie stark. Nehmen Sie jetzt Ihren Eigenraum ein, den Zustand, in dem Sie sich sicher fühlen und frei atmen.

Nun schieben Sie den Stuhl in Ihren Eigenraum, so dass er das Grenzseil verschiebt.
Nehmen Sie Ihren Eigenraum innerhalb der Energiefeld-grenze wieder ein, spüren Sie sich selbst, und atmen Sie durch die Achse.

Schauen Sie jetzt den Stuhl an, und sehen Sie den Übergriff als die Einengung Ihres Eigenraumes.
Vielleicht fühlen Sie Spannung, die im Körper ansteigt.
Vielleicht schlägt Ihr Herz schneller.
Atmen Sie bewusst, und nehmen Sie sich Zeit, den Über-griff zu spüren.
Geben Sie sich jetzt die Erlaubnis, Ihren Eigenraum wiederherzustellen.

Lassen Sie sich Zeit, den Stuhl sehr langsam aus Ihrem Eigenraum herauszuschieben. Korrigieren Sie das Grenzseil.

Finden Sie den richtigen Satz oder die richtigen Worte, die Sie in der Situation sagen müssen.
Vielleicht möchten Sie aber auch Stellung beziehen oder so handeln, dass Ihre Aktion Ihnen dient und die Situation in Ihrem Sinne verbessern wird.
Sprechen Sie die Worte aus, und planen Sie Ihr angemessenes Handeln.
Spüren Sie Ihre intakte Energiefeldgrenze und Ihren Eigenraum.
Der Übergriff hat nichts mit Ihnen persönlich zu tun!

Bisher liefen unsere Selbstangriffe unbewusst ab, und wir haben sie auf die Umwelt projiziert. Was wäre aber, wenn unser Angegriffensein aus uns selbst kommt? Was wäre, wenn es in einer tieferen Ebene der Wirklichkeit nur einen Gegner gibt, nämlich unsere Prägungen aus der Vergangenheit?

Unser wahrer Gegner

Helena erzählte die Geschichte ihres Mannes: Peters Mutter war permanent ausgerastet. Sie war ein Kriegskind gewesen. Viele Bombennächte im lichterloh brennenden Berlin hatte sie erleben müssen, sie war ausgebombt und kurzzeitig verschüttet worden. Vor allem in ruhigen Phasen, wenn sie entspannte, kam der alte Überlebensstress in ihr hoch und verwandelte sich in Aggression.

Dann rastete sie plötzlich und ohne Vorwarnung aus und wurde völlig unberechenbar. Alle und alles waren schuld. Peter hatte nicht nur den lebensbedrohlichen Stress seiner Mutter in sein Körper-Seele-System aufgenommen, sondern er hatte auch dasselbe Muster gelernt: »Wenn du Stress in dir hochkommen spürst, raste sofort aus und werde aggressiv!« Und von seiner Mutter hatte er die Überzeugung übernommen, dass er den Stress niemals spüren dürfte, da man ihn nicht aushalten konnte. Also war er auch nie richtig in der Lage zu entspannen. Helena verstand, warum Peter so reagierte.

Jetzt kommt die Preisfrage, liebe Leserin und lieber Leser: Griff Peter Helena denn tatsächlich an, wenn er sie angriff? Bitte denken Sie genau nach: Ja, er griff an, aber nicht sie. *Er meinte Helena gar nicht!* Was er meinte, waren seine aus der mütterlichen Geschichte übernommenen Gefühle. Er meinte die Panik, in Bombennächten verschüttet zu sein.

Wenn Helena sich also angegriffen erlebte, wer griff Helena tatsächlich an? Sie ahnen es, liebe Leserin und lieber Leser: Sie griff sich selbst an.

Hier wird nachvollziehbar, was der Dalai Lama ausdrückt: Sogar wenn Sie im Extremfall physisch angegriffen werden, sind nicht Sie es, der oder die angegriffen wird. In der tieferen energetischen Wirklichkeit greift der Angreifer aus seiner Prägung heraus an. *Er greift seine eigene Erfahrung, sein eigenes Angegriffensein an.* Wenn Sie sich davon verletzt fühlen, haben Sie sich aus einer in Ihnen gespeicherten Erfahrung von innerer Getrenntheit selbst angegriffen. Radikal, wenn man in einem verletzlichen Körper steckt, nicht wahr? Aber in der Erfahrung von Ganzheit wissen wir, dass wir mehr sind als unser Körper. Was der Körper in der Welt erlebt, ist das eine – die seelische Wirklichkeit ist jedoch etwas ganz anderes. Da wir von uns selbst getrennt und ohne Eigenraum so schutzlos sind, ist es schnell passiert, dass wir den Angreifer nach außen projizieren, das geht wohl fast allen Menschen so.

Deshalb haben wir in der ganzheitlichen Wirklichkeit genau einen Gegner in der Welt. Es sind unsere alten Prägungen, große Anteile unserer Persönlichkeit also.

Wenn Sie nicht mehr Ihr Feind sind, weil Sie sich selbst nicht mehr angreifen, dann sind Sie in dem verbundenen Zustand angekommen, von dem der Dalai Lama spricht – ein Mann, der fast sein ganzes Leben im Exil verbracht hat und dessen Kultur und Volk systematisch zerstört werden. Aber er ist im Mitgefühl, denn er kennt die innere Getrenntheit der Angreifer, die zu solcher Aggression führt.

Wenn Sie also verstehen, dass jeder Angreifer in Wahrheit sich selbst angreift, dann haben Sie in der Welt keine Feinde mehr. Dann ist in Ihnen Frieden.

Dieses Verständnis führte Helena zu ihrem Durchbruch in die Ganzheit, und wie das geschah, das erzähle ich Ihnen jetzt zum Abschluss dieses Kapitels. Nach einer besonders nahen Zeit mit Peter war Helena wieder auf Reisen gewesen. Auf dem Rückflug beim Zwischenstopp in Paris rief sie ihn von dem Hotel aus an. Sie bat ihn um Rückruf, da ihr das Telefonieren vom Hotel aus zu teuer war. Zu der Zeit hatten noch nicht alle Leute ein iPhone. Er versprach, sofort zurückzurufen.

Helena legte sich aufs Bett und wartete sehnsüchtig auf das Klingeln des Telefons. Das dauerte. Sie gab sich ihrer Zärtlichkeit und Vorfreude auf Peter ganz hin. Als das ersehnte Klingeln endlich kam, nahm sie den Hörer ab und wurde völlig aus der Bahn geworfen. Peter tobte. Seinem Gebrüll entnahm sie undeutlich, dass er in zig Warteschleifen festgehalten gewesen war, dass kein

Concierge seinen Anruf entgegengenommen hatte, dass ihr Hotel der totale Saftladen war und wieso sie ihm solchen Stress zumuten würde. Dass es außerdem jetzt sowieso keinen Sinn machen würde zu reden, dass er total die Nase voll hätte und dass er jetzt auflegen würde. Und tschüss! Sie hörte das Knacken in der Leitung. Alles, was Helena gelernt und geübt hatte, war in dem Moment wie weggewischt. Sie saß da und war völlig betäubt. Sie konnte keinen klaren Gedanken mehr fassen. Es hämmerte in ihrem Kopf: »Das war's, ich gehe, das war's, ich gehe ...« Der Schock war groß. Sie zitterte. Erst Stunden später, mitten in der Nacht, als sie sich schlaflos im Bett herumwälzte, kamen ihr langsam die Elemente der Körperarbeit wieder ins Bewusstsein. Wenige Tage später beschrieb sie mir ihre Erfahrung:

»Ich war so betäubt und heulte und hatte viele Gedanken, böse Gedanken und Rachegedanken. Ich fühlte mich schrecklich. Ausgeliefert. Hoffnungslos. Alles erschien sinnlos. Ich schlief nicht, weil in meinem Körper alles tobte. Erst ein paar Stunden später konnte ich wenigstens meinen Widerstand dagegen aufgeben, durch die Achse zu atmen. Es war schwer, etwas für mich zu tun, nachdem ich so behandelt worden war. So abgeschnitten und so enttäuscht war ich. Aber das Atmen half. Ich kam mehr in den Körper und fing an wahrzunehmen, was da alles in mir passierte. Es war in mir unglaublich viel in Bewegung. Nebelschwaden zogen durch mich hindurch, es kribbelte überall ... Irgendetwas brachte mich dazu, mich aufzurichten und richtig konsequent zu atmen. Als wollte ich genau mitbekommen, was in mir los war, und mich ausrichten. Irgendwann fiel mir auch die Seifenblase ein. Ich erkannte, dass ich meinen Eigenraum geopfert hatte. Aber was war das denn? Ich kenne ihn doch, wieso falle ich da so oft noch drauf rein?

Ich heulte und wütete und bemitleidete mich, dass er mich wieder so angegriffen und ungerecht behandelt hatte. Die ganze Zeit über war ich bei ihm! Ich verbot mir, die Gedanken über ihn weiterzudenken, und konzentrierte mich nur auf meine innere Welt. Der Achsenatem ist ja so toll! Das, was meine Mama mit ihrem Vater erlebt hatte, kam wieder hoch. Aber es war ganz anders als zuvor. Es war so ohne Worte, so tief, eine solche Not, die hatte ich noch nie begriffen. Wenn Sie es nicht immer wieder gesagt hätten, hätte ich es nicht gepackt, bei dem Gefühl zu bleiben. Aber ich hab die Not geatmet. Es war wie sterben müssen. Ich hab mir gesagt, dann sterbe ich eben jetzt. Ich hab weitergeatmet. Als ob ich das Sterbenmüssen atme. Es war so stark! Irgendwie extrem. Ich hab geatmet und geatmet. An einem Punkt kam der Atem von selbst. Immer tiefer in den Körper. Ich hab so viel Angst und Stress durchgelassen.

Irgendwann wurde es ruhiger. Und dann passierte etwas Unglaubliches: Es war immer noch alles in Bewegung in mir, aber es kam was dazu: So eine ganz warme, liebevolle Kraft floss da durch mich, so weich, nein, eher sanft, und irgendwann wusste ich: He, das bin *ich*. Ich fühlte das Gefühl, es war so wunderschön ... Und stellen Sie sich vor, ich war so mit dieser Kraft beschäftigt, die da in mir floss, dass ich Peter völlig vergessen hatte.

Das Gefühl war so süß. Wenn die Liebe ein Fluss ist, dachte ich, dann muss das Liebe sein. Aber wer soll mich lieben, hier bin ja nur ich! Und dann dachte ich, dass sich wohl die Ganzheit geöffnet hatte, von der Sie immer wieder sprachen, und dass sich das so anfühlt. Irgendwie heilig. Ja, ein heiliges Gefühl. So erschien es mir jedenfalls, komisch, dass ich das so sage ... dass ich mich überhaupt traue, das zu sagen ... Es war so schön. Liebe floss durch mich. Ich wusste, ich bin geliebt. Und dann sah ich, dass Liebe auch außen ist, nicht nur in mir. Alles ist Liebe. Ich war überwältigt. Ich hab so geheult, war so dankbar. Und irgendwann bin ich eingeschlafen.

Hab ich Ihnen das gesagt? Am nächsten Morgen war ich Peter nicht mehr böse. Ich weiß ja, wie lange es gedauert hatte, bis das Telefon endlich klingelte. Wenn er es die ganze Zeit versucht hatte, der Arme! Als ich nach Hause kam, hat er sich doch tatsächlich bei mir entschuldigt. Ausgerechnet, wo er sich doch nie entschuldigt! Hat er das getan, weil ich mir selbst immer noch auf eine ganz neue Weise näher war, auch wenn der Fluss der Liebe wieder weg war? Was die Liebe angeht: Ich lieb ihn wieder so. Noch mehr als früher. Ich versteh seine Not viel besser. Zärtlicher. Ich will dahinkommen, dass er es nicht für mich tun muss ... Aber irgendwas verändert sich auch bei ihm ...«

Helena ging so weit, die energetische Wirklichkeit anzuerkennen: Nicht sie war es, die von Peter angegriffen wurde. Es war der extreme Stress, in dem er herangewachsen war und der in seiner Zellerinnerung gespeichert war. »Kein Wunder, dass Peter nicht mitgekommen ist, um mit mir hier die innere Arbeit zu machen«, sagte sie, »wenn er unbewusst annimmt, dass man diese Gefühle niemals aushalten kann.« Diese Ebene der Realität akzeptierte sie, obwohl sie auch weiterhin von Peter angegriffen wurde. Sie war durch ihr Erleben sehr gefordert, aber ihr Mitgefühl brachte im Laufe der Zeit eine Beruhigung in Peters traumatisiertes Energiefeld. Ihre Liebe zu Peter war klar und kraftvoll geworden.

Helena übernahm die volle Verantwortung für ihre Erfahrung, angegriffen zu werden. Sie verarbeitete dieses Gefühl innerhalb ihrer eigenen Energiefeldgrenze und ihrer eigenen Geschichte und öffnete sich durch viele Zwiebelschalen hindurch immer tiefer für sich selbst. Auf diese Art wurde Helena zunehmend durchlässiger für ihr wahres Wesen.

Es ist die Liebe selbst, die Helena die Kraft gab, sich so tief für sich selbst zu öffnen und in sich Ganzheit zu finden. Es ist die Liebe der Ganzheit, die uns ruft und nach Hause holt.

Das kleine Beben: Unserem wahren Wesen begegnen

Wir verstehen nun, was innere Trennung ist. Sie passierte früh, schleichend und unbewusst, und meist können wir uns nicht mehr erinnern.

Hierzu möchte ich Ihnen eine Geschichte erzählen, die ich das erste Mal von einer amerikanischen spirituellen Lehrerin namens Rhea Powers, später aber noch in Varianten von anderen Leuten gehört habe. Rhea schrieb diese Geschichte ihrer Freundin zu, die gerade zum zweiten Mal Mutter geworden war. Ihre ältere Tochter, nennen wir sie hier Jenny, vier Jahre alt, wollte unbedingt mit dem neugeborenen Baby allein sein. Ständig drängelte sie ihre Mutter, sie endlich mit dem Baby allein zu lassen. Die Mutter war unruhig und befürchtete, dass dem Neugeborenen etwas geschehen könnte. Jenny wäre vielleicht eifersüchtig oder würde das Baby durch Unachtsamkeit gefährden. Das Drängen hörte aber nicht auf, und endlich gab die Mutter nach.

Jenny verschwand im Babyzimmer. Die Mutter konnte sich nicht zurückhalten und schlich zur Tür, um sie einen Spaltbreit zu öffnen. Sie konnte gerade noch auffangen, wie Jenny eindringlich zum Baby sprach: »Hey little sister, you have just arrived, please! Tell me from God! Tell me from God! You are so close but you know, I'm starting to forget!« – »Bitte, kleine Schwester, du bist gerade angekommen, erzähl mir von Gott! Erzähl mir von Gott! Du bist noch so nah bei ihm, aber weißt du, ich beginne zu vergessen!«

Mich berührt diese Geschichte immer wieder, denn aus eigener Erfahrung weiß ich, wie sehr ich als Kind darunter gelitten habe, von meinem lieben Gott oder der Ganzheit getrennt zu werden. Es wurde in mir immer dichter und immer blasser. Mein Körper mochte die Dichte nicht, gegen die er sich nicht wehren konnte. Irgendwann konnte ich den lieben Gott nicht mehr fühlen. Ich war so traurig …

Wenn ein Kind zwar sehr geliebt und von seinen Eltern gut behandelt wird wie die kleine Jenny, aber seine Eltern die Ganzheit nicht mehr kennen und im Kind nicht beantworten können, dann passiert das, was Jenny ihrer kleinen Schwester zurief: Ich beginne zu vergessen!

Wir spüren den Verlust unserer Ganzheit und empfinden den Mangel. Unbewusst beginnen wir zu suchen. Wir alle sind auf der Suche, auch wenn wir es nicht merken oder uns mit Ersatzbefriedigungen aufhalten. Da wir die verlorene Fülle der Ganzheit außerhalb von uns nicht finden, wollen wir unsere Getrenntheit und ihren Mangel besser nicht fühlen, denn es ist schmerzhaft. Automatisch bauen sich Schutzmauern in uns auf. Und wir bekommen Probleme.

Ich kenne das so gut von meinen Kursteilnehmern: Sobald sie ein Problem beschrieben haben, fragen sie sofort nach der Lösung, ohne das Problem auch nur für einen Moment zu spüren. Damit stellen sie sich nur leider selbst ein Bein. Denn um die Zellerinnerung zu erreichen, müssen wir die Problemsituation vollkommen zulassen. Es geht darum, sie ohne Abwehr zu fühlen und zu atmen.

Bauen wir auf diese Weise die inneren Mauern wieder ab, taucht über kurz oder lang das Energievakuum des Mangels auf.

Ein fieses, hohles, bohrendes, vielleicht sogar quälendes Gefühl. Da müssen wir nun trotzdem dranbleiben und atmen. Nur so entsteht die Veränderung. Denn das Energievakuum ist nichts anderes als trennende erstarrte, stagnierte Energie.

Anleitung zur Rückverbindung

Ohne die unzähligen inneren Trennungen wären wir ein in der Ganzheit fließendes Feld, existent und lebendig, liebevoll und mitfühlend, stark und friedlich. Unser Wille wäre klar und eindeutig, wir hätten Kraft und Lebensfreude. Wollen wir uns die Kraftquellen von Ganzheit wieder erschließen, müssen wir verstehen: Der Zugang zu unserem ursprünglichen Ganzsein ist in der energetischen Erstarrung des Mangels in uns verborgen.

Der Trick ist also: Wir müssen die hohlen, bohrenden Gefühle des Energievakuums unbedingt zulassen. Genau jetzt sind wir ja ganz nah dran! Das finden wir in dem Moment natürlich gar nicht prickelnd. Aber nur dann, wenn wir ganz nah dran sind, sind die Gefühle so unangenehm. Denn was wir fühlen, ist die Unterbrechung, der Schnitt, die Spaltung selbst, ganz direkt, bis ins Nervensystem hinein. Das manchmal fast quälende Gefühl des Abgeschnitten-worden-Seins. Was so wunderbar ist: Wenn wir diese trennenden Gefühle heute zulassen und genau, absolut genau dort bewusst atmen, wo wir sie in uns spüren, dann verändern sie sich sofort, denn sie kommen ins Fließen. In wenigen Minuten fühlt sich alles vollständig anders an, denn wir spüren plötzlich neuen inneren Freiraum. Große Erleichterung und ein befreites Daseinsgefühl sind die Belohnung.

Unsere schlimmsten Gefühle verändern sich tatsächlich im gleichen Moment, in dem wir sie bewusst erreichen, spüren und atmen. Denn die Lebensenergie bringt alles Erstarrte und Hohle,

Verwundete und Getrennte wieder ins Fließen und löst die schmerzhafte Struktur auf. Es ist der ökonomischste, schnellste und heilsamste Weg, unsere verletzten Gefühle und Erfahrungen tief in der Körper-Seele wieder aufzulösen.

Wir bringen unser Bewusstsein, so tief wir können, in den Körper, nächstmöglich dorthin, wo der Körper reagiert, wo es unangenehm ist. Wenn wir ein fieses oder hohles Gefühl spüren, atmen wir tief die stagnierte Energie in der Spaltung. Wir spüren den Schmerz direkt. Die Starre kommt ins Fließen. Die Lebensenergie selbst kommt wieder ins Fließen.

Es entsteht eine fließende Verbindung, wo vorher Trennung durch Erstarrung war. Öffnung, Raum und Entspannung sind unsere Belohnung. Wenn die Spaltung ganz durchströmt ist, sind wir wieder angeschlossen. Das Zellbewusstsein wird von der Lebensenergie durchströmt.

Unsere Persönlichkeitsstruktur selbst, geformt durch unsere Lerngeschichte, kann auf diese Weise in Ganzheit zurückverwandelt werden, denn sogar ihre Identifikationen können wieder aufgelöst werden. Jetzt kommen wir in Kontakt mit *Existenz*. Mit unserem *Dasein*. Mit den verlorenen Qualitäten der Ganzheit, mit unserem wahren Wesen. Die Erfahrung von Mangel löst sich vollständig auf.

Wie weit Sie auch gehen möchten, ob Sie nur eine einzige Verletzung in sich heilen möchten oder ob Sie Ihre Persönlichkeit umwandeln wollen, immer nähern Sie sich Ganzheit an.

Damit es keine Missverständnisse gibt: Die Auflösung verhärteter Persönlichkeitsstrukturen geht nicht von heute auf morgen. Bis wir so durchlässig werden, dass wir in Kontakt damit kommen, wer wir wirklich *sind,* kann es ein langer Weg sein. Aber nach und nach identifizieren wir uns weniger mit der Persönlichkeit, wobei wir auch weiterhin auf ihre Muster und Verhaltensweisen zurückgreifen, um uns in der Welt zu verhalten. Die Lebensenergie fließt jetzt aber wieder kraftvoller in uns. Unser Körper wird durchlässiger und wieder lebendig. Unsere Seele befreit sich von Einschränkungen. Langsam werden wir offener, flexibler und freier. Je mehr wir im wahren Wesen geborgen sind, desto mehr handeln wir auch aus der Wesensessenz. Die Persönlichkeit tritt in den Hintergrund, das Sein in den Vordergrund unseres Daseins.

Das ist es, was man Rückverbindung nennt: Lateinisch *Re-ligio*. Der Atem, den ich für *Re-ligio* einsetze, ist der Gewebeatem. Sie verstehen ihn sofort, wenn Sie sehen, wie Beate ihn anwendet. Lesen Sie ihre Geschichte.

Beate, 66, hatte gerade mein Jahrestraining durchlaufen und viel Erfahrung mit dem bewussten Atem gewonnen. Kurze Zeit später kam sie in eine Integrations-Sitzung. Sie fühlte sich wackelig, unkonzentriert und schlief schlecht, wie sie berichtete. »Ich finde ganz schwer zu mir und habe Mühe mit dem Achsenatem«, sagte sie. Es stellte sich heraus, dass ihr kurz zuvor ein Teilzeitjob gekündigt worden war, für den sie sich sehr engagiert hatte.

Von ihrer Pensionskasse gut versorgt, musste sie sich eigentlich keine Sorgen machen. Was sie aber sagte, war: »Ich habe jetzt mehr Zeit, und damit fühle ich mich total unwohl. Ich hab eigentlich dauernd Existenzangst und beiße ständig die Zähne zusammen, sodass mir der Kiefer schon wehtut.« Sie fühlte eine starke Anspannung im Herzbereich.

Auf meine Bitte hin spürte sie in ihr Herz hinein, Sie empfand Kälte und Taubheit im Bereich des Herzens. Kälte finden wir meist dann vor, wenn Abwehr das Gewebe so stark zusammengezogen hat, dass die Durchblutung vermindert ist. Als Beate mit meiner Unterstützung begann, durch diesen Bereich ihres Körpers sanft hindurchzuatmen, also den Gewebeatem einzusetzen, kam ein

Gefühl von Schmerz hoch. Das Feld begann sich zu öffnen. Und jetzt war eine bestimmte Sache unerlässlich: Über den Atem musste Beate mit der Kälte in Kontakt gehen und trotz des Schmerzes unbedingt dranbleiben. Wenn emotionale Gefühle in der Zellerinnerung auf uns warten, ziehen wir uns instinktiv gern zurück. Jemand, dem wir vertrauen, muss uns daher halten und unterstützen. Daher gilt bei starken Gefühlen der kluge Satz:

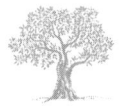 Nur du allein kannst es.
Aber du kannst es nicht allein.

Mit meiner Hilfe blieb Beate dabei und atmete mit dem Gewebeatem ins Zentrum des Schmerzes hinein. Sie entdeckte eine Struktur, die sich wie eine dicke Platte anfühlte. Sie lag quer über der Brust. Ich hielt sie an, durch die Platte ein- und auszuatmen. Nach einer Weile, so empfand Beate, wurde die Platte etwas durchlässiger.

Ich: »Was *fühlst* du, wenn die Platte etwas durchlässiger wird?«
Beate: »Das Äußere wird kribbelig. So wie Aufregung.«

Beate atmete über drei Wochen mit dem Gewebeatem weiter. Zu Hause, mit ihrer Freundin, im Abendkurs. In einer weiteren Sitzung bei mir wurde die Aufregung gleich zu Anfang sehr groß. Sie zitterte. Beate atmete in die Aufregung hinein, die im Bereich der jetzt ganz dünn gewordenen Platte lag. Sie bekam leichte Kopfschmerzen, atmete aber weiter.

Beate: »Es klopft. Und pulsiert.«
Ich: »Geh tiefer mit dem Atem!«

Beate atmete noch tiefer in ihr Gewebe hinein. Plötzlich wurde ihr Atem sehr heftig, und Gefühle stiegen auf (sie kam zum Energievakuum): Panik entlud sich, während sie schrie und stöhnte, aber keine Worte hatte. Wir wechselten in einen stabilisierenden Achsenatem, um die starken Gefühle zu entladen.

Unerwartet kam in ihr eine ganz frühe Zellerinnerung aus ihrer Embryonalzeit hoch, in der sie sehr klar spürte, wie ihre Mutter, als sie mit ihr schwanger war, zu einem Arzt gegangen war, um sich über einen Schwangerschaftsabbruch zu informieren. Sie spürte in dem Moment direkt die Bedrohung.

Beate:»Die Brust wird so heiß, total heiß!«

Die starke energetische Entladung hielt ein paar Minuten an. Als sie danach schon wieder ruhiger war, bat ich sie, jetzt vor allem im Herzbereich sehr sanft durch die Achse zu atmen. Die Aufregung, die wortlosen Gefühle und die Panik klangen ab. Es wurde still in ihr.

Beate:»Mein Kopf ist viel klarer. Und ich fühl jetzt mein Herz.«

Ich:»Was ist jetzt da, wo es vorher fest war?«

Beate:»Raum ist da. Platz in mir. Die Platte ist weg.«

Ich:»Wo fließt jetzt dein Atem?«

Beate:»Direkt durch das Herz.« Sie deutete auf ihr Brustbein.

Ich erklärte ihr, dass der Ort, in dem sie den neuen Raum spürte, ihr Existenzzentrum sei.

Beate:»Es fließt. Wie langsame Wellen durch mich hindurch. In meiner Brust. Ich bin nicht fest, alles in mir ist in Bewegung.

Ich:»Hat es Substanz? So etwas wie Substanz in Bewegung?«

Beate:»Ja, so könnte man es ausdrücken.«

Ich:»Wie fühlt sich das an?«

Sie spürte sehr lange.»Wunderschön, es ist so geborgen. Warm. Wohlig. Voll. Sicher. Ich bin da. Ich bin das. Ich bin auch die Wellen.«

Ich:»Du bist da. Es ist die Substanz vom liebenden Dasein

selbst, die du jetzt in dir spürst. In der Existenz ist es keine Frage, ob du ein Recht hast, da zu sein.«

Beate. »Das ist es. Ich weiß es jetzt. Endlich kann ich es spüren, dass ich hier sein darf.«

Nach dieser Erfahrung konnte Beate entspannt zu Hause bleiben, obwohl sie derzeit keine Arbeit hatte, um sich ihr Leben zu »verdienen«, und Pläne machen, was sie jetzt tun wollte.

Auf dem Weg zur Ganzheit benutzen wir das Mangelgefühl als Eintrittspforte. Wir sagen nicht: »Ich will das nie wieder fühlen.« Hier liegt die innere Umkehr, die uns befreien kann. Wir tun das genaue Gegenteil von dem, was wir tun möchten, nämlich vom Unangenehmen weggehen. Wir gehen also im Gegenteil mit unserer Aufmerksamkeit direkt zum Mangelgefühl. Wir nehmen das Mangelgefühl und den Schmerz wahr. Wir spüren es. Wir erfahren das Gefühl. Emotional ebenso wie körperlich. Entscheidend ist, dass wir unseren Körper dabei entspannen, damit wir auf die Ebene des Zellbewusstseins finden. Das geschieht automatisch durch das Atmen. So wird die Trennung direkt zugänglich. Der innere Ort, an dem das Zellbewusstsein von der Lebensenergie getrennt ist.

So, liebe Leserin und lieber Leser, geschieht die Rückverbindung. Obwohl wir nichts weiter tun, als unsere Spaltung, das Energievakuum des Mangels, direkt zu fühlen, beginnt es sich sofort aufzulösen. Denn unser bewusster Atem bringt es ins Fließen. Die Spaltung ist nur stagnierte Energie. Alles, was uns von der Ganzheit trennt, ist energetisch gesehen nur Erstarrung!

Wahrscheinlich tut es erst einmal weh. Vielleicht fühlen wir Angst. Panik. Wut. Oder wir zittern. Aber wir atmen weiter. Wir atmen intensiv und bewusst, während wir das Gefühl zulassen. Das kann ruhig ablaufen und ebenso heftig bis chaotisch. Je nachdem, wie stark das Gefühl geladen ist. Daher ist der Achsenatem so unerlässlich. Er gibt uns die Stabilität, um bei der Erfahrung zu bleiben. Solange wir den bewussten Atem nicht aufgeben – das möchte ich hier betonen –, sind wir immer stärker als die alten Gefühle, die wir ungeklärt, aufgestaut und verdichtet in uns herumschleppen. Denn Bewusstsein ist unendlich. Nur im bewussten Atem kann die zelluläre Entladung geschehen.

Und was kommt dabei heraus? Verbindung. Was ist Verbindung? Freier Energiefluss.

Hier liegt das große Geheimnis: Wenn wir mit unserem bewussten Atem die Spaltung bis auf den Grund durchströmen, löst sich die Stagnation auf. Das, was uns getrennt hat, die Erstarrung, durch unsere alten, trennenden Erfahrungen entstanden, kommt wieder ins Fließen. So finden wir in die ursprüngliche Einheit zurück. Wir sind wieder angeschlossen. Wir werden *ganz*.

Wenn ich das in meinen Seminaren erkläre, gerate ich in Begeisterung. Ich finde es so großartig, dass wir Menschen uns nur durch unsere Wahrnehmung und den bewussten Atem wieder rückverbinden können. Es kann sein, dass es nicht angenehm ist, was wir durchfühlen müssen; vielleicht fühlen wir Unterbrechung, Spaltung, heftige Emotionen, Nebel, Schock oder ein hohles, bohrendes Vakuum, aber allein die Tatsache, dass wir das, was wir finden, *bewusst atmen,* verändert es.

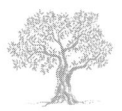 Wenn wir bis auf den Grund unserer Trennung atmen, dann löst sich das Trennende auf.
So finden wir in die Einheit zurück.

Denn alles, was durch den Atem wieder lebendig wird, verändert sich. Nichts, was lebt, steht still. Wenn wir daher im Unangenehmen bei uns bleiben, wenn wir es nicht mehr abwehren, wenn wir es bewusst atmen und uns genau da hinein entspannen, dann geschieht Magie: Veränderung passiert. Das kann sehr schnell gehen oder auch langsamer. Seelische Veränderung passiert unmittelbar im Moment der Öffnung, wie Sie bei Beate gesehen haben. Wenn sich hingegen körperlich ein langjähriges Haltemuster gelöst hat, kann es Zeit brauchen und vorübergehend richtig wehtun. Die Körperstatik verschiebt sich, und wir brauchen Geduld, bis die Knochen und Gewebe sich an die neue, freiere Struktur angepasst haben.

Meine eigene Statik hat sich auf meinem inneren Weg in die Ganzheit stark umgebaut. Zwei Jahre lang hatte ich nach einer tief gehenden Öffnung so starke Beschwerden im rechten Knie, dass ich keine zehn Minuten lang spazieren gehen konnte. Es war unangenehm und tat weh. Aber ich habe es nicht behandeln lassen. Ich wusste, das Gewebe braucht nur Zeit, um sich an die neuen Verhältnisse anzupassen. Plötzlich war es einfach vorbei, von einem Tag zum nächsten.

Wenn wir unser Herz tief öffnen, kann es in der Region, wo die Herzbänder an den Brustwirbeln befestigt sind, zu Schmerzen kommen. Es blockiert unter dem linken, seltener unter dem rechten Schulterblatt. Ich habe viele Leute dabei begleitet, durch diese unangenehme Öffnung durchzugehen, und kenne sie auch selbst. Elf Monate hat es bei mir gedauert, bis die Rückwand meines Herzens sich so tief entspannen konnte, dass der Zug auf die Herzbänder endlich nachließ. Es war wirklich sehr schmerzhaft, und die linken Finger waren durch die Blockade noch längere Zeit geschwächt, aber die Erfahrung von Weite und Sanftheit, die mein Herz mir seitdem verlässlich schenkt, würde ich um keinen Preis der Welt missen wollen.

Erkennen wir solche Symptome als Öffnungsschmerzen, können wir sie geduldig zulassen. Wir atmen weiter und wir wissen:

Nichts anderes kann daraus entstehen als innere Freiheit. Auch wenn es Zeit braucht, weil der Körper sich langsam umbaut – Veränderung ist die Ausdrucksform unserer Lebensenergie. Wir atmen und lassen sie fließen. Sie wird unser Gewebe mit der Zeit entspannen. Körperlich und seelisch gilt: Wo Lebendigkeit ist, ist Verbindung.

Wir werden wieder verbunden. So sicher, wie die Erde sich dreht.

Die Lebensthemen als Eintrittspforten

Was könnte uns überzeugen, uns mehr in unsere Innenwelt auszurichten? Den Gang durch die Wasser zu wagen? Vielleicht wissen wir es noch nicht. Wenn wir aber etwas nicht wissen, dann sollten wir fragen. Wir brauchen einen Lehrer. Die gute Nachricht: Ihr Lehrer ist schon da, liebe Leserin und lieber Leser. Er wartet auf Sie. Ihr Lehrer, den ich hier meine, den kennen Sie persönlich. Den kennen Sie sogar sehr gut. Sie kennen ihn schon Ihr ganzes Leben lang. Er ist Ihnen vertraut und nah. Ihr Lehrer, der beste, den Sie überhaupt finden können, ist Ihr Leben. Ihr Leben weiß genau, wie es Sie an Ihre Eintrittspforten bringt.

Würden wir das tatsächlich verstehen, und zwar so verstehen, dass wir es auch annehmen, dann würden wir uns nicht mehr über Probleme beschweren. Wir würden unsere Probleme als Symptome unserer Getrenntheit verstehen. Wir würden begreifen, dass sie uns nur das Verlorene zeigen wollen. Wir würden sie bis zum Grund öffnen wollen. Denn was wartet da auf uns? Na klar. Die Existenz. Unser Dasein. Unser wahres *Sein*. Ganzheit. Was sonst. Wir würden nicht mehr freiwillig in den Problemen stecken bleiben. Wir würden weiter in die Tiefe gehen, bis wir wieder mit uns selbst verbunden sind. Bis kein Mangel mehr da ist. Bis wir wieder ganz sind.

Aha, die nächste Tür! Welche Eintrittspforten bietet uns der weise Lebenslehrer an? Lassen Sie uns die Eintrittspforten am Beispiel der Menschen betrachten, die wir in diesem Buch bisher kennengelernt haben.

Eintrittspforten können Spannung, körperliche Symptome oder Schmerzen im Körper sein: Lukas war getrieben und hatte Herzrhythmusstörungen. Helmuts Körper war stark angespannt, vor allem im Solarplexus, und deshalb hatte er häufig Magenschmerzen.

Vielleicht haben Menschen Ängste oder andere belastende Gefühle: Beate war wackelig und unkonzentriert und erlebte Existenzangst.

Oft sind Probleme die Eintrittspforten. Viele Menschen kommen im Leben nicht weiter oder geraten in eine Krise: Sylvia wurde gemobbt. Uwe verlor seinen Job und seinen Selbstwert. Helena hatte Eheprobleme. Helmut wollte lernen, nicht mehr anzugreifen, um sich zu verteidigen. Immer wieder wurde er von seinen Freundinnen verlassen. Er litt sehr darunter.

Es kann auch ein Lebensgefühl von Leere oder Sinnlosigkeit sein: Caroline und Svenja wollten nicht mehr funktionieren. Ihr Leben fühlte sich leer an, und sie empfanden Sinnlosigkeit.

Auch werden Menschen von der Ganzheit gerufen, weil sie Sehnsucht danach haben, mehr sie selbst zu sein. Instinktiv spüren sie, dass es noch mehr geben muss: Ella wollte ihren Perfektionismus aufgeben. Sie hatte schon erlebt, wie es ist, so sehr bei sich zu sein, dass sie viel weniger auf äußere Bestätigung angewiesen war.

Die Eintrittspforten bietet uns das Leben, habe ich behauptet. Woher aber kommen die Impulse? Kommen sie von außen? Oder von innen?

Wir finden den Mangel in Körpersymptomen, in Gefühlen oder existenziellen Zuständen wie Sinnlosigkeit. Hier ist es offensichtlich, dass diese Wachstumsimpulse von innen kommen. Es ist also das innere Erleben, das unsere Wachstumsimpulse auslöst.

Bei Problemen sind meine Kursteilnehmer sich da nicht ganz so sicher: »Die kommen von außen«, vermuten sie. Gut, wir können überprüfen, ob das stimmt: Könnte es sein, dass mein Chef mir so viel Arbeit aufbürdet, weil ich nicht Nein sagen kann? Erfahre ich Ablehnung, weil ich unterschwellig aggressiv bin und es nicht merke? Ziehen meine Kinder sich zurück, weil ich zu viel kontrolliere? Diese Fragen sollten wir uns stellen. Wir werden schnell herausfinden, dass wir selbst einen großen Anteil an unseren Problemen haben. Die erste Frage lautet also: Welchen Anteil habe ich selbst an meinen Problemen? Wo sind meine Einschränkungen?

Und schon sind wir wieder beim Lebenslehrer, der uns als großer Spiegel unsere Themen vorhält. Es ist ja die Informationsebene in unserem Energiesystem, unser Datenspeicher, dessen Resonanz entsprechende äußere Ereignisse magnetisch anzieht. Ahnen Sie, warum das wohl so ist?

Ganzheit ruft unaufhörlich nach uns. Sie will uns wiedergewinnen. Sie tut alles dafür. Ihrer Einladung nicht zu folgen bedeutet, sich gegen das Leben selbst zu stellen. Wenn wir das erkennen, ist es meines Erachtens der ökonomischste Weg, sich nach innen zu wenden.

Auf das Kämpfen verzichten

Wenn wir die Wahl treffen, uns mehr unserem wahren Wesen zuzuwenden und die Eintrittspforten dafür zu nutzen, bedingt das einen Reifeschritt: Wir entscheiden uns dafür, *auf das Kämpfen bewusst zu verzichten,* damit die Eintrittspforten sich öffnen. So finden wir den Weg in unsere Tiefe.

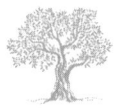

Uns unserem wahren Wesen
zuzuwenden bedingt einen Reifeschritt:
Wir verzichten auf das Kämpfen.

Ella zum Beispiel entschied sich, auf ihre Nach-vorne-Verteidigung, ihren Perfektionismus, zu verzichten. Nun musste sie sehr genau wahrnehmen, was sie fühlte, sobald sie ihrem Kontrollbedürfnis nicht mehr nachgab. Stattdessen stabilisierte sie sich im Achsenatem und ihrem Eigenraum. Nun begegnete sie der Eintrittspforte. Ella wurde nervös. Sie spürte, wo ihr Körper aktiviert war. Und welche Gewebe beteiligt waren.

Der Gewebeatem

Solange wir im Achsenatem bleiben, sind wir stabil. Wir können alle Gefühle halten. Wir fühlen sie und beherrschen sie gleichzeitig. Im Achsenatem haben *wir* die Gefühle. Nicht die Gefühle haben *uns.*

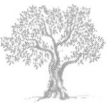

Solange wir bewusst durch die Achse
atmen, sind wir stabil und halten unsere
Gefühle.

Auf dieser sicheren Grundlage möchten wir jetzt das Gewebe öffnen. Wir möchten Verdichtung und Erstarrung im Gewebe in Bewegung bringen. Denn nur wenn wir unsere alten Gefühle bis in die Zellebene entladen, werden wir wirklich frei von ihnen. Dafür verändern wir den Atem: Der Achsenatem wird zum Gewebeatem.

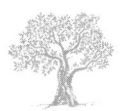 Der Achsenatem gibt uns die Stabilität.
Der Gewebeatem macht unser Gewebe
durchlässig.

Im Gewebeatem lassen wir den Atem dort im Gewebe fließen, wo wir Reaktionen im Körper wahrnehmen. Wir sind voll präsent und atmen durch das aktivierte Gewebe. Wir schicken unsere Wahrnehmung so tief ins Gewebe, wie wir können. Wir atmen durch alle Zellen, die wir erreichen.

Der Gewebeatem aktiviert alte Gefühle aus der Zellerinnerung. Wenn sensible Gefühle in Bewegung kommen, atmen wir sehr sanft, langsam und vorsichtig. Bei sehr starken Gefühlsentladungen kehren wir zum stabilisierenden Achsenatem zurück.

Ellas Brustbein reagierte stark. Ihr Zwerchfell war angespannt und der Herzschlag erhöht. Am stärksten empfand Ella den Druck im Zwerchfell, im Nervengeflecht des Solarplexus. In einer Atemerfahrung wechselte Ella in den Gewebeatem. Ihr Bewusstsein tauchte tief in die Zellebene ein. Sie atmete jetzt durch alle Zellen, die sie im Solarplexus erreichen konnte. Sie fühlte Angst. Sie widerstand dem Bedürfnis, sich abzulenken, und blieb beim Gewebeatem.

Damit ihre Angst sich lösen konnte, musste sie bewegt werden. Ich unterstützte Ella, weiter durch ihre Zellen zu atmen und das emotionale Gefühl der Angst zuzulassen. Die Resonanz im Körper wurde stärker. Immer noch atmete sie durch die Zellen in ihrer Tiefe, die Angst in ihr hervorbrachten. Zwischendrin atmete sie immer wieder durch die Achse, um sich zu stabilisieren.

Durch die Welle der Gefühle atmen

Plötzlich tauchte eine Zellerinnerung in ihr auf: Die achtjährige Ella sollte auf ihren kleinen Bruder aufpassen, während ihre Mutter kurz bei der Nachbarin war. Das Brüderchen war im Zimmer herumgekrabbelt, und Ella hatte ihn für einen Moment nicht im Auge gehabt. Plötzlich hörte sie ein Keuchen, dann lautes Gebrüll, und das Brüderchen lief rot an. Ella wusste kaum, wie ihr geschah, und klopfte ihm auf den Rücken. Der kleine Bruder hustete und röchelte. Und da kam Gott sei Dank schon Mama, sah, was los war, und rief sofort den Notarzt. Ellas Brüderchen hatte eine große aufgebogene Heftklammer in den Mund gesteckt, die irgendwo herumgelegen war. Die hing jetzt hinten in seinem Rachen. Der Notarzt war wenige Minuten später da und konnte die Klammer entfernen. Jedoch hatte sich das Kind im Rachenraum verletzt und musste genäht zu werden. Die Aufregung war groß, und die Mutter war sehr, sehr böse auf Ella. Ella war klar: »Ich habe nicht gut genug aufgepasst. Fast wäre mein Bruder durch meine Schuld gestorben.« In der Atemarbeit konnte sie sich plötzlich erinnern, wie sie beschlossen hatte, dass sie von jetzt an nie mehr, einfach niemals mehr irgendetwas auch nur einen Moment lang außer Acht lassen würde. Niemals mehr.

Ellas Körper fing an zu zittern. Starke Gefühle stiegen auf. Sie brauchte intensiven Atem, um sie zu halten. Von selbst wechselte sie in den Achsenatem. Ihr Atem kam sehr heftig. Ich ermutigte sie, alle Gefühle zuzulassen und ohne Worte auszudrücken. Die alten Bilder liefen vor ihrem inneren Auge ab.

Jetzt musste sie stark weinen. Ganz entscheidend für ihre vollständige Entladung war, dass Ella alle Gefühle durchließ, während sie im Achsenatem präsent blieb. Sie zitterte und weinte den alten Schock aus sich heraus. Ihre Gefühle liefen durch eine Welle: Sie kamen hoch, wurden stark, erlebten einen Höhepunkt und ebbten wieder ab. Während der Phase der starken Gefühle war es der Achsenatem, der sie präsent und stabil hielt. Ihre emotionale Entladung konnte so vollständig durch die Gefühlswelle hindurchgeleitet werden.

Als sie ruhiger wurde, wechselten wir noch mal zum Gewebeatem. Jetzt entspannte sich das Gewebe. Sogar das Brustbein wurde weicher. Ella entspannte sich tief. Sie spürte neuen Raum in sich. Im Solarplexusbereich war ein neuer Freiraum entstanden. Das Zwerchfell hatte losgelassen und fühlte sich weit an. Der Herzschlag war wieder ruhig.

Jetzt bekam sie eine unerwartete Belohnung: Ella untersuchte ihren neuen Freiraum. Sie fühlte sich wirklich viel freier. In ihr war Weite. Sicherheit. Jetzt wusste sie, dass sie es tun konnte. Sie konnte ihre zwanghafte Kontrolle aufgeben. Schlagartig erkannte sie, wie lange sie die Schuldgefühle ihrer Mutter auf sich genommen hatte. Tief erstaunt schaute sie mich an und formulierte, was ihr jetzt plötzlich sonnenklar war: *Sie* hatte die Klammer liegen gelassen. *Sie* war weggegangen. *Sie,* die Mutter, war das Risiko eingegangen, den kleinen Bruder Ellas Obhut anzuvertrauen. Ella war doch nur ein Kind gewesen.

Nach fast 30 Jahren fühlte sich Ella, als wäre sie aus einem Albtraum erwacht. Ein Albtraum aus Schuld, Schwere, Kontrolle, Leistungszwang und Vermeidung. Und dennoch hatte sie es zuvor nicht merken können. Das Kind Ella hatte sich körperlich zusammengezogen. Es hatte sein Fühlen unterdrückt, um sich vor der viel zu großen Schuld zu schützen. Dichte war in ihm entstanden. Das Kind Ella lernte Kontrolle. Ella war von ihrem Vertrauen abgeschnitten worden. Ihr Vertrauen in sich selbst, ihr Vertrauen in das Leben, ihre Selbstsicherheit. Diese wunderbaren natürlichen

Eigenschaften der Ganzheit wurden Ella erst jetzt wieder zugänglich. Im tiefsten Sinne wurde sie dadurch *ganzer*.

Wenn Sie bereit sind, auf das Kämpfen zu verzichten, dann öffnen sich Ihre Eintrittspforten.

Um durch die Welle zu gehen und alte Gefühle zu entladen, müssen wir körperliche Selbstwahrnehmung entwickeln und spüren, wo unser Körper reagiert. Falsch machen kann man dabei allerdings nichts. Wenn man den richtigen Ort nicht erwischt, wird einfach nicht viel geschehen. Vielleicht kommt auch etwas anderes in Bewegung. Wenn wir unseren Körper etwas besser kennen, wird es viel einfacher.

Übung 19: Der Gewebeatem

Variante A:
Gibt es einen Ort in Ihrem Körper, der sich eng anfühlt? Wo etwas drückt oder wehtut? Vielleicht haben Sie länger am Computer gesessen, und Ihr Nacken ist angespannt? Wählen Sie bitte zum Ausprobieren eine Region Ihres Körpers, die nur leicht verspannt ist. Chronische Verspannungen brauchen nämlich wiederholten Gewebeatem, um einen Effekt zu zeigen.
Sie nehmen den richtigen Sitz ein.
Sie etablieren den Achsenatem: Sie atmen von unten im Strohhalm ein und atmen in den Strohhalm wieder aus. Der Atem endet, wenn Ihre Lungen beim Einatmen voll sind, beim Ausatmen leer. Etablieren Sie das Atemmuster.
Atmen Sie nun an Ihrem verspannten Ort sanft und geradlinig durch alle Zellen, die Ihr Bewusstsein erreichen

kann, ein und aus. Immer mitten durch das Gewebe. Sie
können den Atem auffächern wie Sonnenstrahlen.
Nehmen Sie sich dafür vier Minuten Zeit.
Spüren Sie nach: Wie fühlt sich dieser Ort gerade an?

Variante B: Der Hara-Gewebeatem
Falls Sie gar keinen Ort in Ihrem Körper finden, der
angespannt ist oder leicht drückt, atmen Sie durch einen
besonderen Körperteil – das Hara.
Sie nehmen dafür den richtigen Sitz ein.

Sie etablieren den Achsenatem: Sie atmen von unten im
Strohhalm ein und atmen in den Strohhalm wieder aus.
Der Atem endet, wenn Ihre Lungen beim Einatmen voll
sind, beim Ausatmen leer. Etablieren Sie das Atemmuster.
Bringen Sie Ihr Bewusstsein zu Ihrem Hara. Es ist unser
Zentrum für Präsenz und liegt zwei Finger breit unterhalb
des Bauchnabels in Richtung der Beine auf der Achse.
Atmen Sie hier aber *horizontal* von vorn nach hinten sanft
und geradlinig durch das Hara hindurch.

Nehmen Sie sich dafür vier Minuten Zeit oder auch länger,
wenn es Ihnen gefällt.
Spüren Sie nach: Wie fühlt sich dieser Ort gerade an?
Fühlen Sie sich sogar etwas präsenter?

Nachdem Sie mir bis hierhin gefolgt sind, liebe Leser, haben Sie es
sich redlich verdient: Sie sind bereit für den Zustand der fünf
Schlüssel!

Sie haben erfahren, dass Sie über eine innere Achse verfügen, die Ihnen Stabilität vermittelt, und über eine Energiefeldgrenze, Ihr inneres Zuhause, die Sie sicher macht.

Sie haben erkannt, dass Sie sich verlieren, wenn Sie kämpfen, und dass Sie sich gewinnbringender nach innen wenden, um Ihre Trigger als Eintrittspforten zur Ganzheit zu nutzen.

Sie wissen, dass Sie den bewussten Atem anwenden können, um sich zu öffnen, zu entspannen und durch die Welle Ihrer Gefühle zu atmen. So gewinnen Sie inneren Freiraum zurück, verbinden sich wieder mit sich selbst und werden zunehmend ganz.

Wie Sie nun all diese Schätze im täglichen Leben ganz praktisch umsetzen, das besprechen wir im nächsten Kapitel.

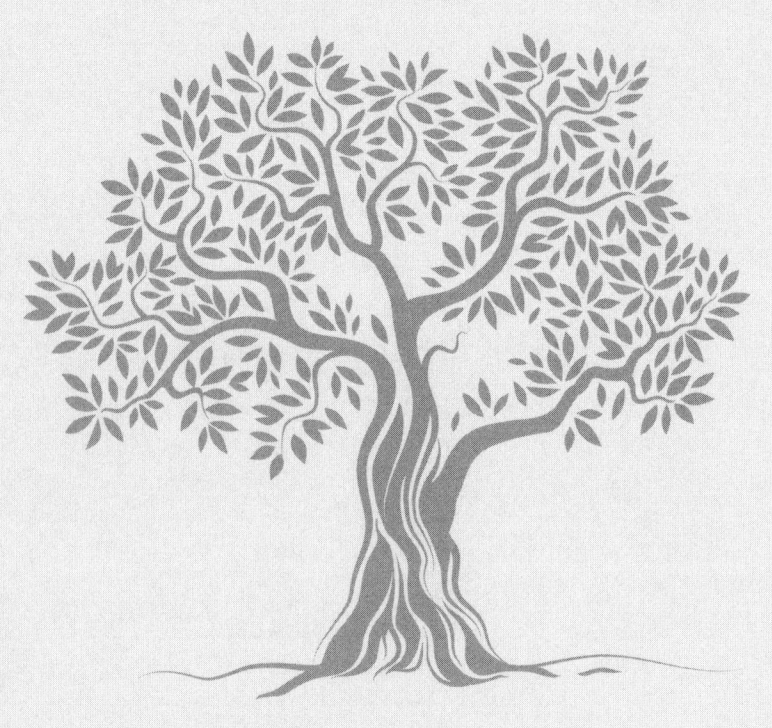

Teil vier

Stark im Leben

Seien Sie anwesend im eigenen Leben!

Ella hat Ihnen gezeigt, wie sie einen neuen, vollständigeren Zustand einnahm, indem sie den Achsenatem und ihre Energiefeldgrenze energetisch zu einer Erfahrung zusammenfügte. Für diesen Zustand müssen wir aus dem Lebenskampf aussteigen. Wir müssen bereit sein, uns zu zentrieren und uns nach innen zu wenden.

Wenn wir nämlich jetzt, liebe Leserin und lieber Leser, alle Schlüssel zusammensetzen, dann kombinieren wir den Achsenatem und die Energiefeldgrenze so, dass sie gleichzeitig in uns stattfinden. Ihr Bewusstsein (Erster Schlüssel) und Ihr Wissen um Ihre Körperseele (Zweiter Schlüssel) verbinden sich zum bewussten Atem (Dritter Schlüssel). Mit dem bewussten Atem aktivieren Sie Ihre stabilisierende Achse (Vierter Schlüssel) als Zentrum Ihres Lebens. Jetzt kommt Ihre Energiefeldgrenze (Fünfter Schlüssel) mit ihren lebensfördernden Eigenschaften hinzu: Sie nehmen Ihr Recht an, innerhalb Ihres Eigenraumes stark im Leben zu stehen.

Dafür nehmen Sie Ihre Seifenblase ins Bewusstsein und spüren sie, *während* Sie durch die Achse atmen. Das bedeutet vor allem, dass Sie sich die nötige Ausdehnung erlauben, die Ihr Energiefeld braucht, um ganz natürlich zu schwingen und seine immanente Kraft zu entfalten. Wenn Sie das tun, geschieht Magie. Sie fühlen, dass sich etwas verändert. Sie kommen in einen anderen Zustand. Es ist eine größere Möglichkeit Ihrer selbst. Lassen Sie sich Zeit!

Wenn Sie alle fünf Schlüssel in der richtigen Weise körperlich-energetisch umsetzen, dann geschieht die positive Veränderung zwangsläufig: Ihr Selbstverlust hört auf. Sie sind bewusst, zentriert und bei sich. Sie entspannen. Ihre im Außen verstreuten Energien werden durch Ihre Zentrierung in Ihr Energiefeld zurückgeholt. Jetzt sind Sie stärker und voll mit sich selbst. Vielleicht berühren Sie sogar den Zustand von *Existenz* und spüren:»Ich bin« oder»Ich bin da«.

Ich nenne diese größere Möglichkeit, in der Sie da sein können, den BAG-Zustand: Bewusster Achsenatem innerhalb der Grenze.

Der BAG-Zustand – im Zentrum des eigenen Lebens

Der BAG-Zustand vermittelt uns unser Lebensrecht, das in unserem Energiesystem verankert ist. Für viele Menschen ist das nämlich keine Selbstverständlichkeit. Im BAG-Zustand nehmen wir daher unser Recht in Anspruch, das Zentrum unseres eigenen Lebens und damit wirklich *Erfahrender* unseres eigenen Lebens zu sein. Hiermit ist nicht gemeint, dass wir nur noch um uns selbst kreisen. Was das wirklich bedeutet, werden Sie gleich spüren. Sie zentrieren sich, finden von hier aus in Ihre Kraft und Klarheit, Sie entspannen und dehnen sich in Ihre natürliche, Ihrem Energiefeld entsprechende Weite aus. Jetzt dürfen Sie sich wohlfühlen! Und das im Alltag! Jetzt erst haben Sie die wahre Grundlage, um andere Menschen zu unterstützen und im Leben etwas zu bewirken. Denn Verausgabung ist selbstschädigend. Mit leeren Händen sollte man nicht geben.

Übung 20: Der BAG-Zustand im Alltag

Im Alltag im BAG sein:

Erlaubnis

> Ihre Energiefeldgrenze ist Ihr Lebensrecht. Wählen Sie
eine oder zwei der Eigenschaften Ihres Eigenraumes
innerhalb der Energiefeldgrenze aus, die Sie besonders
gern für sich umsetzen möchten. Sie geben sich die
Erlaubnis, diese Eigenschaften in Ihrem täglichen
Leben zu erfahren oder zu entwickeln.
> Vor Ihrem inneren Auge sehen Sie das Seil um sich
herum.

Achsenatem

> Um das Körpergefühl herzustellen, atmen Sie bewusst
durch die Achse.
> Beim Einatmen ziehen Sie die Atemluft von unten
durch den Strohhalm ein, bis die Lungen voll sind.
> Beim Ausatmen schieben Sie sie im Strohhalm hinun-
ter, bis der Atem ganz ausgeatmet ist.
> Achten Sie darauf, die Atemluft wirklich auf den
Strohhalm zu fokussieren.

*Das Energiefeld spüren, während Sie im Achsenatem
weiteratmen:*

> Sie fühlen Ihre Achse als Mittelpunkt Ihres Seils. Das
Seil wird zur Seifenblase.
> Dehnen Sie sich in Ihr Energiefeld hinein aus, und
füllen Sie es aus, indem Sie

> von unten durch Ihre Achse einatmen und sonnen-
strahlenförmig in Ihren Eigenraum hinein ausatmen.

> Tun Sie das mehrfach: von unten durch die Achse
einatmen, sonnenstrahlenförmig in Ihren Eigenraum
bis zur Energiefeldgrenze ausatmen. Füllen Sie Ihre
Seifenblase.

> *Fühlen* Sie Ihren Eigenraum! Bleiben Sie im bewussten
Atem, und spüren Sie aufmerksam in Ihr Energiefeld.
Hier ist Ihr ureigener Raum! Ihr eigenes Feld, Ihre
eigene Energie. Hier ist Ihr Recht auf Ihre Bedürfnisse
und auf Ihr Eigenleben energetisch gehalten. Hier sind
Sie bei sich. Hier wird Ihr Selbstausdruck im täglichen
Leben möglich. Von hier kommt Ihre Kraft. Spüren Sie
den Raum um sich herum. Spüren Sie seine natürliche
Ausdehnung, seine atmende Lebendigkeit. Er enthält
Ihre ureigene Lebensenergie!

Falls es Ihnen jetzt noch nicht möglich ist, Ihre Energiefeldgrenze
zu spüren oder sich das Recht zu geben, ihre lebensfördernden
Eigenschaften zu entwickeln, besteht noch eine Einschränkung. Es
kann gut möglich sein, dass Sie dafür keine innere Erlaubnis in
sich tragen. Sich selbst die gefühlte Erlaubnis zu geben ist oft die
größte Arbeit, die ich mit meinen Kursteilnehmern zu tun habe,
damit sie den BAG-Zustand wirklich erleben können. Je nachdem,
was Menschen in ihrer Geschichte erfahren haben, sind die
inneren Einschränkungen, Verbote oder Tabus manchmal sehr
vergraben. Die nächste Übung kann Ihnen möglicherweise weiterhelfen. Geben Sie sich in dieser Übung die Erlaubnis, die Eigenschaften Ihrer Energiefeldgrenze als Ihr Lebensrecht anzunehmen.

Dafür legen Sie noch einmal Ihr Seil auf den Boden. Sie dürfen sich darin selbst spüren und wahrnehmen. Sie erlauben sich, im Leben »Ja« und »Nein« zu sagen und frei zu entscheiden. Ihre Lebensenergie fließt in Ihnen und trägt Ihr Recht auf Ihre Bedürfnisse in sich. Dadurch ist es Ihnen gegeben, sich im Leben zu entspannen. Deshalb ist Ihre Energiefeldgrenze, wenn sie stimmt, auch der Zustand, in dem Sie sich sicher fühlen. Nehmen Sie jetzt Ihr Seil zur Hand.

Übung 21: Sich selbst Erlaubnis geben

Stellen oder setzen Sie sich hin. Nehmen Sie den richtigen Sitz ein. Wie viel Raum brauchen Sie um sich herum, damit Sie jetzt frei atmen können? Schauen Sie mit Ihrem inneren Auge 360 Grad um sich. Legen Sie den Abstand, den Sie um sich haben möchten, an jeder Stelle fest.

Jetzt legen Sie Ihr Seil so aus, dass es den Raum genau markiert, den Sie im Moment brauchen, um sich entspannen und frei atmen zu können.

Haben Sie mehr oder weniger einen Kreis um sich herum gelegt? Probieren Sie gegebenenfalls verschiedene Distanzen aus.

Ihre Energiefeldgrenze:
Bitte setzen Sie sich zurück auf Ihr Kissen, Ihren Stuhl, oder stehen Sie in der Mitte Ihres Grenzkreises. Sind Sie in der Mitte Ihres Kreises angekommen?

Schauen Sie sich um. Schauen Sie sich das Seil genau an, das um Sie herum liegt.

Atmen Sie bewusst, und spüren Sie Ihre Füße auf dem Boden. Sie nehmen Ihre Sitzfläche wahr, die Kissen oder Stuhl berührt.

Bitte nehmen Sie sich jetzt Zeit, und *fühlen* Sie den Raum um sich herum. Ihren Eigenraum. Ihren Atemraum. Ihren Freiraum, dessen Energiefeld Ihre lebensfördernden Rechte beinhaltet.

Stellen Sie sich die folgenden Fragen:
> Fühle ich mich egoistisch? Sollte ich mich für andere immer zurücknehmen?
> Habe ich Angst, innerhalb meiner Energiefeldgrenze allein oder verlassen zu sein?
> Bedeutet eine Liebesbeziehung für mich, mich anzupassen und aufzugeben?
> Darf ich nicht für mich selbst da sein? Habe ich kein Recht auf mein eigenes Leben?
> Gibt es ein Tabu in mir, viel Raum einzunehmen, stabil und stark zu sein oder der Ganzheit näher zu kommen?

Wenn Sie eine Antwort auf diese Fragen finden, achten Sie sorgsam auf die Gefühle, die vielleicht jetzt in Ihnen aufsteigen. Atmen Sie diese Gefühle mit dem Achsenatem, und wiederholen Sie die Übung so lange, bis Ihre Gefühle oder Widerstände sich entladen haben.
Wenn Sie keine Antworten auf diese Fragen finden:
Könnten Sie sich vorstellen, einige Stunden professioneller Unterstützung in Anspruch zu nehmen, um sie zu klären?

Im BAG-Zustand klar sein – für sich und andere

Im BAG-Zustand haben wir eine klare Energiefeldgrenze. Dadurch erlauben wir anderen Menschen, uns zu erkennen. Wir sind eindeutig definiert und drücken das aus. Man nimmt uns ernst. Andere wissen, woran sie bei uns sind. Das schafft Vertrauen und Orientierung.

So wie wir im BAG-Zustand nach außen Klarheit schaffen, gewinnen wir Klarheit und Ausrichtung ebenso nach innen. BAG ist der ideale Zustand, um sich zu klären und Entscheidungen zu treffen.

Weil wir im BAG-Zustand unser Energiefeld frei schwingen lassen, erfahren wir die Sicherheit und das Wohlgefühl, um uns auch im Alltag zu entspannen. Je mehr wir im BAG-Zustand unsere Achse und unser Energiefeld mit unserer eigenen Lebensenergie füllen, je entwickelter unser Eigenraum ist, desto weniger haben wir das Bedürfnis, uns zu wehren. Wir sind so entspannt und sicher, dass der Drang zu kämpfen, weil wir uns eingeengt oder bedrängt fühlen, zurückgeht.

Wir erleben, wie wohltuend die Ausdehnung ist, die unserem Energiefeld entspricht. Unser Energiefeld wirkt aus sich selbst heraus. Im BAG-Zustand, kurz: *in BAG*, verfügen wir über ein Vielfaches unserer Lebensenergie, und so wird es möglich: Endlich sind wir stark im Leben.

Unsere innere Welt wird lebendig. Hier finden wir unsere wahre Kraft. Wir nehmen unseren individuellen Raum innerhalb des Großen Ganzen bewusst ein und finden in unserem inneren Zuhause die Türen, um uns gerade im alltäglichen Leben langsam tiefer für die Ganzheit zu öffnen. Wahres Selbstvertrauen wird aus dem BAG-Zustand geboren. Stellen Sie sich nur einmal vor, viele

Menschen würden so leben und sich selbst den Raum zugestehen, den sie energetisch brauchen, um bewusst, stark, sicher, geerdet, entspannt und liebevoll zu sein. Ich bin überzeugt, unser Zusammenleben würde sich wesentlich respektvoller, mitfühlender und erfüllter gestalten.

In *BAG* sind wir energetisch präsent. Andere werden uns respektieren, denn wir sind spürbar und eindeutig. Wir beziehen Stellung aus unserer Mitte heraus, nicht aggressiv, nicht defensiv. Wir entfalten unsere maximale Kraft innerhalb unserer Energiefeldgrenze. Wir können dadurch offen sein. Wir drücken uns respektvoll, klar und verbunden aus.

Wenn wir wirklich einmal erfahren haben, was es bedeutet, in Kongruenz mit unserer Energiefeldgrenze zu sein, und wie entspannt und stark unser Lebensgefühl dadurch wird, dann wollen wir es wieder und wieder erleben! Vielen Menschen geht es deshalb darum, möglichst viel Zeit im BAG-Zustand zu sein. Der BAG-Zustand ist Wellness pur!

Allerdings sollten wir über die Herausforderungen des Alltags sprechen und über die Möglichkeit, den BAG-Zustand in unserem Leben zu verankern, damit wir ihnen etwas höchst Wirkungsvolles entgegensetzen können.

Die Zentrifugalkraft des Alltags

Als Kind spielte ich leidenschaftlich gern mit meinem Lieblingsspielzeug, einem Kreisel. Viele Stunden konnte ich damit verbringen, ihn zum Drehen zu bringen und zuzuschauen, wie er sich immer schneller um seine eigene Achse bewegte, wieder langsamer wurde und umkippte, kurz bevor er ganz stillstand. Vielleicht hatten auch Sie als Kind einen Kreisel. Falls nicht, kennen Sie sicher die Wirkungsweise einer Salatschleuder. Wenn Sie die Schleuder drehen, wird der Salat durch die Zentrifugalkraft nach außen geschleudert.

Genau das geschieht mit uns im Leben. Die Welt unseres Kulturkreises ist außenorientiert, und unser Alltag entspricht der Zentrifuge. Denken Sie nur an unsere digitale Welt: Alle paar Minuten schauen wir auf irgendein Display. Dieser außenorientierte Alltag hat die Eigenschaft, uns immer weiter von uns selbst zu entfernen.

Lassen wir uns vom Getriebe der Welt passiv »drehen«, ohne dem etwas entgegenzusetzen, dann werden wir wie das Salatblatt auf der Umlaufbahn immer weiter nach außen geschleudert. Je weiter wir uns von unserem Zentrum entfernen, desto größer ist die Unruhe, die wir mitmachen müssen. Und desto größer ist ja auch die Strecke, die wir für jede Umdrehung zurückzulegen haben. Umso mehr müssen wir arbeiten. Bitte nehmen Sie diesen Satz noch einmal zur Kenntnis, da er so wichtig ist:

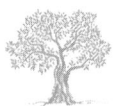 Je weiter entfernt wir von unserem Zentrum sind, desto mehr müssen wir arbeiten.

Wir erkennen das Prinzip auch am Auge des Hurrikans. Im Auge selbst ist Ruhe. Und was außen los ist, das sehen wir oft genug in den Nachrichten. Hier begegnet uns das Prinzip der Negativspirale: Je weiter wir aus unserer Mitte geflogen sind und je angestrengter wir dadurch arbeiten müssen, desto weniger Energie haben wir zur Verfügung, um uns wieder zu unserer Mitte zurückzubewegen und nach Hause zu finden.

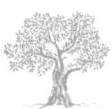 Je mehr wir arbeiten müssen, desto weniger Energie haben wir zur Verfügung, um zum Zentrum zurückzukehren.

Vordergründig scheint es weniger anstrengend zu sein, den Zentrifugalkräften des Alltags nachzugeben, als sich zum eigenen Zentrum hin auszurichten. Es fühlt sich scheinbar bequemer an. Wir arbeiten unsere To-do-Listen ab und lassen uns abends hängen. Schließlich sind wir erschöpft. Und lieber erledigen wir in der Alltagszentrifuge den nächsten Tagesordnungspunkt, anstatt »Stop« zu uns selbst zu sagen: »Jetzt geht es um mich. Ich mache einen Spaziergang.« Wir gehen müde nach Hause und schalten den Fernseher ein oder hängen am Smartphone fest. Lieber verausgaben wir unsere Lebensenergie, als uns für uns selbst zu öffnen. Natürlich machen wir Sport, aber um fit zu sein, nicht, um die Bewegung zu genießen. Wir haben keine Lust, die Anstrengung zu vollbringen, den täglichen trennenden Kräften etwas entgegenzusetzen. Wir funktionieren. Darin sind wir sehr effektiv. So ist es eben.

Um uns gegen die Zentrifugalkraft unseres Alltags gezielt zu unserer Mitte zurückzubewegen, müssen wir daher anfangs vermehrt Energie einsetzen. Denn wir müssen gegen die herrschenden Kräfte arbeiten.

Stellen Sie sich vor, Sie befinden sich auf der äußeren Umlaufbahn und möchten in Ihre Mitte zurückkehren. Erst einmal müssen Sie auf der rotierenden Umlaufbahn Ihrer Alltagszentrifuge stoppen. Dann müssen Sie sich gegen Ihre Bequemlichkeit und gegen die herrschende Kraftrichtung langsam und stetig auf Ihr Zentrum hin zurückbewegen.

Sie möchten sich gern in Ihrer Mitte niederlassen, Ihrem inneren Zuhause im Leben. Denn der Ort der größten Ruhe liegt in Ihrer Achse, und damit Ihre Kraft, Ihre Stabilität. Hier ist physikalisch und energetisch die kleinste Arbeit nötig beim größten Wirkungsgrad. In der Achse macht die Schleuder nur eine innere Bewegung. Sie dreht sich hier in sich selbst. Genauso ist es mit der Energiebewegung in unserer Energieachse. Spiralförmig dreht sie sich in uns hoch und hinunter. Es ist der Zustand der stärksten Energie und der höchsten Effektivität. Wir sind präsent, entspannt und kraftvoll, wenn wir in unserer Achse ruhen. Wir handeln nach außen und nach innen gleichermaßen bewusst und adäquat.

Es ist also nur auf den äußeren Umlaufbahnen so, dass wir uns vermehrt anstrengen müssen, um uns zurück zur Mitte zu lenken. Der vermehrte Energieeinsatz lohnt sich, da wir mit unserer Achse das Zentrum unseres Daseins, unser inneres Zuhause, unsere Lebenskraft und Effektivität zurückgewinnen.

Zu sich selbst zurückkommen – »Ganzheitssignale« für den BAG-Zustand

Meine Kursteilnehmer nennen die Klebemarker ab jetzt »Ganzheitssignale«. Sie gehen jedes Mal *in BAG*, wenn ihr Blick auf die Klebemarker ihrer Umgebung fällt.

Jetzt möchte ich Sie, lieber Leser und liebe Leserin, gerne dazu einladen, das ebenfalls auszuprobieren: Verteilen Sie wie meine Kursteilnehmer Ganzheitssignale in Ihrer Umgebung, und gehen Sie *in BAG*, sobald Ihr Blick wieder auf eines gefallen ist. Die »Ganzheitssignale« erinnern Sie daran, immer wieder zu sich zurückzukommen. Denn in der Alltagszentrifuge verlieren Sie sich so schnell, dass Sie es anfangs kaum merken. Sobald Ihr Auge auf einen Aufkleber fällt, nehmen Sie den BAG-Zustand ein. Kurz gefasst:

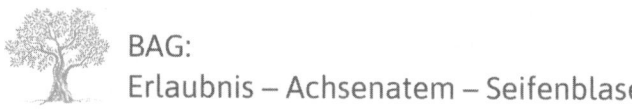

BAG:
Erlaubnis – Achsenatem – Seifenblase.

Jedes Mal erneuern Sie so Ihr Recht, das Erfahrungszentrum Ihres Lebens zu sein. Sie gehen *in BAG* – und schon sind Sie wieder bei sich!

Der BAG-Zustand hilft Ihnen, die horizontale Energiebewegung des Kämpfens, das Sich-Verteidigen und das Sich-Verlieren langsam aufzugeben. Im BAG-Zustand sind Sie ideal vorbereitet, Ihre Trigger anzunehmen, zu atmen und zu entladen. Wenn es Ihnen in einer Situation gelingt, *in BAG* zu bleiben und Ihre Energie nicht im Kämpfen an jemand anderen zu verlieren, machen Sie eine spannende Erfahrung: Sie reagieren nicht mehr auf die Einwirkung von außen, jetzt *agieren* Sie! Das bedeutet, Sie handeln aus sich heraus und für sich. Jetzt haben Sie's! Sie entdecken, dass Sie weder angreifen noch sich verteidigen müssen, sondern dass Sie aus Ihrer Achse heraus offen und situationsangemessen sprechen und handeln können.

Die »Ganzheitssignale« werden Sie so lange erinnern, bis Ihnen der BAG-Zustand in Fleisch und Blut übergegangen ist. *In BAG* sind Sie das Zentrum Ihrer eigenen Lebenserfahrung.

Die »Ich muss funktionieren«-Falle

Sie haben, liebe Leserin und lieber Leser, in diesem Buch einige Menschen dabei begleitet, in Zuständen von *Ganzheit* anzukommen. Sylvia, Ella, Toni, Uwe, Helmut, Helena und Beate, sie alle konnten *Existenz* direkt erfahren. Das ist schön, stimmt's? So könnte es doch bleiben, eigentlich …

Was würden Sie sagen: Bleibt es so?

Natürlich wissen Sie, dass es nicht so bleibt. Wir haben ja betont, dass das Leben immer in Bewegung ist. Es gibt keinen Stillstand. Veränderung ist die Ausdrucksform alles Lebendigen. Unsere Alltagszentrifuge arbeitet. Eines ist demnach klar: Es wird sich wieder verändern.

Sie haben einen Durchbruch erlebt, Sie sind tief im Körper angekommen. Sie sind existent, präsent und von sich erfüllt – und es verändert sich wieder, vielleicht schon ganz schnell: Sie kommen nach Hause, und der Mülleimer ist nicht geleert. Ihr Sohn hat Chaos in seinem Zimmer hinterlassen. Das kann Sie jetzt gerade nicht kratzen? Da Ihnen heute die Welt gehört, tragen Sie den Müll schnell selbst aus dem Haus und machen die Tür zum Zimmer Ihres Sohnes entschlossen zu. Jetzt eine Tasse Tee. Kompliment! Vielleicht haben Sie ja schon verlässlich durch die Achse geatmet. Hilft garantiert!

20 Minuten später fällt Ihnen allerdings siedend heiß ein, dass Sie vergessen haben, Ihr Kleid für die Einladung morgen Abend aus der Reinigung abzuholen. Mist! Sie stürzen ins Auto. Auf der Hauptstraße erwarten Sie die roten Rücklichter Ihrer Leidensgenossen, mit denen Sie jetzt zusammen im Stau stehen.

Sie wissen, dass Sie das ja eigentlich nicht dürfen, aber Sie rufen schnell mal Ihre Freundin an, schließlich bewegt sich Ihr Auto keinen Millimeter vorwärts. Ihre Freundin hebt ab und legt sofort los: »Gott sein Dank rufst du an, ich hab solchen Stress mit meiner Mutter!« Sie schütteln den Kopf, denken, bitte nicht schon wieder diese Leier, aber sie ist schon mittendrin. Sie schaffen es kaum, sie zu unterbrechen, um zu sagen, dass die Schlange sich in Bewegung setzt und Sie weiterfahren müssen ... Sie brauchen einen Moment zu lang, und Ihr Hintermann hupt Sie so aggressiv an, dass Sie zusammenfahren. Idiot! Der Fleck auf dem Kleid sei nicht ganz herausgegangen, bekommen Sie in der Reinigung zu hören. Wozu gibt es überhaupt Reinigungen? Verärgert packen Sie das Kleid ein. Zu Hause steht Ihr Sohn vor der Tür, Schlüssel vergessen, Hunger, dreckige Schuhe, eine Vier minus in Mathe. Sie müssten dringend im Steuerbüro anrufen, denn die suchen eine wichtige Akte. Gerade eben kommt Ihr Mann heim und ist niedergedrückt. Es gibt eine Umstrukturierung im Unternehmen. Es könnte sein, dass sein ungeliebter Kollege zu seinem Vorgesetzten befördert wird. Unter solchen Umständen zu arbeiten wäre unerträglich, stöhnt er. Die Putzfrau hat eine Nachricht hinterlassen, sie ist krank und kommt morgen nicht.

Wie geht es Ihnen gerade?

Ich würde vermuten, Ihr Stresspegel ist angehoben, und es geht darum, die vielen Anforderungen, die sich Ihnen akut stellen, zu bewältigen. Also legen Sie noch mal einen Gang zu. Stimmt's?

Halt! Wo sind Sie mit Ihrem Bewusstsein?

Nehmen Sie sich bitte, trotz Ihres Stresses, für einen Augenblick selbst wahr:

Ist Ihre Energie bei dem, was Sie tun müssen? Bei Ihrem Sohn? (Saubere Schuhe anziehen, schnell Essen machen, schlecht in Mathe.) Bei Ihrem Mann? (Besorgt, was wird, hoffentlich kommt er klar, müssen reden.) Beim Steuerbüro? (Muss dringend anrufen.) Bei der Putzfrau? (Die war doch erst vor zwei Wochen krank.). Bei Ihrer Freundin? (Fühle mich überrumpelt. Bin verärgert.)

Sind Sie noch anwesend in sich selbst? Nein? Welcher Mechanismus läuft dann gerade in Ihnen ab? Was passiert genau jetzt, wo Sie loslegen? Merken Sie, wie reflexartig sich alles abspielt? So, als ob es nur so gehen kann? Achten Sie einmal darauf: Denken Sie, es kann nur so gehen? Um welchen Mechanismus handelt es sich? Wie würden Sie ihn benennen?

Aha, es geht ums Funktionieren, sagen Sie. Wenn es stressig wird, müssen Sie funktionieren. Gut. Sie ziehen das also durch. Nach einem längeren, recht anstrengenden Gespräch mit Ihrem Mann noch die Spätnachrichten ansehen, die nasse Wäsche aufhängen, und dann fallen Sie ins Bett. Da Sie einen guten Schlaf haben, schlafen Sie schnell ein.

Am nächsten Morgen wachen Sie auf und fühlen sich unruhig. Da war doch was? Nicht gut geträumt? Ach nee, der Job von

Hans. Schnell aufstehen, alle versorgen, selbst zur Arbeit fahren. Ihr Halbtagsjob im Steuerbüro beginnt um acht Uhr. Sie kommen dort an und werden gleich damit konfrontiert, dass es heute später wird, weil Ihre Kollegin krank ist und ihr Schreibtisch voll. (Muss den Hund heute Nachmittag zum Trimmen bringen, Butter fehlt.)

Ich brauche Ihnen wirklich nicht weiter von Ihrem Alltag zu berichten, nicht wahr? Ich denke, dass die meisten von uns nach einem solchen Tagesablauf die wunderschöne, ganzheitliche Erfahrung des BAG-Zustandes wieder verloren hätten.

Was mich jetzt aber wirklich interessiert, ist, wie Sie dazu stehen: Haben Sie es akzeptiert, dass Ihr Leben so oder ähnlich verläuft? Sind Sie bereit zu funktionieren? Kämpfen Sie dagegen an? Oder kämpfen Sie eher darum, alles zu schaffen? Da hätten wir übrigens wieder eine Spielart des Kampfes. Würden Sie gerne etwas ändern? Oder haben Sie aufgegeben? Fühlen Sie sich anwesend in Ihrem eigenen Leben? Fühlen Sie sich lebendig? Oder sind Sie ausgelaugt wie Caroline, fehlt Ihnen etwas, vielleicht sogar manchmal der Sinn?

Wenn Sie an den Satz von Joseph Campbell denken: Machen Sie die Erfahrung, ganz lebendig und in Ihrem Leben präsent zu sein? Wenn ja: Ich gratuliere! Wenn nein: Wie gehen Sie damit um, dass Ihnen etwas Wesentliches fehlt? Möchten Sie Anschluss finden an das, was fehlt? Wie könnte das im Alltag trotz Alltagszentrifuge aussehen?

Jetzt, lieber Leser und liebe Leserin, kommen wir zu dem überaus spannenden Moment, wo aus dem Wissen, das Sie bisher in diesem Buch zusammengetragen haben, eine Reise in die Ganzheit werden kann. Öffnen Sie mit mir die Tür in eine innere Parallelwelt: Was wäre eigentlich, wenn Sie sich im Alltag angesichts

Ihrer Anforderungen nicht selbst abstellen würden, nur um zu funktionieren?

Wie wir durch den Startpunkt-Reflex das Leben verpassen

Wir stellen jetzt Ihren Lebensfilm auf Zeitlupe um und betrachten noch einmal den Moment, als Sie gestern zur Reinigung losstürzten. Oder betrachten Sie bitte irgendeinen anderen Moment Ihres Lebens, in dem Sie den Impuls verspüren, sofort jetzt loszulegen, loszustürzen, zu funktionieren, zu bewältigen oder Anforderungen zu erfüllen. Nennen wir diesen Moment den *Startpunkt*.

Was genau passiert in diesem einen Moment, in dem Sie starten? Richtig. Sie geben Ihre Achse auf. Und Ihre Energiefeldgrenze. Sie geben Ihre *Selbst-Bewusstheit* auf. Ihr Bewusstsein schießt nach draußen, hin zu Ihrer Anforderung. Und was bedeutet das im Sinne von Kämpfen und Existenzkampf? Genau, Sie stehen im Lebenskampf, sobald Sie Ihre Achse und Ihren Eigenraum verloren haben. Sobald Anforderungen auf Sie zukommen und Sie zu funktionieren beginnen, treten Sie in den Lebenskampf ein. Im gleichen Moment befinden Sie sich schon im Verteidigungszustand, der darin begründet liegt, dass Sie keine Energiefeldgrenze mehr haben. Sie spüren sich nicht mehr, weil Sie nicht mehr bei sich sind.

In der Regel ist das für uns so normal, dass wir es gar nicht wahrnehmen. Aber Sie kämpfen darum, Ihren Anforderungen gerecht zu werden. Und Sie werden sich reflexhaft verteidigen, wenn Sie sich angegriffen fühlen, stimmt's?

Jetzt sage ich etwas Herausforderndes. Lassen Sie es bitte für einen Augenblick auf sich wirken, und überprüfen Sie, ob Sie es, auch wenn es unbequem ist, an sich heranlassen können. Jetzt kommt's: Sie treten mit Ihrem Bewusstsein, mit Ihrer Selbstwahrnehmung, mit Ihrem Selbstgefühl von der Lebensbühne ab. Damit verpassen Sie schlicht Ihr Leben. (Was Sie ja insgeheim wissen.) Ja, das müssen wir uns wohl oder übel verdeutlichen: Wir verpassen unser Leben. Und zwar ziemlich viel davon.

Übung 22:
Den Startpunkt-Reflex wahrnehmen

Stellen Sie den BAG-Zustand her:

Erlaubnis
> Ihre Energiefeldgrenze ist Ihr Lebensrecht.
> Sie sehen das Seil um sich herum vor Ihrem inneren Auge.

Achsenatem
> Um das Körpergefühl herzustellen, atmen Sie bewusst durch die Achse.
> Sie fühlen die Achse als Mittelpunkt Ihrer Seifenblase, und Sie füllen Ihr Energiefeld aus.

Lassen Sie sich spüren:
Was wird passieren, wenn Sie das Buch jetzt gleich beiseitelegen, um Ihren nächsten Verpflichtungen nachzugehen? Fühlen Sie, wie Sie gleich aufstehen und loslegen werden … Wohin geht Ihr Bewusstsein? Ihre Energie?
Was passiert mit Ihrem BAG-Zustand?

Im Startpunkt treten Sie reflexartig in Ihre Lebenskampf-Strategien ein. Mit Ihrem Bewusstsein wird auf einen Schlag Ihre Energie aus Ihrem Feld herauskatapultiert. In welche Richtung schießen Sie also am Startpunkt Ihre Lebensenergie von sich weg? Wenn Sie das wissen, sind Sie einen großen Schritt weiter. Entsprechend Ihrer Haupt-Verteidigungsstrategien können Sie erkennen, wie viel Energie Sie verlieren. Und wohin Sie sie verlieren. Vielleicht auch, *wen* Sie verlieren?

Sie verlieren nichts weniger als sich selbst. Sie treten in den Lebenskampf-Modus ein, weil unweigerlich der Moment in Ihrem Alltag eintritt, wo Sie erleben: Es wird gerade zu viel. Ich starte und funktioniere!

Im BAG-Zustand oder auch in Ihrer energetischen Zentrierung auf sich selbst hingegen erfahren Sie Selbstwahrnehmung: Ihr Ich-Gefühl, Ihr Eigenraum, Ihre Fülle, Ihre Existenz und Ihre Sicherheit. Sie erfahren, dass Sie anwesend sind in Ihrem Leben!

Vielleicht erkennen Sie gerade, warum es oft so schwierig ist, zur Ruhe zu kommen. Vielleicht begreifen Sie, warum Ihr Leben sich vielleicht leer anfühlt, anstrengend, manchmal sinnlos oder unerfüllt: weil Sie wahrscheinlich, wie fast alle Leute, dem Startpunkt aufsitzen.

Die 4-Minuten-Kraft-Formel

Wenn Sie das wirklich anerkennen und es Ihnen nicht gefällt, dann können Sie eine Entscheidung treffen. Und ich sage nicht, dass diese Entscheidung einfach ist. Aber ich sage Ihnen, dass damit etwas Neues und Erfüllendes in Ihr Leben kommen wird. Ihre Entscheidung könnte in etwa so lauten:

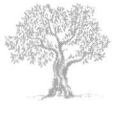

Ab jetzt ist es meine Priorität,
in meinem Leben anwesend zu sein.
Nichts kann so wichtig sein,
dass ich dafür mein Leben verpasse.

Das ist eine große Entscheidung.

Die Umsetzung dieser Entscheidung ist ein Prozess. Ihr Leben wird sich graduell verändern. Was hat Ihre Startpunkt-Untersuchung Ihnen eben gezeigt? Konnten Sie erkennen, wie schnell, wie automatisch Sie Ihre Achse, Ihren Eigenraum und damit Ihr Selbstgefühl aufgegeben haben? Es geht so schnell, dass Sie es bisher kaum wahrgenommen haben. Denn es ist ein Reflex geworden.

Unser dauerhafter Überlebenskampf hat es zu einem Reflex werden lassen.

Heute beginnen wir, diesen Reflex wahrzunehmen. Es ist der Reflex selbst, der uns aus der Existenz vertreibt und uns einen lebenslangen Existenzkampf beschert. Es ist der Reflex, zu starten und uns selbst zu verlassen.

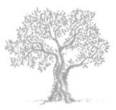

Am Startpunkt verlassen wir uns
reflexartig selbst. Das aktiviert unseren
Existenzkampf.

Einer meiner Kursteilnehmer, Thorsten, 48, leitender Angestellter in einer EDV-Firma, gab hierzu ein eindrucksvolles Statement ab, das ich Ihnen weitergeben möchte, weil ich vermute, dass es manchen von Ihnen, liebe Leser, ähnlich geht: »Ich leiste so viel den ganzen Tag«, sagte er, »und will irgendwas anders machen. Ich dachte, ich müsste dafür weniger leisten, aussteigen oder so. Aber ich erkenne jetzt den Reflex: Ich gebe mich schon auf, wenn ich nur meine Wohnung verlasse, um zur Arbeit zu fahren. Einfach so. Automatisch. Weil ich darüber nie nachdenke. Weil ich wohl meine, dass es nur so geht …« Nach einer kurzen Pause fügte er hinzu:»Dass ich ins Funktionieren eintrete und mein Ich an der Garderobe abgebe – das war bisher mein Leben.« Atmen Sie einmal tief durch Ihre Achse, liebe Leser, denn: Ja, so ist es. Es geht so schnell. Wir geben unser Ich an der Garderobe ab. Wir legen es ab wie einen Mantel. Ich finde, er hat das wunderbar gesagt.

Dunja, 36, war als Assistentin im Einkauf in der Modebranche tätig. Die Arbeit machte ihr im Großen und Ganzen viel Freude, da sie ein gutes Modeempfinden hatte und gemeinsam mit ihrer Chefin gerne auf Reisen war. Schwierig war für sie die Organisation und Verwaltung der Einkäufe, die mit viel Büro- und Computerarbeit verbunden war. Im Laufe der Zeit erst kam heraus, wie viel Angst Dunja vor der organisatorischen Seite dieser Tätigkeit hatte, obwohl sie dafür ausgebildet war. Dunja nahm an meinen Seminaren für ganzheitliche Entwicklung teil, da sie sich weiterentwickeln wollte. Als die Teilnehmer den Startpunktreflex kennenlernten, hatte Dunja ein großes Aha-Erlebnis:»Jetzt versteh ich endlich meine Angst. Das war schon immer so in meinen Jobs, wenn ich alleine was leisten soll, krieg ich diese Angst. Dabei weiß ich, dass ich es kann. Ich habe es hundert Male bewiesen. Meine Chefin weiß das auch.«

Verstehen Sie ebenfalls Dunjas Angst, liebe Leserin und lieber Leser? Dunja sitzt dem Startpunktreflex auf. Wenn sie sich selbst verlässt, hat sie keine Energiefeldgrenze mehr. Damit verliert sie ihren Eigenraum, ihren Zustand von Sicherheit und Selbstvertrauen. Sie landet sofort in der Lebenskampf-Verteidigungsebene mit der unbewussten Befürchtung, nicht gut genug zu sein und angegriffen zu werden. Das verstärkt ihre Unsicherheit. Ohne Bewusstsein für ihr Energiefeld kann sie nicht über ihre Stärke und Klarheit, ihre vollen Fähigkeiten und ihre gesamte Energie verfügen. Sie kann nicht *selbst-bewusst* sein. Ein großer Teil ihrer Lebens- und damit Leistungsenergie ist unbewusst im Lebenskampf gebunden, obwohl sie es mit einer wohlwollenden Chefin zu tun hat. Dunja verteidigt sich nach hinten und zieht ihre Energie aus dem Geschehen ab, obwohl sie den erklärten Wunsch hat, alles für ihre Chefin zu tun.

Wenn wir den Startpunktreflex erkannt haben, entdecken wir auch unbewusste Überzeugungen in uns, die den Reflex auslösen.

Als Dunja den BAG-Zustand genügend eingeübt hatte und es ihr das erste Mal gelang, den Startpunktreflex aufzuhalten und *in BAG* zu gehen, reagierte sie mit heftiger Angst. »Ich dachte immer, es sei nur die Angst, es nicht zu schaffen«, rief sie. »Jetzt sehe ich, dass es sich unerträglich anfühlt, nicht zu starten und alles zu geben. Quasi mein Leben zu geben, um meine Aufgaben zu erfüllen. Merkwürdig: das Wort *Auf-gabe* heißt ja auch, mich aufgeben. Klar krieg ich da Angst!«

Dunjas Reaktion machte deutlich, dass hier eine existenzielle Verunsicherung vorlag. Sie war der festen Überzeugung, kein Recht auf ein Eigenleben zu haben. Wir forschten in ihrer vorgeburtlichen Geschichte, wo sich die wesentlichen Überzeugungen über unser Dasein in der Welt heranbilden. Schnell zeigte sich, dass Dunja ein tiefes Schuldgefühl in ihren Datenspeichern mit sich herumschleppte. Es stellte sich nämlich heraus, dass ihre Mutter in der Schwangerschaft in Lebensgefahr gewesen war. Eine zu spät erkannte Blutgruppenunverträglichkeit mit Dunjas Blutgruppe hatte die dramatische Situation für Mutter und Kind ausgelöst.

Dunja wurde bewusst, was sie so viele Jahre verdrängt hatte: Der Umstand, dass sie um ein Haar ihre Mutter getötet hätte, nur dadurch, dass sie auf die Welt gekommen war. Nie wieder, hatte ihre Seele beschlossen, wollte sie der Mutter irgendwelche Probleme machen. Sie würde alles wiedergutmachen. Ihr ganzes Leben lang würde sie alles für sie tun! Später sollte sie diese Überzeugung auf alle ihre Aufgaben übertragen. Mit der Logik, mit der die Seele arbeitet, hatte sie immer weibliche Chefinnen. Sie war wild entschlossen, ihnen alles zu geben, gleichzeitig aber war die Angst aus der lebensgefährlichen Situation mit ihrer Mutter sofort in ihren Datenspeichern aktiviert. Leistung bringen für eine wohlwollende weibliche Chefin triggerte ihren Lebenskampf. Im selben Moment, in dem sie gefordert war, verließ sie daher ihren Eigenraum und kämpfte, was ihre Angst natürlich wiederum verstärkte. Sie erkennen hier, wie die Negativspirale wirkt. Nun aber wurde es Dunja bewusst.

Zwiebelschale für Zwiebelschale begann sie ihre Gefühle zu atmen, tiefer zu verstehen und körperlich wie seelisch aufzulösen. Im Laufe ihrer inneren Entwicklung wurde sie sehr viel selbstbewusster, und irgendwann hörte die Angst einfach auf. Sie war präsent, bei sich, anwesend in ihrem Leben und saß in der Arbeit dem Startpunktreflex nicht mehr auf. Ihr nächster Chef war übrigens ein Mann.

Sie möchten in Ihrem Leben gerne anwesend sein: Wie könnte Ihre tägliche Umsetzung dieser wesentlichen Entscheidung aussehen? Sehen Sie es selbst, und lassen Sie uns die Alltagssituation wiederholen, die wir uns am Beginn des Kapitels vorgestellt haben, diesmal aber haben Sie die Ganzheitssignale angebracht. Kaum fällt Ihr Blick auf ein Ganzheitssignal, erinnern Sie sich daran, *in BAG* zu gehen. Einverstanden?

Sie haben sich in dem Augenblick verloren, als Sie zur Reinigung losgestürzt sind. In dem Moment, in dem Sie die Treppe hinunterrennen, merken Sie diesmal aber: Ich bin dem Startpunktreflex aufgesessen – STOP! Der Achsenatem! Ihr Achsenatem bringt Ihr Bewusstsein in Ihr Zentrum zurück. Setzen Sie auch den BAG um und fügen Erlaubnis und Seifenblase hinzu? *In BAG* haben Sie nämlich die Möglichkeit, bewusst für sich zu entscheiden und zu handeln.

Sie laufen weiter, und währenddessen atmen Sie durch Ihre Achse. Das geht nicht? Doch, es geht. Sie können schließlich auch beim Joggen intensiv atmen. Üben Sie den Achsenatem ab jetzt auch beim Joggen oder Treppensteigen, und atmen Sie die ganze Zeit durch Ihre Achse! Nehmen Sie sich selbst wieder mehr wahr?

Jetzt sitzen Sie im Auto und regen sich über den Stau auf. In dem Moment fällt Ihr Blick auf Ihr Ganzheitssignal am Steuerrad. Ihnen wird bewusst, dass Sie den Achsenatem wieder vergessen haben. Sie nehmen bewusst ein paar tiefe Atemzüge durch die Achse. BAG. Jetzt stehen Sie immer noch im Stau, aber Sie sind viel mehr bei sich, weil Sie bewusst atmen. Sie entspannen sich. Vielleicht rufen Sie trotzdem Ihre Freundin an. Aber Sie atmen durch Ihre Achse und halten Ihre Energiefeldgrenze mit der dazugehörigen Erlaubnis: In dem Moment, wo Ihre Freundin loslegt, unterbrechen Sie freundlich: »Halt! Karin, ich wollte dir nur einen lieben Gruß durchsagen. Jetzt muss ich dich unterbrechen, weil ich im Auto sitze und es schon wieder weitergeht. Lass uns die nächsten Tage telefonieren!«

Sie können weiterfahren, sobald der Stau sich löst, und ersparen sich die aggressive Hupe. Da Sie im BAG bei sich sind, fragen Sie in der Reinigung nach, ob bei dem Fleck wirklich nichts zu machen ist. Ihre Ganzheitssignale am Handy und an der Brieftasche haben Sie erinnert. Es gäbe noch eine Möglichkeit, antwortet die Angestellte freundlich. Sie entscheiden sich dafür, das Kleid dazulassen und morgen ein anderes zu tragen. Sie sind sich sicher, dass dies unter den gegebenen Umständen die beste Lösung ist. Sie atmen in Ihrer Achse und spüren sich selbst. Sie atmen tief durch. Sie fühlen sich trotz allem wohl. Ein Strahl von Freude blitzt durch Ihr Herz. Sie lächeln der Angestellten zu, und schon geht es zurück zum Auto.

Sie spüren Ihre Schritte auf dem Asphalt. Sie nehmen wahr, dass die Sonne scheint. Sie atmen in Ihrer Achse und erleben sich selbst. Während Sie etwas langsamer als sonst nach Hause fahren, sind Sie sich Ihres Energiefeldes und seiner Grenze bewusst. Sie genießen es, während der Fahrt bewusst zu atmen.

Ihr Sohn reagiert auf Ihre Ruhe. Schnell zieht er die Schuhe aus. Er setzt sich an den Küchentisch und erzählt von der Mathe-Sache. Sie machen ihm einen kleinen Snack für den größten Hunger. Das Ganzheitssignal über dem Küchentisch erinnert Sie. Sie atmen kraftvoll durch Ihre Achse und entscheiden: »Ich rufe eben im Büro an, dann trinken wir einen Tee zusammen und überlegen, was du tun kannst!«

Kurz darauf kommt Ihr Mann nach Hause. Sie atmen durch Ihre Achse und fühlen Ihr Herz. Sie merken, dass er bedrückt ist. Sie bleiben entschieden innerhalb Ihrer Energiefeldgrenze. BAG. Sie bitten ihn, sich zum Tee dazuzusetzen. Er berichtet. Sie spüren sich selbst, Ihren Eigenraum, Ihre Lebensenergie, während Sie ihm aufmerksam zuhören und durch Ihre Achse atmen. Sie nehmen seine Energie nicht in Ihre Energiefeldgrenze hinein, und Sie »kriechen« auch nicht in sein Feld. Sie bleiben bei sich und in Ihrer Kraft. Jetzt können Sie für ihn offen sein.

Als er seinen Bericht beendet hat, trösten Sie ihn. »Warte erst mal ab, Schatz, niemand weiß doch bisher, wie es wirklich wird. Vielleicht kommt sogar ein neuer Vorgesetzter. Und wenn nicht, dann suchen wir die richtige Lösung für dich. Ich bin ja auch noch da.« Sie atmen, spüren sich selbst und stehen auf, um das Abendessen zu kochen. Im BAG-Zustand sind Sie stark und fühlen das Vertrauen, dass Sie beide die Dinge schon in den Griff kriegen werden. Sie entdecken, dass Sie jetzt Lust auf ein leckeres Abendessen haben.

Nach dem Essen kommen Sie zur Ruhe. Karin fällt Ihnen ein. Sie fühlen leichten Ärger. Immer wieder überfällt sie Sie. Sie spüren, wo der Ärger im Körper steckt. Sie setzen sich ins Nebenzimmer. Ihr Blick fällt auf das Ganzheitssignal an der Lampe. BAG. Im Zwerchfell fühlen Sie ein Anhalten. Sie atmen dort mit dem Gewebeatem. Spannung. Sie möchten die Spannung verstehen. Sie sagen Ihrem Mann, dass Sie eine Viertelstunde ungestört sein möchten. Sie setzen sich aufrecht in den richtigen Sitz und atmen durch die betroffenen Zellen im Zwerchfellbereich. Bedrängnis steigt in Ihnen auf. Wie damals, als Ihre Mutter Sie so oft ganz ähnlich mit ihren Bedürfnissen überrumpelt hat. Sie lassen das Gefühl von Bedrängnis zu und atmen stärker durch die Achse. Sie fühlen einen leichten Zorn. Der Zorn verändert sich durch das Atmen, löst sich auf. Darunter ist Ihr Gefühl, nicht wahrgenommen zu werden. Trauer. Sie atmen durch die Welle der Trauer (Ella hat uns gezeigt, wie es geht, durch die Welle der Gefühle zu atmen) und wenden den sanften Gewebeatem an.

Als die Welle der Trauer nach zehn Minuten verebbt ist und Sie wieder ruhig sind, fühlen Sie sich sehr verbunden mit sich selbst. Um Ihren Prozess abzuschließen, überlegen Sie, was Sie Karin sagen möchten. »Liebe Karin, unsere Freundschaft ist mir wichtig. Gleichzeitig fühle ich mich übergangen, wenn du immer wieder wegen deiner Mutter lospolterst. Ich bitte dich, mich vorher zu fragen. Wenn es mir zu viel ist, werde ich auch mal Nein sagen.«

Sie spüren den Frieden, der in Ihnen aufsteigt, weil Sie Ihre von Karin eingeengte Energiefeldgrenze wiederhergestellt und definiert haben. So ähnlich werden Sie es Karin das nächste Mal sagen.

Sie werden ihr gegenüber liebevoll Ihren Eigenraum einnehmen. Sie gehen zu Ihrem Mann. Still und verbunden endet der Tag.

Würden Sie, lieber Leser und liebe Leserin, bitte kurz überschlagen, wie oft Sie an diesem Tag annäherungsweise *in BAG* gegangen sind oder durch Ihre Achse geatmet haben? Vielleicht kommen Sie auf 120 Mal? Das wäre, über 20 Stunden verteilt, alle zehn Minuten einmal, und wenn Sie länger schlafen, sogar noch häufiger. Würden wir anfangs tatsächlich 120 Mal am Tag einen Achsenatemzug nehmen, wären das genau 240 Sekunden! Dann wären es genau vier Minuten, die Sie für Ihr bewusstes Leben eingesetzt haben. Der Vier-Minuten-Unterschied allerdings beschert Ihnen 16 Stunden immer wieder gespürten und gelebten Lebens. Und Ihre neue Ruhe und Effektivität wird Ihnen anderweitig viel, viel mehr Zeit einsparen, wetten?

Es könnte ja so einfach sein. Wir würden unseren Alltag zunehmend *in BAG* verbringen. Wir würden unsere Trigger und Themen als Eintrittspforten annehmen. Wir würden der Versuchung widerstehen, die Dinge im Außen bekämpfen zu wollen, die uns missfallen und stattdessen *für* uns und andere eintreten. Wir würden keine Zeit für Widerstände verschwenden, sondern unsere schwierigen Gefühle als Ruf unseres wunderschönen wahren Wesens annehmen, ohne sie zu bewerten, und uns sofort nach innen wenden. Wir würden umgehend damit beginnen, sie zu atmen, zu öffnen und zu transformieren. Zwiebelschale für Zwiebelschale. Bis Ganzheit in uns aufgeht und wir befreit sind. Bis wir aus der inneren Fülle heraus für uns und andere *da sein* wollen. Leider ist es nicht ganz so. Sie haben es vielleicht schon geahnt, aber es gibt Widerstände. Manche Leute sind offen, andere haben große Widerstände. Am schwierigsten sind die Widerstände zu handhaben, die uns nicht bewusst sind.

Die Widerstände aufdecken, die uns verhindern

Vor Kurzem hatte ich eine spannende Diskussion mit meinen Kursteilnehmern über ihre Erfahrung, den BAG-Zustand in den Alltag zu bringen. Ein Teilnehmer sagte: »Ich sehe die Ganzheitssignale, tue aber nichts. Ich glaube, weil ich Angst habe, dass der Achsenatem mich aus dem Funktionieren rausbringt. Ich hab Angst, dass ich dann weniger effektiv bin.«

Er befürchtet, dass er nicht mehr leistungsfähig ist, wenn er im Alltag und während der Arbeit bewusst atmet.

Eine junge Frau fügt hinzu: »Im Alltag funktioniere ich die ganze Zeit. Da fällt es mir schwer, für einen Augenblick anzuhalten, um zu atmen, weil es so viel Zeit kostet. Es ist ein komisches Ding, weil es doch gut ist. Mit dem Atmen komme ich ja aus dem Funktionieren raus und nehme die Welt wieder wahr!«

Zuletzt sagte ein Teilnehmer: »Mir die Ruhe zu nehmen im Alltag ist mir fremd.«

Ja, liebe Leserin und lieber Leser. Bewusst atmen bedeutet, aus dem Funktionieren auszusteigen. Wenn wir es tatsächlich ausprobieren, merken wir, dass es in Wahrheit kaum Zeit kostet, denn atmen müssen wir so oder so. Die 4-Minuten-Kraftformel bedeutet, dass wir uns über den ganzen Tag immer wieder für einen Achsenatemzug lang nach innen wenden. Das dauert jedes Mal zwei Sekunden. 120 Achsenatemzüge – vier Minuten.

Es liegt also nicht an der Zeit, sondern es geht darum, dass wir glauben, funktionieren zu *müssen*. Ich fragte meine Teilnehmer: »Was habt ihr davon, zu funktionieren? Warum scheint es so gefährlich, nicht zu funktionieren?«

Die junge Frau: »Ich bin davon überzeugt, dass ich mehr leisten kann, wenn ich funktioniere. Aber ich hab's nicht im Griff, wann ich mich verausgabe. Und ich verausgabe mich oft!«

Sie bringt es auf den Punkt. Wie aber sieht unsere Leistungsmöglichkeit aus, wenn wir nicht im Lebenskampf stehen? Vielleicht sollten wir das erst einmal ausprobieren. Außerdem: Wenn wir uns nicht spüren, können wir auch nicht wissen, ob wir uns verausgaben. Jeder Burn-out hat hierin seine Ursache. Nur wenn wir uns der Lebensenergie innerhalb unserer Energiefeldgrenze bewusst werden, haben wir überhaupt eine Kontrolle, eine Einflussmöglichkeit auf unseren Energiehaushalt.

Hand aufs Herz, lieber Leser und liebe Leserin: Würden Sie genauso leben, wenn Sie nur noch drei Monate Lebenszeit vor sich hätten? Als ich diese Frage meinen Teilnehmern stellte, kam von allen ein klares Nein. »Was würdet ihr anders machen?« Wie aus der Pistole geschossen antwortet eine Lehrerin: »Ich würde bewusster leben und alles mitnehmen, was noch möglich ist.« Aha, jetzt kommen wir auf den Punkt: bewusster leben. Genau darum geht es.

Funktionieren bedeutet, dass wir unbewusst leben. Wenn wir funktionieren, befinden wir uns automatisch im Hamsterrad. Die Vorstellung, wir könnten nicht gleichzeitig *in BAG* bei uns sein und die Dinge des Alltags tun, ist schlicht falsch. Und Sie selbst wissen, wie sehr wir alle darunter leiden, wenn wir alltäglich im Hamsterrad rennen und funktionieren.

In den vielen Jahren meiner inneren Arbeit habe ich in die klare Gewissheit gefunden, dass wir am effektivsten sind, wenn wir bei uns sind und durch unsere Achse atmen. Es ist ein sinnvolles Energiemanagement, um uns nicht zu verausgaben. Wir oft denken wir, andere bräuchten uns und unsere Energie mehr als wir selbst? Geben wir anderen jedoch unsere Zuwendung, ohne zentriert zu sein, verausgaben wir uns. Niemandem ist damit gedient. Denken Sie an die Instruktionen, die wir vor jedem Flug im Flugzeug erhalten: Wir werden aufgefordert, zuerst uns selbst die Atemmaske aufzusetzen, bevor wir unseren Angehörigen helfen. Denn wenn wir selbst ersticken, können wir niemandem mehr helfen.

Um Missverständnissen vorzubeugen, möchte ich klarstellen, dass ich von unserer alltäglichen Erfahrung spreche. Das hier Gesagte gilt selbstverständlich nicht für Notsituationen, in denen es geschehen kann, dass wir weit über unsere Grenzen hinausgehen, um akute Not zu lindern.

Manche Menschen befürchten, sie würden in ein tiefes Loch fallen, wenn sie sich öffnen. Bei der hier vorgestellten Herangehensweise ist das allerdings unwahrscheinlich. Unsere Präsenz wird über den Achsenatem enorm gestärkt. Solange wir den Achsenatem eisern beibehalten, sind wir stabil. Daher entwickeln wir zuerst einen verlässlichen Achsenatem. Grundsätzlich gilt die Formel:

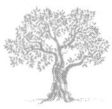

Stabilisierung und Stärkung geht vor Öffnung.

Im stärkenden Achsenatem sind wir verlässlich stabil. Jetzt können Inhalte, die sich öffnen, durch den aktiven Atem sofort in Bewegung gesetzt und durch die Welle der Gefühle geatmet und befreit werden. Sofort werden wir wieder etwas stärker. Anders ist es, wenn Menschen von vornherein schon in einem tiefen Loch stecken, wie beispielsweise Menschen, die unter Depressionen leiden. Wenn schon neurochemische Veränderungen im Gehirn stattgefunden haben, ist es viel schwieriger für sie, genug Lebensenergie in sich anzusammeln, um präsent zu werden. Denken Sie an die Zentrifuge und den Energieverlust im Außenbereich. In der Depression laufen die Leute energetisch leer. Daher wäre es schon als Gesundheitsvorsorge für alle Menschen wichtig zu erkennen, was mit ihrer Lebensenergie geschieht. Sie können lernen, Einfluss darauf zu nehmen.

Sehr viele Menschen äußern sich begeistert über die unterstützende und stärkende Kraft, die durch den Achsenatem und den BAG-Zustand in ihr Leben kommt. Dennoch vergessen sie den BAG immer wieder, obwohl er ihnen so guttut. Dafür gibt es Gründe, und die liegen tief im Unbewussten vergraben. Dieselben Gründe sind es auch, die uns daran hindern, uns bei schwierigen Emotionen nach innen zu wenden und durch die Welle der Gefühle zu atmen.

Ein oft übersehener Widerstand, den wir zumeist tief in uns vergraben haben, ist »das liebe alte Leid« oder: »Es darf mir ja nicht zu gut gehen.« Bitte, liebe Leserin und lieber Leser, lachen Sie nicht! Denn hier ist ein wirksamer Selbstverhinderungsmechanismus am Werk. In unseren Familien gab es einen unausgesprochenen Kodex, wie viel Glück, Lebendigkeit, Freude, Offenheit, Mitgefühl und viele weitere Qualitäten offiziell gelebt werden durften. Alles, was dieses Maß überschritt, wurde abgeblockt. Dafür brauchte Mama bloß der Atem zu stocken. Papa hat vielleicht kurz weggeguckt. Und schon kannte unsere sensible Kinderseele ihr Limit. Damit haben wir uns identifiziert. Gehen wir heute über unsere verinnerlichten Limits hinaus, werden wir uns selbst fremd.

Viele von uns tragen ein Tabu in sich. Denn wir möchten unseren Eltern gegenüber loyal sein. Egal, wie sehr wir äußerlich rebellieren mögen, unsere inneren Kinder wollen Mama und Papa unbewusst oder bewusst vor Leid beschützen. Wenn wir nicht sehr fördernde Eltern hatten, befürchten wir, sie könnten merken, dass ihr eigenes Kind im Leben besser klarkommt als sie selbst. Unsere stillschweigende Loyalität besteht darin, dass wir uns selbst daran hindern, erfolgreicher zu sein als sie, um ihnen nicht das Gefühl zu vermitteln, sie hätten versagt.

Ein schmerzhafter Mechanismus, der vielen von uns vertraut ist, muss hier ebenfalls genannt werden: Wir empfinden, oft ohne Worte, dass alle anderen es tun können oder es wert sind, nur wir selbst nicht. Das geschieht, weil unser Ich-Gefühl während der Entwicklung von unseren Bezugspersonen nicht genug bestätigt worden ist. So trauen wir uns zu wenig zu, vielleicht nicht einmal, dass wir den BAG-Zustand lernen und uns im Leben stärken können, so wie andere auch. Für Menschen, die von einer geschwächten Ich-Entwicklung betroffen sind, wäre eine liebevolle und unterstützende professionelle Begleitung empfehlenswert, um aus dieser so schmerzhaften Einschränkung herauszufinden.

Der Begriff »Trauma« sagt aus, dass wir von einer Erfahrung überfordert wurden. Allein dadurch, dass wir als kleine Kinder nicht verstanden oder alleingelassen wurden, kann eine Erfahrung für uns traumatisch geworden sein. Unsere Seele hat dann eine natürliche Blockade. Sie wird eine Öffnung boykottieren, wenn sie befürchten muss, noch einmal in ähnlicher Weise alleingelassen zu werden. Nur in sicherer und verlässlicher Begleitung werden sich unsere tiefen Gefühle daher öffnen und befreien. Hier gilt wieder der wunderbar wahre Satz, den Sie schon von Beate kennen: Nur du allein kannst es, aber du kannst es nicht allein.

Geht es aus irgendwelchen Gründen nicht mehr weiter, macht es daher Sinn, professionelle Unterstützung in Anspruch zu nehmen.

Wenn wir schwierige Erfahrungen in unserer Vergangenheit machen mussten, sind wir vielleicht auch misstrauisch geworden. Das entwickelte Misstrauen soll uns schützen, wendet sich aber irgendwann gegen uns. Denn wenn wir aus Prinzip misstrauen, können auch heilsame Erfahrungen von uns nicht angenommen werden und wirksam werden. Misstrauen braucht eine große Klarheit und Konsequenz. Es ist in meinen Augen hilfreich, wenn misstrauische Menschen ihre Erfahrungen körperlich spüren. Aber das Prinzip zu misstrauen muss gänzlich durchdrungen und durchgearbeitet werden, sonst wird sogar die eigene unmittelbare Erfahrung in Zweifel gezogen.

Einer, der in der Mottenkiste unseres Unbewussten sein verheerendes Unwesen treibt, liebe Leserin und lieber Leser, ist der »Kleinmacher«. Er hat – wie sein Name sagt – nichts anderes zu tun, als uns kleinzumachen. Er repräsentiert die kritischen Stimmen unserer Eltern, die wir in uns tragen, unser sogenanntes Über-Ich. Sie haben viele solcher inneren Stimmen in diesem Buch kennengelernt: »Ich muss mich immer zurücknehmen«, »ich bin wertlos«, »ich habe keine Recht, hier zu sein«, »ich bin schlecht«, »ich bin schuld«, »ich kann das nicht«. Mit Sicherheit finden Sie ähnliche Überzeugungen in sich selbst. Aufgrund solcher inneren Stimmen kontrollieren wir uns in der Weise, dass unsere vermeintlich inakzeptablen Seiten schön in der Versenkung verschwunden bleiben. Der Kleinmacher begleitet uns in unserer Entwicklung. Er wächst mit uns und verwandelt sich, indem seine Stimmen und Ausdrucksformen immer subtiler werden. Gerade am Anfang unserer Entwicklung ist es das Über-Ich, das uns im Weg steht, für uns selbst aktiv zu werden, zu atmen und die Datenspeicher aufzusuchen, sobald eine unangenehme Wahrheit in uns aufzukommen droht. Aber auch, wenn wir schon länger auf dem inneren Weg sind, bleibt der Kleinmacher die Instanz, die uns daran hindert, unterdrückten Seiten zu begegnen und uns zu unserer wahren Größe zu entfalten. Genau da aber klopft die Atem- und Bewusstseinsarbeit auf dem inneren Weg in die Ganzheit an. Schließlich wollen wir ja wieder ganz werden. Und dazu gehören alle Seiten von uns!

Nun, wenn Ihr Ich eine Seite von Ihnen inakzeptabel findet, die gerade hochkommen möchte, dann können Sie sich vorstellen, dass Sie tausend Gründe finden werden, um die Atem- und Bewusstseinsarbeit zu verhindern. Haben Sie es aber dank Ihres Achsenatems dennoch gewagt, sich zu öffnen, werden Sie staunen. Denn Sie erkennen, dass alles, was Sie aus sich selbst herausholen und sich bewusst machen, Ihnen zutiefst verständlich wird. Dass Sie Liebe und Mitgefühl für sich selbst finden. Und dass in Wahrheit gar nichts, aber auch gar nichts an Ihnen jemals inakzeptabel war. Wie könnte es, wenn in Ihrem Innersten Ganzheit auf Sie wartet!

Wenn Leute sich selbst überhaupt nicht mögen, wenn sie sich selbst nichts gönnen, sich ablehnen oder sich sogar hassen, dann liegt es meist daran, dass ihr innerer Kleinmacher eine machtvolle Gestalt ist.

Mechthild, eine sehr erstarrte Frau, hatte eine Autoimmunerkrankung ihrer Schilddrüse. Nach und nach kamen in der Körper- und Atemarbeit ihre frühen Zellerinnerungen hoch. Sie hatte eine bösartige und sadistische Mutter gehabt. Die Mutter war alleinerziehend, verbittert und hatte ihre kleine Tochter regelrecht gequält. Ihre Erinnerungen an die vergrabenen Qualen konnte Mechthild nur sehr langsam zulassen, um sie noch einmal zu spüren, bevor sie sich in der entsprechenden Zwiebelschalenschicht auflösen konnten. Dieses krasse Beispiel führe ich an, weil wir hieran den Mechanismus des inneren Kleinmachers besonders gut erkennen können. Mechthild hatte den Hass ihrer Mutter auf sich genommen, indem sie unbewusst glaubte, sie hätte die schlimme Behandlung verdient, und sei hassenswert. Daher waren ihre Widerstände sehr groß. In dem Jahr, in dem die Wahrheit aus ihrem Körper hervorzukommen begann, hatte sie allein drei Unfälle. Aber sie war bereits in der Lage, die Zusammenhänge zu erkennen, und hielt durch. Auch die psychosomatische Ursache ihrer Autoimmunerkrankung wurde für sie sichtbar.

Mit der Zeit erkannte sie, dass ihr unannehmbares Selbstbild falsch war. Es brauchte eine noch viel längere innere Arbeit, bis sie in Kontakt damit kam, wie unschuldig das Kind in ihr gewesen war, denn nur ganz langsam konnte sie ein Herz für ihr kleines Mädchen entwickeln, es annehmen und verstehen lernen. Sie musste einen langen und harten Kampf mit ihrem Über-Ich und seinen abwertenden Botschaften ausfechten. Sie sehen hier, wie der Kleinmacher die sadistische mütterliche Position vertritt, die sie verinnerlicht hatte, nicht wahr? Heute hat sie die Medikamente reduziert. Die Schübe tauchen nur noch selten auf. Es ist wunderschön, ihre zarte Lebendigkeit und das Strahlen in ihren Augen mitzuerleben, das manchmal hervorkommt.

Für uns einstehen: Die innere Auseinandersetzung mit dem Über-Ich

Wenn wir aus dem Kämpfen aussteigen, heißt es nicht, dass wir gar nicht mehr kämpfen. Es bedeutet, dass wir nicht mehr gegen jemanden oder etwas im Außen kämpfen und unsere Energie verlieren. Denn in der horizontalen Ebene gegen andere oder für etwas zu kämpfen bringt uns in den Energieverlust. Dem Außen gegenüber beziehen wir daher Stellung, treten für uns, andere oder eine Sache ein. Der einzige tatsächliche Kampf, der uns stärkt, ist der gegen einen inneren Gegner – es ist der Teil von uns, der uns selbst angreift und kleinmacht. Es ist unser Über-Ich, gegen das wir antreten müssen.

Mit der Zeit gewinnen wir mehr Erfahrung damit, dass wir eine Instanz in uns tragen, die sich über uns stellt und uns angreift. Der »stärkende Kampf« findet in der Vertikalen statt. Er entmachtet den inneren Kleinmacher. Hier wartet ein großer Kampf auf uns, liebe Leser, denn es ist ein starker Gegner, mit dem wir es zu tun haben. Es ist aber der einzige Kampf, den es sich mit allen Kräften und vollem Einsatz zu kämpfen lohnt, denn hier geht es darum, unsere Lebensenergie von einer inneren Übermacht zurückzuerobern, die uns klein- und schlechtmacht und unsere Entwicklung verhindert.

Um unsere Gefühle, Überzeugungen und Gedanken, die uns kleinmachen, entwerten, uns angreifen und schwächen, sofort als Eintrittspforte nutzen zu können, dürfen wir diesen Stimmen und Gefühlen zuallererst nicht mehr blind glauben. Egal, wie hartnäckig sie uns bedrängen und uns in ihren Attacken die Lebensenergie rauben, wir entziehen ihnen die Macht über uns. Indem wir sofort einen starken Achsenatem einsetzen, bleiben wir bei uns und bewusst. Jetzt können wir die Herkunft und Inhalte der Stimmen und Gefühle untersuchen. Wir erkennen ihre Ursache: Aha, der Kleinmacher, der mich hindern will, mich zu mehr Größe, zu mehr Wahrheit zu entwickeln. Und: nun können wir handeln: Manchmal reicht ein klares, entschiedenes »Stop!«. Bei stark abwertenden und selbstverhindernden Stimmen müssen wir jedoch aggressiv werden. Auf der Basis eines sehr starken Achsenatems müssen wir Aggression gegen diese inneren Stimmen entwickeln und stärker werden als ihre gegen uns gerichtete Aggression. Denn solange sie da sind, machen sie uns klein. Manchmal müssen wir unsere äußerste Aggression gegen die Stimmen von oben mobilisieren. Bei sehr vernichtenden Stimmen lernen Leute in meinen Seminaren, Schwerter zu zücken, die Stimmen zusammenzuschlagen und niederzubrüllen. Sogar Handgranaten wurden schon geworfen. Sehen Sie, welche vertikale Aggression gegen den Kleinmacher manchmal vonnöten ist? Die Aggression, die wir in uns mobilisieren, erobert die verlorene Lebensenergie zurück, und unser Ich-Gefühl wird stärker.

Es funktioniert deshalb so, weil die Stimmen in uns immer übermächtig sind, kommen sie doch von unseren kritischen und ablehnenden Eltern, denen gegenüber unsere inneren Kinder zeitlebens klein sein werden! Sind wir aber stärker als unser Über-Ich und konnten wir seine Übermacht brechen, so beginnt unser Ich die Macht in unserem Leben zu übernehmen. Viele Male müssen wir wahrscheinlich diesen inneren stärkenden Kampf in der Vertikalen kämpfen, bis die uns unterdrückenden inneren Stimmen schwächer werden, denn wir sehen klar, woher sie kommen, und hören auf, uns mit ihnen zu identifizieren.

Aber Achtung: Seien Sie wachsam, denn das Über-Ich wird in neuer und subtilerer Form weiterhin in Ihnen auftauchen. Es ist eine unschätzbare Hilfe, hier den Achsenatem anzuwenden, denn wenn Sie sich auf Ihren starken bewussten Atem besinnen und das atmen, was Sie einschränkt, seien es Ihre inneren Stimmen, seien es nur Gefühle, verwandelt es sich schon, Ihre Über-Ich-Stimmen und Gefühle werden kleiner, verschwinden irgendwann. Langsam übernehmen Sie selbst die innere Autorität über Ihre Erfahrung.

Wenn Sie es mit einem starken inneren Kleinmacher zu tun haben oder falls Sie viele Argumente finden, sich nicht nach innen zu wenden und zu atmen, lohnt es sich, einige Stunden professioneller Hilfe in Anspruch zu nehmen.

Der vertikale stärkende Kampf dient der Ganzheit. Wir müssen ihn führen, wenn uns innere Hindernisse von der tieferen Wahrheit abbringen wollen, dass wir aus der Ganzheit kommen und ihre göttlichen Eigenschaften in uns tragen.

Übung 23:
Den inneren Kleinmacher entkräften

Mit Sicherheit kennen Sie Ihre Sätze und Überzeugungen, mit denen Sie sich selbst daran hindern, in Ihrer vollen Kraft zu sein.

Finden Sie eine Ihrer schwächenden Überzeugungen: »Ich bin nicht gut genug«, »Ich habe das nicht nötig«, »Ich muss …«, »Ich sollte nicht …«, »Es steht mir nicht zu«, »Ich bin zu dick, zu dünn, nicht schön genug«, »Alle anderen …, aber nicht ich«, »Ich darf nicht faul sein« …

Atmen Sie durch Ihre Achse. Tun Sie es so lange, bis Ihr Achsenatem spürbar und kraftvoll fließt, während Sie diesen oder einen anderen Satz Ihres Über-Ichs laut aussprechen und fühlen.

Wenn möglich, ergänzen Sie den Satz mit: »weil ich …«
Zum Beispiel: »Ich darf nicht faul sein, weil ich sonst wertlos bin.«
Atmen Sie diesen Satz mit dem Achsenatem, und atmen Sie ihn kraftvoll. Fühlen Sie die emotionale Ladung. Wie

viel Selbstverhinderung und Leid hat diese verinnerlichte Überzeugung Sie in Ihrem Leben schon gekostet?

Ziehen Sie die Atemluft von unten im Strohhalm ein, und schieben Sie sie im Strohhalm wieder hinunter, während Sie im Jogging-Atem atmen.

Falls Sie emotional werden, unterbrechen Sie Ihre Lektüre kurz, und atmen Sie weiter durch Ihre Achse, bis die Emotion durch Sie hindurchgelaufen und abgeebbt ist.

Überlegen Sie, woher Sie die Überzeugung haben. Haben Sie sie von Ihrer Familie übernommen?

Entscheiden Sie sich dafür, der Überzeugung nicht mehr zu glauben, obwohl Sie sie fühlen.

Nichts an Ihnen war in Wahrheit jemals inakzeptabel, denn Sie wissen ja nun, dass in Ihrer Tiefe Ihr wunderschönes wahres Wesen ruht und auf Sie wartet.

Atmen Sie weiter im Jogging-Atem, und sagen Sie ein lautes und deutliches »STOP« zu der Überzeugung, die Sie kleinmacht. Meinen Sie es! Fühlen Sie, dass Sie der Überzeugung die Macht über sich entziehen.

Wer sind Sie, wenn Sie nicht mit der Überzeugung identifiziert bleiben? Fühlen Sie es, und atmen Sie im Jogging-Atem durch die Achse weiter, bis die Überzeugung in Ihnen kraftlos geworden ist.

Tun Sie das jedes Mal, wenn die kleinmachende Überzeugung in Ihnen aufkommt.

Diesen Abschnitt möchte ich schließen, indem ich Sie zu einer lebensnotwendigen Tätigkeit einlade: Lassen Sie die Seele baumeln! Warum sage ich Ihnen das? Das Sein, liebe Leser, braucht Muße. Innehalten ist aber für viele von uns ein Kampf mit dem schlechten Gewissen geworden. Die Sache mit dem schlechten Gewissen: Auch hier brauchen wir den stärkenden Kampf. Wir halten trotzdem inne und nutzen das schlechte Gewissen als Eintrittspforte. Aha, der Kleinmacher! Achsenatem! Stop! Vielleicht müssen wir auch angreifen, bis die Stimme uns nicht mehr abhält. Wir bleiben im Achsenatem und atmen die Stimme. Jetzt können wir untersuchen, woher die Information in unseren Datenspeichern kommt: Hat Mama zum Beispiel gesagt, wenn du nichts tust, bist du faul und wertlos? Und schon beginnen wir das Gefühl zu atmen … Wenn wir verlässlich atmen, verschwindet die Stimme des schlechten Gewissens irgendwann. Bis zum nächsten Mal. Aber Sie wissen ja, was Sie dann zu tun haben!

Die Seele immer wieder baumeln lassen, Mußestunden und Nichtstun einbauen – das ist Gottesarbeit. Denn nur in der Entspannung und Hingabe an das Sein kann die Ganzheit oder das Göttliche uns berühren und erreichen.

Wenn Sie die Seele baumeln lassen, tun Sie das bitte *in BAG*. Entspannen Sie sich tief in diesem wunderbaren Zustand! Und schon sind Sie äußerst effektiv. Im ganzheitlichen BAG-Zustand werden wir von uns selbst darin unterstützt, immer wieder an unsere wahre Kraft und Größe anzuschließen. Es ist diese Art von Effektivität, zu der die Ganzheit uns aufruft.

Frei fließende Energien der Ganzheit

Üblicherweise sind wir mit unserer Persönlichkeit identifiziert, also mit dem altgewohnten Zustand unserer Getrenntheit vom *Sein*. Kaum steht etwas an, was uns herausfordert oder triggert, sitzen wir dem Startpunktreflex auf – und schon sind wir futsch!

Macht aber nichts, liebe Leserin und lieber Leser. Sie können sich am Tag 100 Mal verlieren, das ist völlig in Ordnung. So ist es nun einmal, in unserer Kultur geht es den meisten Menschen so. Worauf es aber ankommt, ist, dass Sie sich 101 Mal zurückholen. Sie nehmen also einen tiefen Achsenatemzug. Und lassen einige weitere folgen. Vielleicht gehen Sie auch schnell *in BAG:* Erlaubnis, Seifenblase … Sind Sie wieder zurück?

Wenn die kreative Lebenskraft in uns wächst

Sobald wir unsere Startpunkte und unseren Selbstverlust immer schneller bemerken und mit ein, zwei Atemzügen in den BAG-Zustand zurückkehren, beginnt sich etwas zu ändern. Die Identifikation mit unserem getrennten »Ich« wird unmerklich schwächer. Mit der Zeit fühlen wir uns dem ganzheitlichen *Sein* näher. Subtil verschiebt sich unsere Identifikation mehr zur Ganzheit hin.

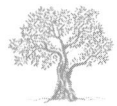 Im BAG-Zustand identifizieren wir uns zunehmend mit dem Sein.

Im Laufe der Zeit wird Ihnen der BAG-Zustand des *Seins* zur schönen Gewohnheit. Sie machen die beglückende Erfahrung, durchlässiger zu werden, Ihr Energiefeld zu fühlen, auszufüllen und sich darin zu entspannen.*

Übung 24: Im BAG-Zustand entspannen

Sie stellen den BAG-Zustand her: Erlaubnis – Achsen-atem – Seifenblase.
Stabilisieren Sie Ihren Achsenatem, und spüren Sie in den Raum innerhalb Ihrer Seifenblase hinein – als ob die Luft hier stofflich wäre.
Hat der Raum um Sie eine Dichte, eine Farbe, eine wolkige Qualität? Enthält er Bewegung, vielleicht sogar Wellen?
Bitte atmen Sie sanft und gleichmäßig, damit Sie Ihr Feld fühlen können.

Mit jeder Ausatmung lassen Sie sich jetzt in Ihr Feld hinein ausdehnen. Sie zerfließen regelrecht in Ihr Energiefeld hinein. Sie können sich nicht verlieren, denn es ist ja Ihr Eigenraum. Sie können sich nur ausdehnen und entspannen.
Verströmen Sie sich innerhalb Ihrer Energiefeldgrenze!

---

* Mit dem Begriff Ganzheit beziehe ich mich ausschließlich auf die Phase, in der das individuelle Bewusstsein sich als *Sein* erkennt. Die nächste Stufe der ganzheitlichen Wahrnehmung, die der klassischen Erleuchtung entspricht, *EINS* mit Allem oder *DAS* Ganze zu sein, also die Identifikation mit dem Absoluten, ist in diesem Buch nicht gemeint.

Lassen Sie Ihren Körper durchlässig werden, so als ob die Wellen und Schwingungen Ihres Energiefeldes durch ihn hindurchfließen würden.
Falls Sie das noch nicht umsetzen können, stellen Sie sich nur vor, während Sie bewusst atmen, wie es sich anfühlt, flüssig zu sein!

Der BAG-Zustand bringt uns in unser inneres Zuhause zurück. Wir sind bei uns angekommen und entspannen. Jetzt werden wir auch bereit, die Zimmertüren in unsere tieferen Räume zu öffnen. Hierfür schickt uns die Ganzheit Helfer, die uns eine wahrhaft große und liebende Unterstützung bieten.

Die Ganzheit schickt uns ihre Energieströme. Und das ist etwas sehr Besonderes, denn ihre Energien wollen fließen. Sie wollen sich in uns ausdehnen. Sie drücken gegen unsere Verdichtungen. Sie pressen gegen unsere Abwehr. Sie wollen uns öffnen!

Sie wollen das alte Gerümpel aus den Zimmern räumen und unser inneres Haus durchputzen. Sie wollen ihre Freiheit in uns. Wir müssen schon ganz schön verspannt, zusammengezogen und dicht sein, damit die Lebensenergie das in uns nicht schafft. Ich habe Ihnen ja versprochen, dass wir die Dinge hier aus der Perspektive der Ganzheit betrachten. So sieht das Wirken der Ganzheit nun einmal aus.

Diese wunderbaren und intelligenten Energieströme des lebendigen *Seins* berühren unsere Verdichtungen, unsere Verletzungen, alte Schockzustände, im Körpergewebe gespeicherte Informationen unserer Überzeugungen, Muster und Glaubenssätze. Sie berühren die Lebensthemen, mit denen wir uns auseinanderzusetzen haben.

Und alles, was sie berühren, erhält den Impuls, sich zu öffnen und zu entspannen.

Je mehr innerer Raum dadurch in uns entsteht, desto mehr Energie haben wir wiederum zur Verfügung, um die inneren Zimmer zu entrümpeln und zu putzen. Wir fühlen, atmen und erfahren die Themen, die in unseren inneren Zimmern wohnen, bis sie sich in Freiraum verwandelt haben. Langsam macht sich das *Sein* in ihnen breit. Wo sie geputzt sind, dort ist es angenehm und gemütlich, warm, hell und freundlich. Immer mehr Zimmer werden mit der Zeit entrümpelt, und wir gewinnen mehr Platz in unserem inneren Haus.

Irgendwann verlassen wir es nicht mehr. Das *Sein* ist eingezogen und verkörpert worden. Wir wohnen in uns. Jetzt fallen wir nicht mehr aus uns heraus. Unser Körper hat sich der Ganzheit geöffnet. Wir *sind* da. Wir sind zu Hause.

Die äußere Welt spiegelt unsere innere Welt

Ist es nicht ein unbegreifliches Wunder, liebe Leser, dass es kein einziges Wesen im gesamten Universum gibt, das uns genau gleicht? Ebenso wie keine Schneeflocke in ihrer Kristallstruktur einer anderen vollständig gleicht? Ist es nicht unvorstellbar, wie viele Ausdrucksformen die Existenz findet, in der jedes Wesen seine Einzigartigkeit hat? Aus allen unseren individuellen Erfahrungen hat sich daher eine ganz bestimmte Qualität, eine Art Farbe oder Geschmack herausgebildet: unsere einzigartige Seele, die wir hier als die Gesamtheit aller unserer Erfahrungen begreifen.

Sie wissen es, tief in Ihrem Herzen, wie sehr Sie sich, wie sehr die meisten Menschen sich nach der Anerkennung und Bewunderung dieser Einzigartigkeit sehnen.

Unsere Körper sind anfangs meist noch recht undurchlässig und können die Energieströme der Ganzheit noch nicht direkt in sich erleben. Um sie aber dennoch zu erreichen, hat die kreative Lebensenergie einen Trick entwickelt. Sogar ziemlich tricky, werden Sie gleich sagen, wenn Sie es verstanden haben.

Die Energien der Ganzheit, von Natur aus expansiv, stoßen an unsere Blockaden. In den Blockaden sind die Themen unserer Seele gespeichert. Die Energien der Ganzheit stoßen an Erlebnisse, in denen wir zugemacht, uns gewehrt oder abgeschottet haben. Sie stoßen an einschränkende, schmerzhafte, beschämende oder beängstigende Erfahrungen. Die Informationen dieser Erfahrungen sind in unserer Zellerinnerung gespeichert. Und nun werden die Zellerinnerungen durch die Energien der Ganzheit angestoßen und aktiviert.

Auf einmal steigen alte, verdrängte Gefühle in uns auf. Plötzlich sind sie in unserem Energiefeld unterwegs. Als wären sie aus einem Tiefschlaf erwacht. Die Lebensenergie hat sie geweckt, und jetzt strömen sie durch unser Energiefeld. Das ist uns erst einmal nicht bewusst.

Aber jetzt kommt der Trick: Die im Feld fließenden Gefühle und Informationen erzeugen Resonanzen!

In uns fließen jetzt also alte unbewusste Informationen und Gefühle herum. Wir nehmen sie nicht wahr, da wir sie ja verdrängt hatten, aber sie bewegen sich in uns, und sie erzeugen Resonanzfelder. Auf diese Resonanzfelder reagiert die äußere Welt. Sie antwortet auf die Inhalte, die wir ausstrahlen, ohne uns ihrer bewusst zu sein. Oft kommt es zu Reaktionen aus der Umwelt, die uns wehtun. Was wir darüber glauben, ist natürlich, dass es die äußere Welt ist, die in uns diese unguten Gefühle *verursacht,* denn wir haben ja nicht erkannt, dass sie in uns selbst ihren Ursprung haben. Diesen Mechanismus nennt man Projektion.

In Wahrheit *reagiert* also die äußere Welt auf die unbewussten Informationen, die wir aussenden. Die entsprechenden Antworten der Außenwelt sind die »Spiegel« für das in uns Unterdrückte. An dieser Schnittstelle erschaffen wir unsere äußere Wirklichkeit.

Der Trick der Energien der Ganzheit besteht also darin, in uns Resonanzen zu erzeugen. So können sie für uns erkennbar machen, was wir verdrängt oder abgespalten haben und was wir wieder zu uns nehmen dürfen, um vollständiger zu werden. Über die Reaktionen der Umwelt auf uns wird das in uns Verdrängte für uns erkennbar.

Hier liegt der Schlüssel für die Erkenntnis, dass wir unsere Lebenserfahrungen selbst erschaffen. Und für die Einsicht, dass wir, solange wir noch unbewusst sind, leider auch viel Negatives in unserem Leben verursachen. Wunderbarerweise haben wir mit dem Schlüssel jetzt aber auch die Möglichkeit in der Hand, wie wir das ändern können.

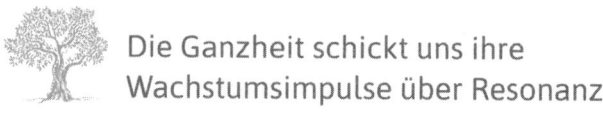

Die Ganzheit schickt uns ihre Wachstumsimpulse über Resonanz.

Betrachten wir das Phänomen der Resonanz an Helmuts Geschichte. Helmut hat während seiner Kindheit und Jugend tiefes Abgelehntsein empfunden. Ständig fuhr seine Mutter ihm über den Mund. Der Vater wollte nichts von ihm wissen. Niemand erkannte seine wahre musische Seele. In der Schule wurde er gepiesackt und gehänselt. Diese Ablehnung erlebte der kleine Helmut als so unerträglich, dass er sie ins Unbewusste verdrängte. Als Lebenskampf entwickelte er seine aggressive Verteidigung nach vorne.

Kritik konnte Helmut nicht vertragen, denn jede Kritik drohte das verdrängte Gefühl, abgelehnt zu sein, in ihm zu aktivieren, das in seinen Datenspeichern vergraben war.

Jetzt kommt die Lebensenergie ins Spiel. Zu irgendeinem Zeitpunkt in unserem Leben sind wir nämlich »fällig«. Irgendein Trigger kommt doch einmal in die abgeschotteten Tiefen unseres Unterbewusstseins durch, und das Verdrängte wird angestoßen. Sofort tritt die Lebensenergie auf den Plan und beginnt ihr befreiendes Werk. Das unbewusste Gefühl von Abgelehntsein kam also in Helmut in Bewegung und erzeugte ein Resonanzfeld. Die Resonanz führte Helmut zu Frauen, und zwar zu ganz bestimmten Frauen. Es waren Frauen, die auf seine Kritikunfähigkeit so reagierten, wie es seinem verdrängten Gefühl entsprach: Sie lehnten ihn ab, so sehr, dass sie ihn verließen, eine nach der anderen.

Perfekter hätte es kein Romanschriftsteller erdenken können.

Jetzt erkennen Sie, lieber Leser und liebe Leserin, dass unser Lehrer, das Leben, uns die Themen so präsentiert, wie sie passender nicht sein könnten: Ganzheit ruft nach uns. Die Seele bietet uns die Themen an, damit wir zur mehr Ganzheit finden. Die Energieströme der Ganzheit sind der Katalysator. Sie erzeugen Gefühlsresonanzen in unserem Energiefeld, die ihrerseits mit der Umwelt korrespondieren. Daher sind die äußeren Ereignisse, die wir erleben, Spiegelungen unserer inneren Erfahrungen. Sie ziehen exakt dazu passende Menschen und Ereignisse an.

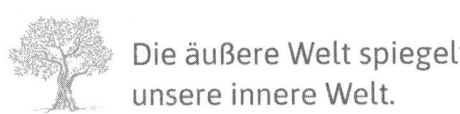 Die äußere Welt spiegelt
unsere innere Welt.

Die Frauen reagierten genau so, wie Helmuts Seele es brauchte: So schmerzhaft es für ihn war, von jeder neuen Freundin früher oder später verlassen zu werden, so sehr brachte ihn der Schmerz an den Punkt, etwas einzusehen. Er machte sich auf den inneren Weg zur Ganzheit. Trotz aller Abwehr begriff er, dass dieser Umstand etwas mit ihm zu tun hatte, und er blieb dran.

Mit dieser Einsicht können wir doch gar nicht mehr anders, als das Leben als unseren Lehrer anzuerkennen und seine Lektionen zu lernen, oder? Ist es nicht phänomenal, dass jede Lebenslektion einen Öffnungsimpuls, eine Einladung der Ganzheit bedeutet?

Mit dem Strom schwimmen

Wenn wir auf der Grundlage dieser Einsicht die Methode, durch die Welle der Gefühle zu atmen, anwenden, wird es außergewöhnlich effektiv. Warum das so ist? Ich erzähle Ihnen hierzu etwas aus meinem Leben, liebe Leserin und lieber Leser: Während meiner Weiterbildung in der Schweiz hatte ich ein besonderes Erlebnis, als ich mit einigen Kollegen im Rhein schwimmen ging. Das Wasser war wunderbar sauber, die Strömung allerdings recht stark.

Ich habe mich nahe dem Ufer in den Fluss gestellt und versucht, gegen den Strom zu schwimmen. Ich bin eine gute Schwimmerin und schwamm mit voller Kraft, aber ich kam nicht von der Stelle. Kaum merklich wurde ich abgetrieben. Plötzlich fand ich mich ein Stück weiter vom Ufer entfernt und kam keinen Meter voran. Mir war klar, so würde ich nicht ans Ufer zurückkommen, und ich wurde auch schon ein wenig müde. Ich atmete durch die Achse, um nicht in Panik zu geraten, und begriff, dass es keinen Sinn hatte, mich gegen die Kraft des Flusses zu stemmen. Ich hatte nur eine Wahl: Ich musste mich seiner Strömung hingeben. Ich atmete weiter durch die Achse und prüfte das Ufer. Ich würde versuchen, ein kurzes Stück weiter flussabwärts an einem Landvorsprung an Land zu gehen. Ich ließ los und schwamm mit dem Strom, nur dass ich kaum zu schwimmen brauchte. Wachsam und präsent ließ ich mich vom freundlichen Fluss in Richtung der kleinen Stelle weiter stromabwärts treiben. Ich landete dann an einem anderen Uferstück etwas weiter unten und hatte mich nicht einmal angestrengt. Ich hatte Kämpfen durch präsente Hingabe ersetzt.

Mit dem Strom oder gegen den Strom schwimmen: Was, meinen Sie, wird in Ihrer Lebensenergiebilanz wohl leichter gehen? Wie kommen Sie schneller voran? Was ist ökonomisch? Wie wird Ihr Leben leichter, liebe Leser? Genau. Es geht darum, *mit* dem Strom zu schwimmen. Und wie kann das aussehen?

Wir leisten keinen Widerstand. Wir wehren uns nicht. Wir halten nicht dagegen. Wir jammern nicht. Wir gehen auch nicht weg vom Geschehen. Im Gegenteil, wir unterstützen aktiv die Lebensenergie, indem wir *in BAG* gehen und den Gewebeatem praktizieren. Mit dem Strom schwimmen bedeutet: Wir bleiben *in BAG* bei uns, präsent und bewusst. Meinen Sie nicht, dass die Energien der Ganzheit, da sie mit unserer Seele zusammenarbeiten, es sowieso besser wissen als unsere getrennte Persönlichkeit? Dass die hochintelligente Lebensenergie weiß, was sie tut? Es gibt keine Herangehensweise, die in der Energiebilanz ökonomischer wäre.

Helmut schwamm mit dem Strom, bis er seinen Auslöser fand: seine tief verdrängte Identifikation, abgelehnt zu sein. Er erkannte, dass die unbewusste Resonanz mit dem Abgelehntsein ihm keine andere Erfahrungsmöglichkeit gelassen hatte. Er hatte nie etwas anderes gekannt! Jetzt konnte er sehen, dass niemand anders als er selbst die Verantwortung dafür übernehmen musste. Und er hatte gedacht, das Leben sei ungerecht zu ihm. Interessanterweise blieb seine derzeitige Freundin Elke bei ihm.

Nachdem Helmut seine unbewusste Ablehnung identifiziert und erkannt hatte, wie er sie selbst erzeugte, arbeitete er daran, aus dieser Gefühlsresonanz auszusteigen. Wenn es ihm wieder passiert war, dass er aggressiv wurde und Elke sich wehrte, konnte er immer öfter im Achsenatem bleiben. Schicht für Schicht öffnete er währenddessen durch den bewussten Atem die Wunde seiner Ablehnung. Jedes Mal entstand mehr Raum in ihm. Helmut war so damit beschäftigt, sich nach innen zu wenden, dass Elke kaum noch Widerstand erlebte. Das nahm ihr offensichtlich ziemlich den Wind aus den Segeln.

Eines Tages wurde Helmut überraschenderweise von Elke zu mir begleitet. Sie erklärte mir, dass sie immer noch sehr zornig reagieren würde, obwohl Helmut mittlerweile, wenn überhaupt, nur noch für kurze Momente aggressiv reagierte. Mit Helmuts Einverständnis begann auch Elke ihre innere Arbeit, und gemeinsam erarbeiteten wir ihre Resonanz.

Elke hatte in ihrer Familiengeschichte die Erfahrung gemacht, dass niemand ihr zuhörte. Nie war sie um ihre Meinung gefragt worden. Sie weinte, als ihr kleines Mädchen seine tiefe Überzeugung ausdrückte:»Ich werde nicht gesehen und nicht gehört. Ich weiß gar nicht, was ich hier soll!« Auch Elke war in die Aggression gegangen, indem sie lernte, vorwurfsvoll zu reagieren.

Nachdem Elke und Helmut begriffen hatten, wie einsam ihre inneren Kinder waren und wie ähnlich ihre Abwehrmuster, entwickelten sie ein neues Verständnis füreinander. Sie kamen sich viel näher. Nie zuvor hätten sie sich mit jemandem so verbunden gefühlt, sagten beide nach einigen weiteren Monaten ihrer inneren Reise zur Ganzheit. Wenn wir uns unseren Themen stellen und uns der Lebensenergie tief öffnen, dann geschieht die Verwandlung. Solange wir bewusst atmen, während wir die Informationen in der Zellebene berühren, werden sie gelöscht.

Die Lebensenergie heilt uns und verbindet uns mit uns selbst. Einsicht und Erkenntnisse steigen aus ihrer Weisheit in uns auf. In diesem Zusammenhang wird die Achse immer durchlässiger und kraftvoller. Und genau das ist auch die Ursache dafür, dass wir selbst uns zunehmend stärker und präsent erleben.

Die Erfahrung, inneren Raum zu gewinnen, ist sehr, sehr angenehm. Tief in uns entspannt sich etwas. Wir fühlen uns nicht nur stärker, sondern auch freier, denn die Lebensenergie fließt im neu gewonnenen inneren Raum und schenkt uns ihre wundervollen Qualitäten. Wir werden immer mehr wir selbst.

Der Schatz in der Tiefe: Rückverbindung mit dem wahren Sein

Jeder Mensch kennt Ganzheit. Jeder Mensch trägt das Wissen um Ganzheit in seiner Zellerinnerung. Das wahre Sein verschließt sich uns nie. Es ist immer da. Im Mittelpunkt unserer Alltagszentrifuge wartet es auf uns. Es kann jederzeit geschehen. Es sucht sich die Momente, in denen wir empfänglich sind. Dann geht etwas in uns auf, und unser wahres Sein tritt hervor. Jeder Mensch kann immer wieder Momente von Ganzheit erleben und ihre besondere Intensität, Fülle, Tiefe und Schönheit erfahren.

Übung 25:
Im BAG-Zustand das Herz ausdehnen

Sie stellen den BAG-Zustand her: Erlaubnis – Achsenatem – Seifenblase.
Stabilisieren Sie Ihren Achsenatem, und atmen Sie jetzt bitte sanft und gleichmäßig, damit Sie Ihr Energiefeld fühlen können.

Ihr energetisches Herzzentrum liegt in der Mitte Ihres Brustbeins. Stellen Sie sich vor, dass genau dort eine wunderschöne Blüte liegt. Ihre Blütenblätter sind noch geschlossen und zeigen nach vorne. Ihr Einatem kommt immer noch durch die Achse, Ihr Ausatem fließt jetzt aber durch die Blüte horizontal nach vorne hinaus. Sie schicken jeden Ausatem durch die Blüte. Mit jedem Ausatem öffnen sich die Blütenblätter etwas weiter.

Lassen Sie die Blüte in der Mitte des Brustbeins für Ihren Atem durchlässig werden. Atmen Sie dafür ganz sanft. Außerordentlich sanft.

Es ist Ihr kostbares Herz, mit dem Sie sich über Ihren bewussten Atem verbinden. Ihr Herz verdient Ihre größtmögliche Sanftheit und Liebe.

Wie erging es Ihnen, lieber Leser und liebe Leserin, als Sie im letzten Urlaub einen strahlenden Sonnenaufgang über dem morgenglatten Meer erleben konnten? Als Sie zuletzt im Wald ein wunderbares Leuchten von Licht durch schattige Baumstämme funkeln sahen? Als plötzlich tiefer Frieden über einer Landschaft lag? Als Ihr Partner damals, als es so schwer gewesen war, zu Ihnen sagte: »Mach dir keine Sorgen, wir schaffen das zusammen«, und irgendetwas von Ihnen abfiel? Als Sie Ihr Neugeborenes im Arm hielten oder als Sie Ihrer kleinen Tochter zuhörten, die unschuldig und naiv ihre Fragen stellte? Als Sie ihr grenzenloses Vertrauen spürten? Als Sie einen geliebten Menschen nach schwerer Krankheit wieder in die Arme schließen konnten?

Als ein Moment sich für Sie ewig anfühlte? Oder als Ihre Katze sich schnurrend auf Ihrem Schoß zusammenrollte?

War es nicht Ganzheit, als Sie spürten, dieser Augenblick ist vollkommen? Diese Musik verändert etwas im Raum? Dieses Gedicht gibt Ihnen ein Gefühl von Endlosigkeit und Weite? In der Begegnung mit dem geliebten Menschen sind Sie hellwach und die Liebe selbst? Die Zeit steht still?

Etwas in Ihrer Wahrnehmung verändert sich. Etwas wird rund, ganz und vollkommen. Die Zeit hört auf. Sie merken es: Es ist intensiv. Sie spüren, es ist ein kostbarer Moment. Jetzt, in diesem Augenblick wird alles zu einem einzigen Erleben. Zu einer Einheit. Vielleicht empfinden Sie in diesem Augenblick grundlos tiefe Liebe für einen Menschen. Für das Leben. Für die Natur, für unseren wunderschönen Planeten.

Vielleicht sind Sie tief berührt. Tränen steigen in Ihnen auf, und Sie bemerken sie kaum. Etwas erreicht Sie in Ihrem Wesen. Der Raum geht auf, in dem Ihr wahres Wesen Sie berührt. Spüren Sie plötzlich: Das hier ist wahr? Es ist die Wahrheit selbst, von der ich bewegt werde? Es ist eine Erfahrung ohne Worte?

Sie möchten nicht sprechen. Sie sind eins mit diesem Moment. Sie haben Ganzheit erlebt, liebe Leserin und lieber Leser.

Und obwohl es immer wieder geschieht, obwohl Sie merken, dies ist ein besonderer Augenblick, ist Ihnen, wie den meisten Menschen, wahrscheinlich noch nicht bewusst, welcher Natur die Erfahrung ist, die Sie gerade machen.

Wir begreifen nicht, was uns da wirklich erreicht. Deshalb nehmen wir den Moment vielleicht wahr, verpassen aber die tiefe Botschaft der Ganzheit: »Das ist, wer du in Wahrheit bist. Im Moment hast du Kontakt mit deinem wahren Wesen. Hier bist du zu Hause.«

Uns entgeht, dass Ganzheit nach uns ruft und uns einlädt. Wir verpassen es, den Moment zu begreifen. Vielleicht verpassen wir, ihn voll und ganz zu erleben, weil wir zu schnell trennenden Gedanken erlauben, sich einzuschleichen. Denn Ganzheit können wir nur im Jetzt erleben. Kein Gedanke hat hier Platz. Wenn Sie in diesen Moment im Wald nicht hineinlauschen, ihn atmen und in die Erfahrung eintauchen, sondern zum Beispiel denken: »Ich muss noch zwei Telefonate führen«, ist es schon vorbei. Ja, so schnell geht das. Aber Ganzheit kommt wieder. Vielleicht öfter, als Sie es bisher für möglich gehalten hätten. Wir können lernen, dafür empfänglich zu werden, dass Ganzheit sich uns offenbart.

Welche Möglichkeiten der Erweiterung bietet uns unser Menschsein jenseits der Begrenzungen, die wir in unserer Fixierung auf die Persönlichkeit in Kauf nehmen? Sehen Sie selbst, wie es sich anfühlt, wenn Menschen in den Zustand von Ganzheit eintreten und ihrem wahren Wesen begegnen. Immer wieder ist es tief berührend für alle, die anwesend sind. Etwas verändert sich im Raum, und jeder nimmt es wahr. So erlebt Anne die Begegnung mit ihrem wahren Wesen:

Anne: »Stille. Tiefe Stille.«

Ich, sehr vorsichtig: »Wie erfährst du die Stille?«

Lange Pause, tief in der Erfahrung.

»Es ist ein Verschmelzen mit dem Ganzen.«

Ich: »Ein Verschmelzen …«

Anne: »Meine Zellen verschmelzen … sie lösen sich auf … alles wird formlos.«

Lange Pause.

Ich: »Was ist, wenn keine Form mehr da ist?«

»Mein Ich löst sich auf, es ist wie eine Flüssigkeit. Es löst sich ganz auf in mir, mir ist schon fast schwindelig. Es ist alles anders.«

Tränen fließen.

»Es ist so weit ... es ist ein Feld ... eine andere Welt ... wunderschön ...«

Ich: »Wie ist es anders?«

Anne: »So nah, es ist alles, es ist so groß, so wunderschön ...«

Lange Stille, Tränen fließen.

Wir erleben Ganzheit als Zustand. Ihre Kraft ist in uns durchgekommen und zeigt uns, wer wir in Wahrheit sind. Sie zeigt uns: »Ich bin nicht diese getrennte Persönlichkeit und ihre Gefühle. Ich bin viel mehr.« Immer ist es unendlich viel größer und mehr als unsere auf die Persönlichkeit beschränkte Realität. Es ist eine Kraft, die durch uns fließt. Und in dem Moment, wo das geschieht, wissen wir, was die Wahrheit ist – ganz sicher nicht, dass wir ein verlorenes, getrenntes Ich in der Welt sind. Wir erkennen die spirituelle Wahrheit und in dem Moment sind wir ganz. Die tiefe Sehnsucht unserer Seele, nach Hause zu finden, hat sich erfüllt.

In meinen Seminaren erlebe ich, wie berührt die Menschen sind, Menschen, denen die Tränen laufen, weil das Herz überfließt, Menschen, die sich bereichert und unendlich dankbar fühlen. Sie entdecken die Weite und eine sie völlig überraschende Freude und Lebenslust. Sie erkennen, dass es möglich ist und wie angeschlossen und wunderbar zugehörig sie sich fühlen können.

Nora: »Jetzt hab ich mein Geschenk. Ein wunderbares Begreifen in meinem Herzen, dass ich von der Existenz gewollt und Teil von ihr bin.«

Christine: »Es ist so schön, es ist so schön, ich fühl mich so verbunden ... Ich spür die Liebe ... körperlich ...«

Gerne, liebe Leserin und lieber Leser, möchte ich Ihnen auch eine Erfahrung von mir beschreiben: Wenn ich mir den Raum nehme, mich zu öffnen und tief zu entspannen, können die Energien der Ganzheit mich durchströmen. Wenn ich mich ihnen ganz hingebe, ist es eine wunderschöne Erfahrung. Die Energien lösen, ähnlich wie ich das auch in meiner Energiearbeit mache, die subtilen Verdichtungen in meinem Körper auf. Sie drängen sich buchstäblich durch meine gesamte Struktur und alle Energiekörper hindurch. Ich erlebe ein köstliches Wohlgefühl, Weite, Stille und Leichtigkeit.

Manchmal kommt ein weiteres Geschenk hinzu. Ich vergesse nicht, wie es sich angefühlt hat, als ich das erste Mal das lebendige Dasein direkt erfuhr, so wie ich es in der Einleitung angesprochen habe. Die Erfahrung, vom Leben direkt, quasi atomar berührt zu werden. Als ob alle Teilchen meiner mittlerweile recht durchlässigen Struktur von den lichtvollen Energien der Ganzheit berührt und durchdrungen werden. Die Qualität des Lichts selbst aber ist pure Lebendigkeit.

Das Leben selbst. So fühlt es sich also an. Das lebendige Dasein. Wie soll ich es beschreiben? Eine Lebendigkeit, die überall, in jeder Zelle schwingt. Eine Lebendigkeit, die innen und außen ist. Ein Körper, der im Leben badet. Alles ist Leben. Es gibt nur Leben. Das Licht ist das Leben. Je höher die Frequenz des Lichts schwingt, desto tiefer, desto intensiver, desto lebendiger ist das Leben. Ich erkenne: Es gibt nur Leben. Mein Körper, Ihr Körper, liebe Leserin und lieber Leser, der Körper meines Hundes, alle Körper sind Ausdruck und Teil dieser unendlichen Lebendigkeit. Das Leben ist überall. Das Leben ist alles! Es fühlt sich an wie eine funkelnde, ekstatische Freude!

Ganzheit ist unser natürlicher Zustand. In der Ganzheit erfahren wir unendlich viele Qualitäten, aber die basale Qualität dieser Erfahrungswelt ist *Existenz*. Das muss Jesus gemeint haben, als er sagte: »Ich bin, der ich bin.«

Im Zustand der Ganzheit berühren wir das lebendige Sein ebenso, wie wir von ihm berührt werden. Wir erkennen, dass es keine Trennung gibt. Dass wir dieses unbeschreibliche pure Leben selbst *sind*. In der Erfahrung selbst haben wir dafür keine Worte. Ganzheit ist etwas, was wir in Wahrheit nicht in Worte fassen können. Denn das, was wir beschreiben können, ist es nicht. Ganzheit ist nur unserer direkten Erfahrung zugänglich. Ihre Größe, Schönheit und Wahrheit können wir in dem Moment nur unmittelbar erleben.

Menschen nähern sich der Ganzheit auf die unterschiedlichste Art und Weise an. Über den Geist, das Herz, über die Präsenz. Sie erleben Ganzheit als einen Bewusstseinsraum. Als einen Raum voller lebendiger Bewusstseinsfelder. Vielleicht geben sie diesen intelligenten lebendigen Feldern unterschiedlichster Schwingungsfrequenzen Namen und treten in persönliche Beziehung mit ihnen: Engel, Erzengel, aufgestiegene Meister, Sternenwesen, göttliche Wesen, Göttliche Mutter, Gott, Christus, Buddha, Mohammed, Krishna, Mutter Natur, Naturwesen, Elfen, Trolle. Und unendlich viele mehr. Und ja, alle diese Felder kommunizieren miteinander – und mit uns. Es ist an uns, dass wir uns für sie öffnen.

Vielleicht erfahren Menschen diesen Bewusstseinsraum aber auch als Weite, als Leere, als Licht, als Stille, als Frieden, Mitgefühl oder als ekstatische Freude, als reine Liebe. So viele Menschen es gibt, die einen Zugang in das wahre *Sein,* unser transzendentes Dasein jenseits der trennenden Persönlichkeit, gefunden haben, so viele Weisen gibt es, Ganzheit zu erfahren.

Dass wir Ganzheit auf unsere individuelle Weise erleben, hat mit dem wunderbaren Geheimnis unseres Seins zu tun. Selbst wenn unsere Persönlichkeit sich schon weitgehend transformiert hätte, so verschwinden wir nicht im Nichts. Wir lösen uns nicht in

Leere auf. Wir werden nicht nichts. Nein. Wir finden unsere einzigartige Wesensessenz in uns wieder. Und ein wunderschönes, göttliches inneres Kind.

Wenn unsere »falsche« Persönlichkeit etwas durchlässiger geworden ist und die frei fließende Lebensenergie und die wunderbaren Energien der Ganzheit uns durchströmen können, dann fühlen wir uns manchmal fast »flüssig«. Der ursprüngliche und natürliche Zustand unseres Menschseins ist ja nicht fest, lieber Leser und liebe Leserin. Wir hatten es besprochen. Fest sind wir nur aufgrund der Verhärtungen unseres Lebenskampfes, aufgrund des langen Hin und Her zwischen Angriff und Verteidigung.

Aber wenn wir das Kämpfen aufgeben, um mehr aus unserem Zentrum heraus in der Ausrichtung unserer Achse zu leben und durchlässiger zu werden, dann werden wir selbst zu einem lebendigen Zustand. Mehr und mehr wird unser Körper durchströmt von Wärme, Süße, Licht und köstlicher Energie. »Ich bin tief berührt, denn ich bekomme Kontakt zu meiner Seele«, sagt Tom, einer der Teilnehmer der inneren Reise zur Ganzheit. »Das Phänomen für mich ist, dass meine Widerstände schmelzen. Ich schmelze. Irgendetwas ist in mir geschmolzen. Es fühlt sich viel heller und sanfter an, was jetzt da ist.«

Wir sind tief im Körper verankert und spüren unsere Zellen und unsere Gewebe ohne trennende Unterbrechungen unmittelbar. Gleichzeitig fühlen wir uns frei und unbeschränkt, verbunden, angeschlossen und stabil. Sicher und erfüllt. Wir sind geborgen im *Sein*. In diesem flüssigen Zustand kann das Kamel durchs Nadelöhr gehen. Unendlich viel mehr ist möglich.

Jetzt fordere ich Sie noch ein klein wenig heraus, meine treuen Leser. Es geht leider nicht anders. Es ist zum Verstehen der Dinge notwendig. Meinen Teilnehmern sage ich immer, dass es wesentlich ist, auf dem inneren Weg zu sein, aber dass es nicht darauf ankommt, anzukommen.

Denn unsere innere Mitte, *Ganzheit,* werden wir nie ganz haben. Alles ist immer im Werden. Könnte es sein, dass Sie jetzt denken: Aber wozu lese ich dann dieses Buch und mache mir die ganze Mühe, wenn ich nicht darauf hoffen darf, anzukommen, etwas zu erreichen und sagen zu können: »Jetzt hab ich's?« Ist es schließlich nicht so, dass wir wir alle gerne ankommen würden und das Erreichte festhalten möchten, um dann endlich ... ja, was eigentlich: Ruhe zu haben? – Frieden? – Zu entspannen? – Uns ganz zu fühlen?

Aber den Zahn muss ich Ihnen nun leider ziehen. Ankommen und *es* dann haben und festhalten funktioniert auf dieser Reise nicht. Denn stellen Sie sich vor, ich würde sagen: »Ich bin das lebendige Leben«, nur weil ich vorgestern diesen Zustand erfahren habe. Wäre das stimmig oder authentisch? Nein! Warum nicht? Ich bin nicht in der unmittelbaren Erfahrung. Ich käme aus der Erinnerung und wäre der Erinnerung verhaftet. Und damit geht einher, dass ich identifiziert bin. Ich würde damit identifiziert bleiben, dass es irgendwann für mich geschehen ist. Identifikation aber trennt uns von der Ganzheit, das hatten wir schon. Wir denken: »So, das hab ich jetzt im Kasten, das bin ich jetzt« – und schon sind wir herausgefallen aus der Ganzheit. Denn in der Ganzheit sind wir offen für alles, was *in diesem Augenblick* passiert. Wir halten keine Selbstbilder fest und keine Erwartungen an uns oder an das, was sein sollte. Wenn wir es wirklich ernst meinen, dann halten wir uns an nichts fest. Wir werden sehr einfach, direkt – und wahr.

Wenn wir meinen, wir hätten etwas »im Kasten«, ist die lebendige Erfahrung schon weitergegangen. Wir aber sind in die Falle der Identifikation geraten. Wir bekommen die Gegenwart nicht mehr mit. Zustände ändern sich jedoch. Auch die erstrebenswerten Zustände können wir nicht festhalten. Etwas später sind wir schlicht nicht mehr da. Sosehr wir es uns auch einbilden mögen. Vorbei. Aus. Punkt. So schnell geht das.

Ganzheit entzieht sich unserer Absicht. Wir können auf unserem inneren Weg schon wunderbar in der Ganzheit verankert sein, und trotzdem kann jederzeit ein Trigger auftauchen, eine starke Resonanz, ein herausforderndes Thema – und plötzlich sind wir konfrontiert mit einem unerlösten Aspekt unserer Persönlichkeit. Auch ist es so, dass, solange wir in der Welt noch aktiv, beteiligt sind und menschliche Beziehungen eingehen, unsere Sinneswahrnehmungen uns wieder etwas einengen und wir nicht einfach in der freien, hohen Schwingung der Weite bleiben können. Wir sind und bleiben ganz normale Menschen. Niemand wird es uns anmerken. Es kann auf dieser Reise also niemals um Erfolg gehen. Worum es auf der Reise aber geht, das ist unsere Hingabe. Unsere Hingabe an das *Dasein*. An das, was in diesem Moment wahr ist. Und im nächsten. Hingabe an das, wer ich jetzt bin. Und im nächsten Moment. Es wird der Moment kommen, wo ich ganz wahr bin. Wo ich mit der Fülle des Seins verbunden bin.

In der Auseinandersetzung damit, im Leben wirklich anwesend zu sein, wird Erfüllung möglich. Das ist deshalb so, weil Ganzheit eine Erfahrung der Gegenwart ist. Nur über das Bewusstsein, nicht über das Denken ist sie erlebbar. Und deshalb ist auch Erfüllung nur in der Gegenwart möglich.

Warum, liebe Leserin und lieber Leser, vertrete ich in diesem Buch, dass es wesentlich ist, auf dem inneren Weg zu sein, obwohl es nichts zum Ankommen und Festhalten gibt? Lassen Sie mich Ihnen noch einmal anders antworten: Wie ist Ihre bisherige Erfahrung mit diesem Buch gewesen? Sie haben den bewussten Atem entdeckt, den Achsenatem, Ihre Energiefeldgrenze und deren stärkende Qualitäten. Sie haben eine Ahnung von Ihren feinstofflichen Energiefeldern bekommen. Sie wissen, wie Sie über den Achsenatem Ihr Denken beruhigen, sich stabilisieren und stärken können. Sie haben gelernt, dass Sie sich zentrieren, sicher werden und zunehmend weniger im Lebenskampf stehen können. Sie sind sich Ihres Bewusstseins bewusster geworden. Sie kennen die Eintrittspforten, Stationen und Aufenthaltsorte der inneren Reise zur Ganzheit. Durch das Lesen haben Sie die Schwingung von Ganzheit aufgenommen, sei es, dass Sie die Erfahrungen meiner Teilnehmer oder meine eigenen in sich bewegt haben.

Etwas in Ihnen hat sich verändert. Veränderung beginnt in den feinen Feldern. Oft nehmen wir sie daher gar nicht richtig wahr. Aber wenn wir in uns hineinlauschen, bekommen wir eine Ahnung. Irgendetwas ist nicht mehr so wie vorher. Etwas in uns hat sich verändert. Und darum, liebe Leserin und lieber Leser, geht es mir. Um Veränderung. Veränderung ist der Prozess des Lebens selbst.

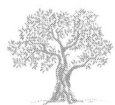 Veränderung ist pure Lebendigkeit.

Auf dieser inneren Reise ist Veränderung gleichbedeutend mit Öffnung. Den Mut zu haben, die eigene Identität zu hinterfragen und sich zu öffnen, das ist für mich wahre, gelebte Spiritualität. Dass wir uns öffnen, bewirkt, dass wir aus den Energieströmen der Ganzheit mehr Licht in unsere Körper-Seele aufnehmen. Graduell erhöht sich dadurch unsere Schwingung. Mit jedem Impuls, den wir in Öffnung verwandeln, geben wir dem Licht des lebendigen *Seins* in uns mehr Raum. Verstehen Sie, lieber Leser und liebe Leserin? Jede Öffnung, und sei sie noch so klein, verwandelt uns und macht uns lebendiger. Wir geben uns dem lebendigen Dasein selbst hin und werden dadurch immer lebensvoller.

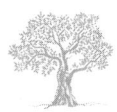

Jede Öffnung macht uns lebendiger.

Spielt es also irgendeine Rolle, ob wir ankommen, wo wir ankommen oder wann wir ankommen, wenn es gar kein Ankommen und Festhalten geben kann, sondern nur das lebendige Dasein? In dem es um die unendlich lebendige Schöpfung geht, an deren unzähligen Ausdrucksformen und wechselvollen Erfahrungsmöglichkeiten wir eingeladen sind teilzuhaben?

So ist es uns im Prozess unseres Erwachens gegeben, innere und äußere Veränderung zu begrüßen und uns für sie zu öffnen, um dem wunderschönen wahren Wesen in unserem Innersten Raum zu geben und immer mehr strahlendes Licht der Ganzheit in uns fließen zu lassen. Unser Zustand verändert sich auf diese Weise. Unser Lebensgefühl wird weit und frei. Aber ein Ankommen gibt es nicht. Der Prozess unserer lebendigen Entwicklung geht weiter. Was wäre, wenn wir alles Weitere einer höheren Regie überlassen dürften?

Was wäre, wenn es genügte, uns wie eine Blume dem Licht zu öffnen und unsere Blütenblätter jeden Tag ein wenig weiter zu entfalten? Nachts würden wir uns, den Rhythmen der Lebenskraft folgend, auch wieder etwas schließen? Was wäre, wenn es genügte, uns der Intelligenz, der Weisheit und unergründlichen Schöpfungskraft der Ganzheit zu überlassen, deren Ausdruck wir sind?

Ganzheit ist ein Zustand der Einheit. Sie schließt nichts aus. Sie schließt alles ein und verbindet alles. Sie ist unser wahres Zuhause. Die Intelligenz der Ganzheit ist unermesslich. Im Zustand der Ganzheit lernen wir Menschen, uns miteinander zu verbinden. In der Ganzheit heilt alles. Im wahren *Sein* ist unsere fundamentale menschliche Gutheit präsent. Alle wunderbaren Eigenschaften unseres wahren Wesens fließen in uns, und wir erfahren, dass wir die Kraft, die Wahrheit, die Freude, das Mitgefühl, die Stille *sind*. Wir *sind* verbunden. In der Ganzheit ist uns die natürliche, ebenbürtige und wertschätzende Umgangsform der Liebe einfach gegeben. Hier liegt die Wurzel für eine neue, religionsübergreifende Ethik. Hier werden wir, alle Unterschiede anerkennend, zu einem Herzen. Denn die größte Kraft, die uns die Ganzheit schenkt, ist die Liebe.

Im Zustand von Ganzheit finden wir sie. Wir erkennen ihre Größe und Macht. Und plötzlich wissen wir es unmittelbar und mit unwiderruflicher Sicherheit: dass Liebe der Stoff ist, aus dem alle Existenz erschaffen wurde. Dass es Liebe ist, die uns und alles erschaffen hat. Wir selbst sind aus Liebe. In der Ganzheit wissen wir es: Wir sind die Liebe selbst.

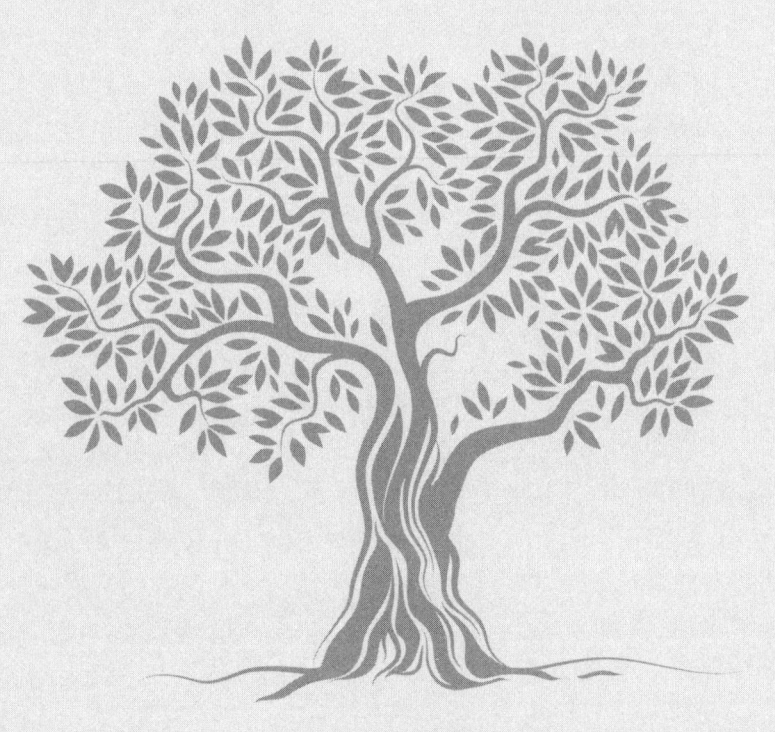

Teil fünf

Der kleine Reiseführer für Ihren Weg zur Ganzheit

Wie treten Sie nun praktisch Ihre Reise an?

Im Folgenden möchte ich Ihnen die Reiseanleitung an die Hand geben, sodass Sie wissen, wie Sie Ihre Reise beginnen können.

1. Als Erstes üben Sie den Achsenatem (Seite 102). Nutzen Sie die Ganzheitssignale, und kleben Sie circa 15 Klebemarker an Stellen Ihres alltäglichen Umfeldes, auf die Ihr Blick immer wieder fallen wird. Vier bis sechs Wochen dürfen Sie dafür erst einmal einsetzen. Übrigens: Es macht Spaß! Es ist ein Supergefühl, die Lebensenergie in die Achse zu bringen und sich gleich viel zentrierter zu fühlen. Genießen Sie es, sich stärker zu fühlen!

2. Sobald Sie Lust und Zeit haben, holen Sie sich Ihr Seil und definieren Ihre Energiefeldgrenze (Seite 113). Versuchen Sie, immer wieder einmal zehn Minuten dafür zu erübrigen, und genießen Sie ihre befreiende Wirkung. Sie geben sich die Erlaubnis, die lebensfördernden Eigenschaften Ihrer Energiefeldgrenze zu erfahren oder zu entwickeln. Filtern Sie die Eigenschaft heraus, die Ihnen als Erstes besonders wichtig ist. Spüren Sie Ihren Eigenraum körperlich. Füllen Sie ihn mit dem bewussten Atem aus!

3. Wenn Sie mit beiden Elementen vertrauter sind, verbinden Sie sie zum BAG-Zustand: **B**ewusster **A**chsenatem innerhalb der **G**renze (Seite 272).

4. Ihre Klebemarker stehen ab diesem Zeitpunkt für den BAG-Zustand. Diesen Zustand bauen Sie in Ihren Alltag ein. Sie erlauben sich, in Ihrem Leben anwesend und das Erfahrungszentrum Ihres eigenen Lebens zu sein.

5. Jetzt wird es spannend: Sie beginnen, auf den Startpunktreflex zu achten, und Sie kehren *in BAG* zurück, wenn Sie merken, dass Sie sich verloren haben.

Ich bin gespannt, von welchen Veränderungen Sie mir schon an diesem Ort Ihrer Reise berichten werden. Ich habe bisher wohl niemanden kennengelernt, der, richtig umgesetzt, nicht von stabilisierenden, stärkenden und unterstützenden Erfahrungen berichtet hat. Wenn Sie bis zu diesem Punkt gelangt sind, können Sie schon sehr profitieren und viel Veränderung in Ihr Leben bringen. Und weiter geht's: Das Leben darf einfacher werden!

6. Eintrittspforte: Wenn sich Ihre Erfahrung von Ganzheit mit der Zeit vertiefen soll, dann achten Sie auf Ihre Resonanzen, und nehmen Sie es als Eintrittspforte an, wenn ein einschränkendes Gefühl oder eine entsprechende Überzeugung in Ihnen auftaucht, sei es Selbstabwertung, ein Selbstverbot, ein Gefühl von Widerstand, falls ein Problem oder sogar ein Lebensthema sich zeigt, ein Trauma (gegebenenfalls suchen Sie sich professionelle Unterstützung) oder auch Ihr innerer Kleinmacher.

Sobald eine Irritation in Ihnen auftaucht, nehmen Sie sich etwas Zeit. Achsenatem! Benennen Sie Ihren einschränkenden Gedanken oder Ihr Gefühl, *während* Sie bewusst atmen. Zum Beispiel: Ich bin dumm, ich kann das nicht, ich bin zu blöd, alle können es besser als ich, ich habe keine Lust auf den BAG. Oder aktuelle Themen: was Sie nervt, womit Sie Probleme haben, was Sie gern anders hätten. Lebensthemen: Ich finde keinen Mann, ich fühle mich allein, ich bin ausgeschlossen, ich muss mich immer anstrengen.

Falls es ein Gedanke ist, erzeugt auch er ein Gefühl, wenn Sie sehr genau darauf achten. Finden Sie das Gefühl zum Gedanken. Vielleicht ist es auch nur ein ungutes Körpergefühl.

Wenn Sie zu den Menschen gehören, die ihre eigenen Erfahrungen noch nicht so gut wahrnehmen können, prüfen Sie, was Sie über andere Leute denken: Was nervt Sie an anderen Leuten? Welche kritischen Gedanken hegen Sie? Worüber lästern Sie gerne? Auf wen sind Sie neidisch oder eifersüchtig? Fragen Sie sich: Worauf reagiere ich? Was davon kenne ich bei mir selbst? Fühlen Sie es, als ob es Ihr eigenes Thema wäre (und wahrscheinlich ist es das ja auch). Für die Resonanzen ist auch eine Frage sehr hilfreich: Welche Reaktionen Ihrer Außenwelt auf Sie finden Sie schwierig?

Die einfachsten Eintrittspforten sind die Gefühle Ihrer alltäglichen Erfahrung. Sie ärgern sich, weil jemand frech war, Sie sind verletzt, weil jemand Sie versetzt hat, Sie sind eifersüchtig, weil Ihr Mann einer Frau hinterherschaut.

7. Körperresonanz: Sie haben – immer noch im Achsenatem – das emotionale Gefühl wahrgenommen und es benannt. Auch wenn Sie lediglich ein ungutes Körpergefühl ausmachen können, gilt jetzt: Sie gehen *in BAG*. Wo im Körper spüren Sie nun eine Reaktion, eine Bewegung oder eine Aktivierung auf Ihr Gefühl? Vielleicht wird es irgendwo im Körper eng, oder es klopft? Es könnten auch Aufregung, Druck, Schmerz, Kälte oder ein anderes Phänomen sein. Mit der Zeit vertieft sich Ihre Selbstwahrnehmung.

8. Jetzt wenden Sie den Gewebeatem an (Seite 264).

Es geht nun darum, in Kontakt mit Ihrer im Körper gespeicherten Erfahrung zu kommen. Spüren Sie, und atmen Sie mit dem Gewebeatem im Körper dort, wo er geantwortet hat. Falls eine Emotion da ist, atmen Sie durch die Welle Ihres Gefühls. Die Welle kann ganz klein und eine Sache von Minuten sein oder bei hoher Emotionalität auch sehr stark werden. Ist es ein reines Körpergefühl, kann später eine Emotion auftauchen. So lange atmen Sie nur durch das Gewebe. Auch hier folgt die Entladung nach der Aktivierung einer Welle. Wenn Sie genug geatmet haben, kommt Ruhe in Ihnen auf. Vielleicht entsteht sogar schon ein feiner Raum in Ihnen. Vielleicht nicht. Es spielt keine Rolle! Einzig wichtig ist, dass Sie in Kontakt mit sich selbst gegangen sind. So tief in Ihrer Körper-Seele, wie Sie können. Erfahren Sie sich bewusst!

9. Seien Sie neugierig auf sich und auf Ihre innere Landschaft! Mit der Zeit wird sich eine erstaunliche innere Welt öffnen. Sie werden lernen, Ihre Energieflüsse wahrzunehmen.

10. Wenn in Ihnen neuer Freiraum entstanden ist, bleiben Sie unbedingt dort mit Ihrer Innenwahrnehmung. Genießen Sie ihn, wie immer Sie ihn erfahren! Ihr Innerer Raum ist Teil der Ganzheit!

11. Bauen Sie kurze Phasen von Stille und Rückverbindung mit sich selbst in den Alltag ein. Schalten Sie den Computer und das iPhone aus. Gehen Sie *in BAG*. Geben Sie sich Zeit, um zu atmen und nach innen zu spüren. Zeit, sich auf Ihre Mitte auszurichten, Lebensenergie in Ihrer Achse zu aktivieren und sich zu regenerieren. Leben Sie den Achsenatem oder den BAG, was immer Ihnen gerade möglich ist. So setzen Sie der Alltagszentrifuge Ihre Zentriertheit und Kraft entgegen und kehren immer wieder nach Hause zurück. Indem Sie im Alltag regelmäßig durch die Achse atmen, wird es Ihnen möglich sein, in Ihrem eigenen Leben anwesend zu sein.

12. Es geht nicht um Erfolg. Es geht um eine Ausrichtung. Die Ausrichtung auf Ihr Inneres – von außen nach innen.

Um den gesamten Prozess zu überblicken, gibt Ihnen, lieber Leser und liebe Leserin, zum Abschluss Hannah ein Beispiel, wie sie eine Eintrittspforte für ihre Reise zur Ganzheit genutzt und die hier vorgestellte Praxis über mehrere Jahre angewendet hat. Sie sehen, wie ein Lebensthema sie zu ihrer Reise zur Ganzheit aufruft.

Hannah hörte von ihrer besten Freundin folgenden Satz: »Drei Typen in einem halben Jahr! Alle sagen, du bist eine Schlampe ...« Sie reagierte tief verletzt – die Freundschaft war vorbei.

Da das verletzte Gefühl unverändert in ihr präsent blieb, wollte Hannah es einige Wochen später im Seminar als Eintrittspforte in die Ganzheit nutzen. Im BAG- Zustand untersuchte sie ihre Reaktion auf die Bemerkung ihrer Freundin: Sie fühlte sich kritisiert und beschämt. Sie fand heraus, dass sie immer, wenn sie beschämt war, ihren Brustkorb regelrecht zusammenpresste. Der Achsenatem machte sie stark genug, das Gefühl der Beschämung zuzulassen. Sie atmete es durch die Zellen ihres Brustkorbs. Da, wo ihr Brustkorb zusammengepresst war, entließ sie mit dem Gewebeatem Zorn und Scham, bei einem zweiten Öffnungsprozess Trauer. Nachdem sie mehrfach durch Wellen dieser Gefühle hindurchgeatmet hatte, wurde es ruhiger in ihr. Der Brustkorb fühlte sich weniger eng an, kleinere Inseln von Leere waren darin entstanden. Sie spürte den neu gewonnenen Raum in sich und genoss das Gefühl der inneren Freiheit.

Fast ein Jahr später wurde sie von ihrem damaligen Freund heftig angegangen. Er war eifersüchtig und warf ihr vor, mit seinem Freund geflirtet zu haben. Hannah empfand diesen Vorwurf als empörend, da sie ihn aufrichtig liebte. Sie verlor aber keine Zeit und arbeitete sofort mit der Eintrittspforte. Seine, wie sie sagte, »gemeine« Bemerkung hatte sie tief getroffen. *In BAG* und mit starkem Achsenatem durchlief sie die Welle der starken Empörung. Sie entdeckte, dass sie sich erneut beschämt fühlte, nachdem die Empörung abgeklungen war. Hannah atmete weiter und ließ ihr Gefühl von Beschämung zu. Ganz stark kam jetzt in ihr hoch, dass ihre Liebe nicht gesehen und wertgeschätzt wurde. Im Körper saß dieses Gefühl wieder im Brustkorb. Sie atmete ihr Gefühl von Beschämung durch die fehlende Wertschätzung ihrer Liebe im Brustkorb mit dem Gewebeatem. Nach einigen emotionalen Wellen entstand neuer, tieferer innerer Freiraum. »Das ist so spannend gerade«, sagte sie, »denn im Moment kann mich seine Gemeinheit nicht mehr treffen. Ich kann im Achsenatem bleiben und nicht reagieren!«

Ein weiteres Jahr später war ihr Körper schon viel durchlässiger geworden.

Als sie zu der Zeit für ein Wochenende nach Hause fuhr, bekam sie einen ziemlichen Schreck, weil sie ihre Mutter plötzlich so anders sah, die sich wie jedes Mal viel Arbeit gemacht hatte, um sie für das Wochenende zu verwöhnen. Sie erkannte auf einmal glasklar, wie es immer gewesen war: Ihre Mutter hatte stets still und unermüdlich für alle gesorgt. Ihr Vater hingegen war auch jetzt unhöflich und fordernd wie immer. Ihr fiel auf, wie sehr der Vater seine Unzufriedenheit an ihrer Mutter ausließ. Ständig ließ er eine Spitze los. »Wie gemein!«, dachte sie. Aber sie kannte es nur zu gut. Wieso war ihr das nie richtig aufgefallen?

In der Arbeit mit der Eintrittspforte erkannte sie, wie vertraut es ihr war, vom Vater keine Wertschätzung zu erhalten, ebensowenig wie ihre Mutter sie jemals erhielt. Das Gefühl saß an demselben Ort im Brustkorb, nur tiefer im Körper. Dieses Mal kam eine heftige Welle. Tiefer Schmerz brach aus ihr hervor. Der Raum in ihr öffnete sich entsprechend. »Mein Herz geht auf«, staunte sie später. »Ich wusste gar nicht, dass der Raum für das Herz so groß sein kann.« So, liebe Leserin und lieber Leser, wurde Hannah vom Lebenslehrer stets erneut an ihr Thema geführt. Sie hat über die Zeit immer wieder Wellen der Wut, Scham und Trauer über die fehlende Wertschätzung für ihr Frausein durchlaufen, Folgen der väterlichen Missachtung und der Unterwürfigkeit ihrer Mutter.

Diese Haltung entdeckte sie zu ihrem Schreck in vielen Zusammenhängen auch in sich selbst. Ihre innere Reise fand auf der Straße der fehlenden Wertschätzung für sich als Frau statt.

Eines Tages, vielleicht zwei Jahre später, war ihr die fehlende Wertschätzung für ihr Frausein in der Außenwelt wieder begegnet. *In BAG* atmete sie besonders kraftvoll durch die Achse, um die starke Gefühlswelle über eine hässliche Bemerkung ihres Kollegen durch den Brustkorb durchzulassen. Danach wurde sie ruhig. Sehr ruhig. Im Raum veränderte sich etwas. Es war still, und um sie herum wurde eine Weite spürbar. Lange sagte sie nichts. Sie war vollkommen präsent. Ich spürte die Intensität um sie. Immer noch schwieg sie.

Nach einiger Zeit frage ich: »Was erfährst du gerade?«

Hannah: »Frieden, so tief …«

Sie ist lange still in ihrem Erleben.

Ich: »Wie ist der Frieden?«

Nach einiger Zeit Hannah: »Es ist Angenommensein. Ich bin angenommen. «

Spürt lange. »Da ist nur das, so ganz, so vollkommen: angenommen sein, wertvoll sein.«

Ich: »Hast du Wert oder bist du wertvoll?«

Hannah: »Ich bin wert. Ich bin zutiefst wert. Da ist nur das, ich bin es.«

Hannah hat auf ihrer inneren Reise in die Ganzheit das Thema ihrer fehlenden Wertschätzung als Frau aufgelöst. Im Zustand von Ganzheit erlebte sie sich als vollkommen wertvoll. Das Sein, das absoluten Wert in sich trägt, floss so uneingeschränkt in ihrem Energiefeld, dass es nichts anderes mehr gab.

Es gibt nichts anderes – das erlebte sie in diesem wunderbaren, angeschlossenen Zustand. Danach hatte sich etwas verändert. Drei Wochen später sagte sie:»Ich muss sehr aufmerksam sein. Wenn mein Körper zugeht, fühle ich wieder was von meiner alten Wertlosigkeit. Aber ich passe auf, ich atme sofort. Ich passe auch total auf, wenn mein Freund wieder was hat. Ich bin keine Adresse mehr dafür, wenn er abwertend ist.«

Ist das nicht ein wunderschöner Weg, liebe Leserin und lieber Leser?

Und so effektiv! Sie verschwenden Ihre kostbare Lebenszeit nicht mehr mit Abwehr. Also damit, verletzt zu sein, sich zu wehren, sich zu grämen, um sich zu kreisen, zu denken, Rachepläne zu schmieden, Vorwürfe zu machen, andere zu bestrafen und mit Frust und allen Formen von Kampf und Verteidigung bis hin zu Trennung zu reagieren. Am Ende Ihres Kampfes wartet doch nur Enttäuschung auf Sie. Sie hingegen nutzen die durch den Trigger aktivierte Energie *für sich* und richten sie zielgerichtet direkt auf Ihr Zentrum aus. Sie nutzen also die Energie dessen, was Ihr Lebenslehrer Ihnen anbietet, bewusst und direkt für Ihre Öffnung zum *Sein*. Und mit der Zeit werden Sie eine verlässliche Veränderung erleben:

»Für mich ist es ein zunehmender Frieden. Es ist manchmal sehr intensiv. Als ob der Frieden mich einhüllt. Eine Art Stille. Ich bin weniger verknüpft mit den Dramen um mich herum. Ich schau sie mehr an wie im Fernseher. Schau mir das Gelärme auf der Großleinwand an«, sagt eine Teilnehmerin, die seit acht Jahren auf dem inneren Weg zum *Sein* ist. Und Hannah, die auf ihrer Reise zur Ganzheit mittlerweile auch schon seit fünf Jahren ihre Ausrichtung von außen nach innen verändert hat, lässt uns wissen: »Ich bin so dankbar, vor allem dankbar. Welchen Reichtum mein Leben durch diesen Weg bekommen hat! Es ist wie eine Liebesbeziehung mit mir selbst.«

In meinem eigenen Leben habe ich es erleben dürfen, dass die Fülle des Seins ihre Resonanzen fließen lässt. Ohne dass ich mich darauf ausgerichtet hätte, wurde ich erfolgreich, in meinem ersten Beruf ebenso wie in meiner Berufung, die ich jetzt lebe. Auch in meinem Privatleben fühle ich mich heute durch die Menschen, die mein Leben teilen, sehr beschenkt, und es geht mir gut. Aber der wahre und wirkliche, die Zeit überdauernde »Erfolg« meines Lebens, der für mich zählt und für den ich unendlich dankbar bin, ist, dass ich Gott wiedergefunden habe. Gott auf eine neue Art und Weise, denn in einem Moment, in dem meine Energiefeldgrenze vollkommen frei geworden war, begann sie sich aufzulösen. Ich habe keinen Einfluss darauf, aber seitdem kann es geschehen, wenn ich ganz still bin, sehr entspannt oder in tiefer Meditation, dass sie sich auflöst und mein individuelles Bewusstsein sich in das Große Ganze hinein weit ausdehnt, bis alles strahlend weißes Licht ist. So fand *es* Gott.

Gott als universales Bewusstsein, als unendliche Liebe, Gott als Frieden und grenzenlose Freiheit. Gott als das allerhöchste Licht. Gott wurde die Kraft in meinem Leben, an die ich mich wenden, der ich vertrauen, die ich lieben kann. Im Göttlichen weiß ich mich geborgen. Gott wurde mein bester Freund und meine wunderbarste Mutter. Er zeigt sich mir undogmatisch, pragmatisch, weise, humorvoll und voller bedingungsloser Liebe für mich und alle Wesen.

Meine innere Reise zur Ganzheit hat es möglich gemacht, mich so tief zu öffnen, dass Rückverbindung geschehen konnte. Sie wird nie aufhören.

Ich wünsche Ihnen von ganzem Herzen Erfüllung, Licht und Liebe auf Ihrem inneren Weg zur Ganzheit.

Danksagung

Wenn ich darüber nachdenke, was es bedeutet hat, dieses Buch zu schreiben und zu veröffentlichen, dann wird mir bewusst, wie viele Menschen an diesem Prozess direkt und indirekt beteiligt waren. Ich möchte allen von ganzem Herzen danken. Im Besonderen möchte ich mich sehr herzlich bedanken:

Beim Trinity Verlag, der sich den Themenbereichen von Bewusstwerdung und Heilung widmet, was ich sehr wertvoll finde. Allen Verlagsangehörigen und noch einmal im Besonderen allen Kreativen möchte ich danken: vielen Dank für Ihre Offenheit und inspirierende Umsetzung! Ganz besonders möchte ich mich bei Ihnen bedanken, Andrea Löhndorf. Als Programmleiterin und meine Lektorin haben Sie meine Arbeit sehr gefördert, und Sie haben mich über den gesamten Prozess der Umsetzung dieses Buches engagiert begleitet und sehr unterstützt. Für Ihre offene, wertschätzende Haltung mir gegenüber und Ihren Einsatz werde ich Ihnen immer verbunden bleiben. Ein aufrichtiges Dankeschön auch für Ihr gutes und klares Lektorat.

Meiner Agentin Elke Brand bin ich von Herzen dankbar für unsere gute Zusammenarbeit, für ihre engagierte und professionelle Unterstützung und unsere mittlerweile freundschaftliche Verbundenheit. Danke so sehr, Frau Brand!

Dr. Franz Alt bin ich zu tiefem Dank verpflichtet, dass er sich, während er auf der ganzen Welt tätig ist, seine knapp bemessene Zeit genommen hat, um sich mit meinen Inhalten auseinanderzusetzen und das Vorwort zu verfassen. Danke für alles, Franz Alt!

Beate, Martin, danke, dass ihr so überzeugt wart! Ina Kleinod, Danke für eine erste Durchsicht und für kompetenten Rat. Meinem großzügigen Bruder Tomas möchte ich ganz besonders danken. Du hast mich in der Pflegephase unserer Mutter so entlastet, dass ich genug Zeit für die Vollendung des Buches einsetzen konnte. Ohne Dich wäre das Buch erst viel später erschienen. Mein ganz großes Dankeschön an Dich, Tomas! Dir, meiner sehr lieben und klugen Freundin Marion, danke ich für Dein Interesse an meiner Arbeit, Deine Klarheit und bereichernde Kompetenz. Danke, dass Du mich in diesem Buchprojekt so engagiert begleitet hast, es war ein großes und unerwartetes Geschenk Deiner Freundschaft an mich!

Im Laufe meines Lebens habe ich in meinen Aus- und Weiterbildungen viele Lehrer getroffen, später auch spirituelle Lehrer und Menschen, die mir einen nächsten Entwicklungsschritt nahegebracht oder mich inspiriert haben. Ihrer aller Impulse sind ein Teil von mir geworden und in dieses Buch eingeflossen. Dank an Rhea, Regina, Hellwig, Daniel, Markus, Marjorie, Jack, Beverly, Andrea, William, Carlton, Hameed, Karen, Sandra, Sandy. Sie, liebe Maja, sind für viele Jahre meine wunderbare Lehrerin geworden und haben mich in ganz besonderer Weise begleitet. Sie haben mich bestärkt, während ich mich mit den Energiewelten vertraut gemacht habe. Sie haben mir gezeigt, was es bedeutet, aus der bedingungslosen Liebe heraus zu arbeiten und leben zu lernen, und mich darin begleitet, die Leere körperlich umzusetzen. Ihnen gilt mein tiefster Dank für Ihre große Liebe und Unterstützung.

Ich möchte mich bei den vielen Menschen bedanken, die ich in meinen Seminaren unterrichten und auf ihrem Weg zur Ganzheit begleiten durfte. Ohne ihr Vertrauen, ihren Mut, sich zu entwickeln, ihre Sehnsucht und ihre Liebe hätte der hier vorgestellte innere Weg zur Ganzheit sich so nicht entfalten können.

Nicht zuletzt möchte ich mich bei meinem Mann Michael Stuhlmiller bedanken, der als Clown, Weisheitslehrer und Seminarleiter so wie ich die körperlichen und energetischen Räume von Kommunikation und Heilung erforscht. Michael, Du schenkst mir etwas sehr Kostbares, das ich jeden Tag genieße: Deinen unvergleichlichen Humor. Danke für Deine Liebe, Deine vielen Geschenke und dafür, dass Du mich so oft zum Lachen bringst! Unsere gemeinsame Ausrichtung führte uns dahin, im Jahr 2012 ein Zentrum in Hofheim-Lorsbach zu eröffnen. An diesem Ort haben die Schule für Clowns und mein Institut für Psychoenergetik und Persönliche Entwicklung ihren Platz gefunden. Hier leben wir unsere Arbeit, die auf Liebe, verbindende Kommunikation, innere Befreiung, Humor und eine zeitgemäße, undogmatische und religionsunabhängige Spiritualität ausgerichtet ist, mit der wir Menschen aus allen Bereichen der Gesellschaft erreichen, die sich für einen Weg des seelischen Wachstums und der inneren Befreiung entscheiden. Hier geht es um Menschlichkeit, Lebensfreude und eine Ethik der Verbundenheit allen Lebens. Dafür, dass wir das gemeinsam verwirklichen, bin ich Dir, Michael, sehr dankbar.

Meiner Mutter danke ich für mein Leben und dafür, dass wir einander gefunden haben. Danke, Ma! Meiner Großmutter danke ich dafür, dass sie fest an mich geglaubt hat. Sie ist jetzt nicht mehr im Körper und: Ich liebe dich, Ema! Auch meinem Vater möchte ich ein tiefes liebendes Dankeschön in den Himmel schicken.

Puppa, seit unserem zweiten Lebensjahr sind wir Freundinnen und miteinander verbunden! Danke für unsere wertvolle Vertrautheit! Angie, Soulmate, thank you for our fond love and understanding! Lutz, danke für Deine großartige Fairness und Harmonie in der Übergabe meiner ersten Praxis, die bis heute Wirkung trägt. Danke an die wunderbaren Menschen in unserem Leben, die es akzeptieren, dass wir immer wieder nicht dabei sein können, weil wir an den Wochenenden Seminare geben oder manchmal auch die Stille aufsuchen müssen.

Danke für all die Liebe und Freude, die mir geschenkt sind.

Anmerkungen

1 Joseph Campbell, *Die Kraft der Mythen. Bilder der Seele im Leben des Menschen*, Zürich: Artemis & Winkler, 1994, Seite 17.

2 Vgl. Gerald Hüther, *Bedienungsanleitung für ein menschliches Gehirn*, Göttingen: Vandenhoeck & Ruprecht, 2010.

3 Vgl. ebenda.

4 Candace Pert, *Moleküle der Gefühle. Körper, Geist und Emotionen*, Reinbek: Rowohlt Taschenbuch Verlag, 2001, Seite 477.

5 Vgl. ebenda und Bruce Lipton, *Intelligente Zellen. Wie Erfahrungen unsere Gene steuern*, Burgrain: KOHA, 2006.

6 Vgl. Gerald Hüther, *Bedienungsanleitung für ein menschliches Gehirn*, Göttingen: Vandenhoeck & Ruprecht, 2010.

7 An dieser Stelle möchte ich meinem mittlerweile verstorbenen Lehrer Jack Lee Rosenberg danken, auf dessen Konzept der Grenze aus der Integrativen Körperpsychotherapie ich hier zurückgreife. Aufgrund meiner Einsicht in das menschliche Energiesystem habe ich dieses Konzept vertieft und weiterentwickelt. Auch habe ich in meine Arbeit mit der Grenze den Achsenatem als tragende Struktur eingeführt.

8 In meinen Seminaren ist es für mich ebenso spannend wie für die Beteiligten, kennenzulernen, wie jeder Mensch seine Gren-

ze empfindet. Längst nicht alle Teilnehmer formen geschlossene Räume oder zugängliche Strukturen um sich herum. Auch die Größenverhältnisse können stark differieren.

All diese Definitionen der eigenen Grenze geben tiefe Informationen über die unbewusste Lerngeschichte. Daraus werden grundlegende Erfahrungen verständlich, die der betreffende Mensch in seinem Leben macht. Auf diese individuelle Ebene kann das Buch aber verständlicherweise nicht eingehen.

9   Dalai Lama / Franz Alt, *Der Appell des Dalai Lama an die Welt. Ethik ist wichtiger als Religion*, Salzburg: Benevento, 2015.

Das Institut für Psychoenergetik und Persönliche Entwicklung

Liebe Leserin und lieber Leser,

wenn Sie den in meinem Buch beschriebenen inneren Weg mit mir fortsetzen und vertiefen möchten, dann freue ich mich sehr, Sie kennenzulernen!

Als Einstieg eignet sich mein Impulsseminar »Zuhause im Körper«. Es ist dann passend für Sie, wenn Sie den Wunsch haben, sich selbst besser zu spüren, und auch, um mich und meine praktische Arbeit an einem Wochenende kennenzulernen.

Möchten Sie nach der Lektüre dieses Buches tiefer in die Praxis der fünf Schlüssel eintauchen, möchten Sie es weiterführen, aus dem Lebenskampf auszusteigen und zu einem bewussteren Leben zu finden, möchten Sie Ihr inneres Zuhause im Alltag bewohnen, empfehle ich Ihnen meine Weiterbildung »Stark im Leben«. An sieben Wochenenden in einem Jahr haben Sie die Gelegenheit, den in meinem Buch beschriebenen inneren Weg praktisch auszubauen und zu vertiefen. In der Weiterbildung können Sie die innere Arbeit für Ihre ganzheitliche Entwicklung einsetzen, und Sie können sie nutzen, um sie in Ihre berufliche Arbeit mit Menschen zu integrieren.

»Geborgen im Sein« führt Sie in Ihre eigene Tiefe. In meiner aufbauenden Weiterbildung lernen Sie, mit ganzheitlichen Zuständen in Kontakt zu kommen und sich an Ihre eigene Fülle anzuschließen.

Ergänzend biete ich eine systemisch-generationale Energiearbeit in Gruppen an, die ich »Heilstellen« nenne.

Hier können Sie an einem spezifischen Familienthema arbeiten, eine Beziehung klären, Heilung in unbewusste Orte Ihrer generationalen Datenspeicher bringen und damit in Ihre Gegenwartserfahrung. Um von dieser energetischen Arbeit profitieren zu können, sollten Sie wissen, wie Sie Ihren Körper öffnen, und zumindest ein Impuls-Wochenende besucht haben.

Wenn Sie mit mir in Verbindung bleiben möchten, dann besuchen Sie meine Homepage *www.dr-lea-stellmach.de,* und schreiben Sie mir über das Kontaktformular. Ich freue mich auf Ihre Nachricht.

Sehr herzlich
Ihre Lea Stellmach